Max Ernst und die Romantik

Ursula Lindau

Max Ernst und die Romantik

Unendliches Spiel mit Witz und Ironie

Wienand

Inhalt

Vorwort und Dank

Das vorliegende Buch hat seinen Ursprung in der Dissertation *»Progressive Universalpoesie« Max Ernst und die deutsche Romantik. Studien zur Methodik* an der Philosphischen Fakultät der Rheinischen Friedrich-Wilhelms-Universität in Bonn. Meinem Mentor, Herrn Prof. Dr. Eduard Trier, der die erste deutschsprachige Max Ernst-Monographie verfaßt hat und publizistisch zu den großen Vermittlern der Bildwelt des Künstlers gehört, verdanke ich über alle Anregungen hinaus den Kontakt zu dem Verleger Michael Wienand, den die Thematik sehr interessierte. Er sprach von »Kammermusik« und war zur »Aufführung« bereit.

Für die Autorin folgte dann jedoch erst einmal die harte, hohe Schule des Bücher-Machens, bei der Motivation und Lust des Lesers oberste Priorität haben. In einer ersten Bearbeitung mußte die Dissertation gekürzt und in eine leichter lesbare Fassung gebracht werden. Die Hinführung zum Thema sollte vom Bild ausgehen, das vom Leser nur unvoreingenommenes Sehen erwartet; dies verlangte eine zweite Überarbeitung. Hier sprach die Erfahrung der Lektorin Kirsten Diederichs, der ich viel verdanke. In einer Textgestaltung, die nicht nur den Experten anspricht, habe ich von Dr. Axel Wendelberger, der das abschließende Lektorat übernahm und der auch die grafische Gestaltung des Buches besorgte, Grundlegendes gelernt. Wir trafen uns sofort in der Idee, dem Buch entsprechend den beiden Elementen des Titels *Max Ernst und die Romantik* zwei Schriftsätze zu geben, die collagenhaft ineinander »montiert« sein sollten. Das erforderte eine dritte Überarbeitung: Die Gedanken zur Romantik, welche mit den Bildbesprechungen verwoben waren, mußten als kleine abgeschlossene Einheiten gestaltet werden, so daß der Leser sein Augenmerk separat auch ganz auf die für uns erstaunlich zeitnahe Gedankenwelt der Romantik richten könnte. Zu den Kapitelüberschriten half am Abend der Endredaktion ein Brief mit einem Photo, bei dem das Lächeln eines Kindes »frei nach Max Ernst« den Kommentar *Ein Mond ist guter Dinge gefunden* hatte. Zitate statt Sachangaben verwandelten dann beispielsweise den ursprünglichen Titel *»Operation« der Romantisierung* in *Die Hochzeit von Himmel und Erde*.

Alle Beteiligten einte das Engagement für das gemeinsame Ziel, ein gutes und schönes Buch herzustellen; so verbreitete sich von Anfang an eine von dem Werk ausgehende »positive Energie«. Diese Erfahrung erfüllt die Verfasserin mit außerordentlicher Freude und wird sie stets gern an die »Geburt« ihres ersten Buches in diesem Verlag zurückdenken lassen.

Aus dem Wunsch, das Romantische im Werk Max Ernsts auch in einer Ausstellung zu demonstrieren, entstand der Kontakt zu Maria Schmid, der Leiterin des Romantikerhauses in Jena. Da die Jenaer Frühromantik in diesem Jahr ihr 200. Jubiläum feiert, und Max Ernst sich bei seinen germanistischen Studien in Bonn insbesondere mit dieser Zeit vertraut gemacht hatte, kam es schnell zur Entwicklung eines entsprechenden Ausstellungskonzeptes. Mit der Kuratorenarbeit begann für mich eine spannende, an Erfahrungen reiche Zeit. Es wurden in Privatbesitz bisher noch nicht in Deutschland gezeigte Bilder entdeckt und für die Ausstellung gewonnen, die auch Eingang in das Buch fanden. Autoren- und Kuratorentätigkeit haben sich gegenseitig befruchtet. Der Kontakt mit Jena war immer lebendig und die Kooperation für mich eine große Bereicherung. Im richtigen Augenblick kam von Maria Schmid noch das die neuen Kapitelüberschriften inspirierende Photo.

Ein herzliches Dankeschön sei Frau Dr. Patrizia de Bernardo-Stempel gesagt, die die Kontakte nach Italien durch rege Übersetzungshilfen unterstützte. Frau Dott. Katia Spadon von der Galleria Morone, Milano, war unermütlich auf der Suche nach dem in Italien vermuteten Gemälde *Landschaft. Ergebnis einer Berührung*. Konnte der Besitzer auch noch nicht ausfindig gemacht werden, so verdanken wir ihren Bemühungen aber andere für uns sehr wichtige Adressen und Kontakte. In ähnlicher Weise half uns Frau Dominique Stella, Paris. Herr Peter Schamoni war nicht nur ein großzügiger Leihgeber, wir danken ihm auch sehr für die Bereitschaft zur kommentierten Vorführung seiner Filme über Max Ernst und Caspar David Friedrich an den Tagen der Vernissage. Sie vermitteln dem Betrachter parallel zur Begegnung mit dem Werk eine profundere Kenntnis des Lebens Max Ernsts und seiner Bewunderung für den großen Maler der Romantik.

Einen ganz besonderen Dank möchte in Herrn Dr. Jürgen Pech, dem Leiter des Max-Ernst-Kabinetts in Brühl, aussprechen. Als guter Freund sowohl der Buchentwicklung als auch dem Ausstellungsprojekt zugetan, las er die frühen Korrekturen, öffnete Türen zu den ersten Leihgebern und wußte immer Rat. Ich danke ihm für alle Anteilnahme und Ermutigung.

Bonn im September 1997 — Ursula Lindau

Einleitung

Das Augenzwinkern des modernen Romantikers

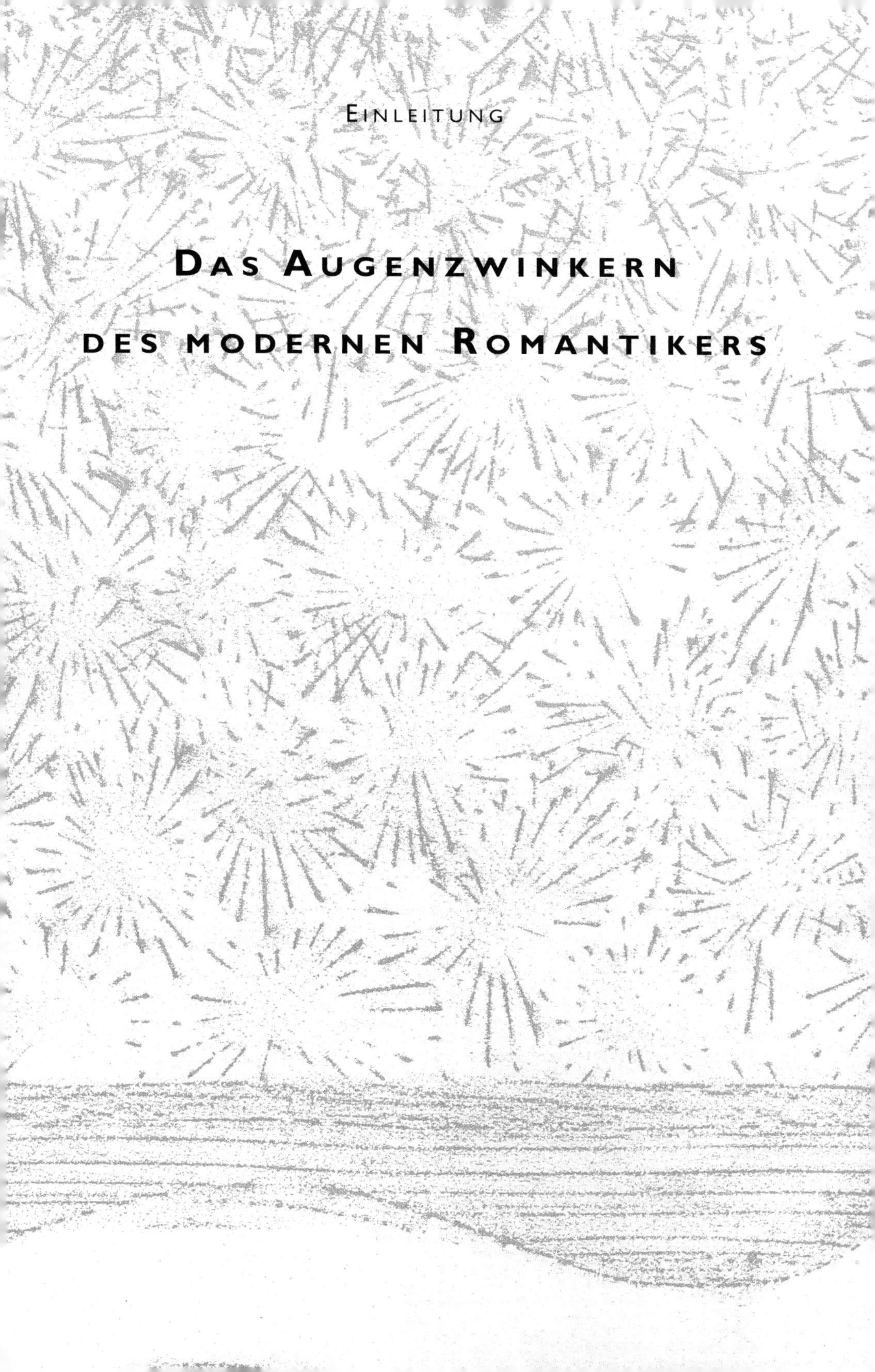

Als 1972 im Werkraumtheater der Münchner Kammerspiele unter dem Titel »...endlose Spiele bereiten sich vor...« ein Programm mit Bildern, Texten, Szenen und Filmen von und über Max Ernst gestaltet wurde, begann der Abend mit einer romantischen Thematik. Der erste Programmpunkt war eine Kompilierung von Texten Kleists, Brentanos und Arnims aus dem Jahr 1810 anläßlich der ersten Ausstellung des Gemäldes *Mönch am Meer* von Caspar David Friedrich. Max Ernst hatte den Text im Jahr zuvor ins Französische übersetzt und ihn mit sechs Collagen und einer Lithographie illustriert. Der so von Werner Spies und Peter Schamoni inszenierte Zugang zum Œuvre Max Ernsts verbindet dieses Werk mit einer seiner großen Vorlieben, die immer wieder hervorgehoben wird – auch im Programmheft des Münchner Abends: »Diese kleine Szene mag eine der großen Faszinationen, die Max Ernst von Jugend an begleiten, vorführen. Faszination durch die deutsche Romantik und durch die Malerei Friedrichs«[1] – oder Philipp Otto Runges, wie noch hätte ergänzt werden können.

Mit Max Ernsts Übersiedelung vom Rhein nach Paris im Jahr 1922 empfing nicht nur seine künstlerische Arbeit große Impulse durch die französischen Literaten, die mit ihm zusammen schließlich die Gruppe der Surrealisten bildeten. Er brachte mit seiner profunden Kenntnis der Romantik seinerseits auch ein ganz spezifisches deutsches Erbe mit. Es war ein Gedankengut, das – bei allen Unterschieden – mit vielen Aspekten der surrealistischen Reflexionen korrespondierte. Max Ernst hatte so eine wichtige Vermittlerrolle inne, als er seine Freunde mit diesen Gedanken vertraut machte. Das literarische Verständnis geht auf seine rheinische Zeit zurück. Schon in den letzten Lyceumsjahren in Brühl hatte er sich intensiv mit der Dichtung seiner Lieblingsautoren beschäftigt. Seinem ersten französischen Biographen, Patrick Waldberg, nannte er als solche Hölderlin, Novalis, Achim von Arnim, Jean Paul, Brentano und E.T.A. Hoffmann. Ganz besonderes Vergnügen fand er an Friedrich Schlegels Roman *Lucinde*, von häuslicher und schulischer Autorität als »reines Gift« gebrandmarkt, für Max Ernst aber gerade das »Paprika Buch der Romantik«.[2]

Diese Apostrophierung – sowohl Max Ernsts Bonmot als auch Inhalt und ästhetische Struktur des Buches – läßt darauf schließen, daß sich für Max Ernst auf eine ganz eigene Weise Romantik mit Witz und Ironie verband. Dem modernen Leser mag dies befremdlich erscheinen. Mit Witz wird landläufig die Vorstellung verknüpft, es gäbe etwas zu lachen, mit

Romantik die Erwartung einer Emphase des Gefühls. Den Gedanken aber, daß Witz und Romantik in einer besonderen Weise zusammengehören, verdankt Max Ernst – neben der privaten Lektüre – seinen Bonner Universitätsstudien. Hier wurden ihm nicht nur Themen und Motive, sondern auch – es mag überraschen, daß es dies gibt – romantische Methodik vermittelt. »Die Vorlesungen, die mich am meisten interessierten«, äußerte er gegenüber Edouard Roditi, »waren jene über den philosophischen Idealismus des 19. Jahrhunderts sowie jene über die Dichter und Schriftsteller der deutschen Romantik.«[3] Dieses Gebiet war durch den Privatdozenten Carl Enders vertreten. Die Bücher, die dieser über Friedrich Schlegel verfaßt hat, zeigen die Gewichtungen in seiner Vorlesung. Ein Schwerpunkt lag eindeutig in dem Thema *Witz*, Witz als Ausdruck neuen Sehens, Witz aber auch als ästhetisches Prinzip – eng verknüpft mit dem Stilmittel der Ironie. Wie die Romantiker hat auch Max Ernst seinen Schaffensprozeß sehr intensiv – in einer Reihe von Traktaten – reflektiert. Daß seine Erörterungen, z. B. zur Prozedur der Collage oder Frottage, bis in Formulierungen mit Friedrich Schlegels Witzprinzip übereinstimmen, verwundert also nicht.
Max Ernst war ein Kosmopolit. Er hat nach Deutschland in Frankreich, in Amerika und zuletzt wieder in Frankreich gelebt, er schrieb seine theoretischen Texte in drei Sprachen, aber er blieb bei allem ein Rheinländer – der Tonfall in noch erhaltenen Filmdokumenten ist unverkennbar. Vor allem aber betonte er immer wieder die hier gewonnenen literarischen Vorlieben. So blieb er ein Künstler, der auch als Surrealist auf witzige Weise romantisch und im romantischen Sinne witzig war. Bilder wie *Die Phasen der Nacht* [Abb. 34] oder *Nordlicht am Nordrhein* [Abb. 77] mögen für den ersten Aspekt als Veranschaulichung dienen. Das Witzige im romantischen Sinne ist aber letztlich erst einsehbar, wenn seine Bedeutung aus den Texten der Zeit erschlossen ist. Dies gilt neben dem Prinzip des Witzes auch für die *romantische Ironie* und die *»Operation« der Romantisierung*, also Gedanken und Verfahren, welche in der Zeit der Frühromantik entwickelt worden waren. Spannend ist dabei, daß bei dem Vortasten in ein weithin nicht mehr vertrautes Gebiet deutscher Geistesgeschichte, das ein französischer Interviewpartner Max Ernsts aber gerade »le véritable âge d'or de la pensée«[4] [das wahrhaft goldene Zeitalter des Denkens] nannte, der Rezeption und dem persönlichen Zugang Max Ernsts gefolgt werden kann. In einem wechselseitigen Spiegelungseffekt findet der Leser und Betrachter so ein

tieferes Verständnis für die Gedankenwelt der deutschen Romantik, aber auch für die Bildwelt Max Ernsts. Zuletzt erweisen sich seine künstlerischen Verfahren als Ausdrucksmittel, die in einer von den Romantikern nicht vorauszusehenden Weise zur Einlösung ihrer poetologischen Anliegen geeignet sind. So bewahrheitet sich ein Ausspruch Eduard Beaucamps über Max Ernst: »Der Romantiker überspielt den Dadaisten und holt auch den Surrealisten ein.«[5]

Als es darum ging, dem ganz individuellen Zugang Max Ernsts zur deutschen Romantik nachzuspüren, war es für die Verfasserin von unschätzbarem Wert, die Möglichkeit erhalten zu haben, einige Wochen in Max Ernsts Bibliothek in Seillans zu arbeiten. Sehr zu danken ist hier Frau Henrike Pretzell, der Nichte des Künstlers und Besitzerin seines ersten Hauses in Seillans. Nach Max Ernsts Tod und dem Verkauf des zweiten, zuletzt bewohnten Hauses war seine Witwe, die Malerin Dorothea Tanning, in das erste Haus zurückgekehrt und hatte mit den Ateliers und der Einrichtung auch die gemeinsame Bibliothek wieder mitgebracht. Diese ist heute nicht mehr vollständig, da Dorothea Tanning zwei Jahre später bei ihrer Rückkehr nach New York verständlicherweise einen Teil der Bücher mitgenommen hat. Die gesamte deutschsprachige Literatur blieb aber in Seillans. Hier spiegelt sich denn auch das spezielle Interesse Max Ernsts an der Literatur der deutschen Romantik. Es findet sich dort keine Schiller-Ausgabe, aber alle Romantiker sind vertreten.

Ein ganz erstaunlicher und nicht zu erwartender Fund in der Bibliothek eines Malers war eine große Anzahl von Literaturfachzeitschriften, die mehrere Regale füllten. Hierzu gehören z. B. *Les Lettres Nouvelles, Lettres Françaises, Preuves*, auch *Critique*, eine Zeitschrift für Rezensionen zu wissenschaftlichen Veröffentlichungen aus allen Fachgebieten. Max Ernst hatte die Angewohnheit, Briefe oder auch Rechnungen als Lesezeichen zu benutzen. Dabei stimmten immer die angegebenen Daten mit den Erscheinungsmonaten der Zeitschriften überein. So fand sich z. B. in dem Heft *Critique 13 / 14 (Juin / Juillet 1947)* ein Paketaufkleber des Verlagshauses dieser Zeitschrift in Paris an »Mr. Max Ernst. Box 31. Sedone. Arizona. USA«. Das beweist, daß er sich die Zeitschrift von Paris nach Sedona schicken ließ, sich im »zivilisationsfernen« Arizona also über das geistige Leben in Europa auf dem Laufenden halten wollte. Zusätzlich ist bemerkenswert, daß dem Künstler diese in den vierziger Jahren abonnierten Hefte, inzwischen vergilbt und abgegriffen, so wertvoll waren, daß er sie von Amerika wieder mit nach Europa brachte und bis zu seinem Lebensende in Besitz hatte. Man kann diesen Heften sehr gut ansehen, daß und wie sie benutzt wurden, da die Seiten zum Lesen seitlich erst aufgeschnitten werden mußten. Sinnvollerweise war immer das Inhaltsverzeichnis »aufgeschnitten« und gezielt einzelne Artikel oder Kapitel. Hierzu gehörten z. B. auch zwei in Amerika erschienene Aufsätze über Novalis unter dem Aspekt der Magie und der Aufhebung des Satzes vom Widerspruch.

Die Grenzüberschreitungen der deutschen Romantiker über Dichtung und poetologische Theorie hinaus zeigen sich in ihren intensiven Beschäftigungen mit den damals aktuellen Fragen der Philosophie und Physik, sogar der Mathematik. Als Max Ernst in dem oben erwähnten Interview von Jean Schuster bezüglich seiner wichtigsten Eindrücke nach einem Besuch im Nachkriegsdeutschland gefragt wurde, sprach er über geistige Impulse und berichtete über die Philosophie Martin Heideggers und die philosophischen Konsequenzen aus der Unschärferelation der Physik.[6] Das Bemühen, sich in diesen Disziplinen zu informieren, spiegelt eine reiche Sammlung entsprechender Bücher in seiner Bibliothek.

Besonders anregend war es, viele noch vorhandene, für die Erstellung von Collagen »sezierte Bücher« in die Hand nehmen zu können. Es waren dies enzyklopädische Werke, wie z. B. ein mehrbändiges Lexikon von 1865, populärwissenschaftliche Zeitschriften mit Themen aus der Naturkunde, zu Aktualitäten, Reisen, Schönen Künsten von 1880 bis 1888, Modejournale aus dieser Zeit, ebenso ein Vignettenkatalog, weiter ein Anatomie-Repetitorium von 1902, ein Buch über pagane und christliche Symbole von 1922 und schließlich J. Bell Pettigrews dreibändiges Werk *Design in nature* von 1908, ein für den Collagekünstler sehr nützliches Buch zu Form- und Strukturvergleichen in der Natur. Alles bisher Genannte wird hier sein Echo finden.

Viele Bücher, vor allen Dingen literarische Texte wie Gedichtsammlungen, enthielten Widmungen, die als Hommage an den Künstler und Freund Max Ernst gerichtet waren und ihn im Spiegel der Wertschätzung zeitgenössischer Dichter und Schriftsteller zeigen. Zeitlebens suchte er ihren Umgang ungleich viel mehr als den der Maler und Bildhauer. In dem oft zitierten Bekenntnis »Mein Vagabundieren, meine Unruhe« heißt es bezüglich der Rezeption, daß das Werk – »Aufrührerisch, ungleichmäßig, widersprüchlich« – »für die Spezialisten der Kunst (...) unannehmbar« sei, dafür seine »Komplizen (...), die Dichter«, aber »zu bezaubern«[7] vermöge. Wenn hier die Bildwelt Max Ernsts vor allem zu einer seiner literarischen Faszinationen in Beziehung gesetzt wird, so entspricht dies jenem Komplizentum, aber auch der Universalität, von der seine Bibliothek ein Zeugnis gibt. Es sei vorausgeschickt, daß hier zu den Künstlern aus der Zeit der deutschen Romantik nicht nur die Romantiker im strengen Sinne wie Novalis und Friedrich Schlegel, sondern auch Dichter »mit romantischen Zügen« wie Hölderlin und Jean Paul gerechnet werden. Dies sei damit legitimiert, daß Max Ernst und seine befreundeten Kommentatoren sie in einem Atemzug nennen. Das Vorgehen, Verfahrensweisen und Themen eines Malers von einem *literarischen* Erbe her zu beleuchten, korrespondiert zudem mit seiner eigenen ästhetischen Reflexion, welche Malerei und Dichtung gern zusammen in den Blick nahm. So sagt er in einem Rundfunkinterview zu Georges Charbonnier: »La peinture a enfin retrouvé sa dignité, elle est l'égale de la poésie verbale.« [Die Malerei hat endlich ihre Würde wiedergefunden, sie ist der verbalen Poesie gleichgestellt.][8] Georges Charbonnier hatte auf den Leinwänden Max Ernsts eine Kunst wahrgenommen, »in der sich Malerei und Dichtung berühren«.

Es ist bezeichnend für Max Ernst, daß zwei seiner Bildtitel die ausdrückliche Ergänzung »Ergebnis einer Berührung« enthalten. Das vorliegende Buch will diese auch grafisch dadurch zum Ausdruck bringen, daß die Gedanken zur Poesie und Poetologie der Romantik, die wie ein basso continuo oder ein wiederkehrendes Pedalsolo die Überlegungen zum Werk Max Ernsts begleiten, in einem anderen Schriftsatz gedruckt sind. Sie stehen dann nicht nur jeweils in einem thematischen Kontext zur Bildwelt des Malers, sondern greifen auch den literarischen Faden von einigen Seiten zuvor erneut auf. Hierbei der Blickrichtung Max Ernsts folgend, vermeinte die Autorin sein Augenzwinkern im Nacken zu spüren. So entstand, für sich genommen bzw. gelesen, ein collagiertes Romantikbild, das dem heutigen Leser als erstaunlich zeitnah erscheinen wird, zugleich dem fragmentarischen, witzbegabten Denken vor allem der Früh-Romantiker entspricht. Es sei freilich eingestanden, daß in den Erörterungen der Bilder und Traktate Max Ernsts Aspekte zur Romantik vorkommen, denen – jedenfalls in dieser Ausgabe noch – kein eigenes Solo gewidmet ist. Im Reichtum der »Berührungen« möchte der wechselnde Schriftsatz erlebbar machen, wie im Schaffensprozeß Max Ernsts die Impulse des Surrealismus mit den Errungenschaften romantischer Ästhetik zu einer unverwechselbaren Verknüpfung kamen.[9]

I. Kapitel

»Brasilianische Pflanzen und das alte Reichskammergericht«

– Witz –

Ein schöner Morgen und Der Frühling als Erlöser und Erlöster

»Laßt den Spielen eurer Phantasie freien Lauf!«[10] ist eine Empfehlung Max Ernsts, die er selbst zeitlebens zur Maxime seines künstlerischen Suchens machte. Dabei können schon denkbar unscheinbare Dinge diese Spiele in Gang setzen. Der Anblick eines Parkettbodens führte 1964 z. B. zu dessen Metamorphose in ein *Heimliches Erdbeben* – so der Titel eines großformatigen Ölbildes. Das zickzackförmige Auf und Ab der Bodenhölzer wird hier zu einem das ganze Format füllenden Schwingungsfeld, welches kleinste Irritationen wahrnehmbar macht. In den Himmel versetzt erscheint diese Formfindung im gleichen Jahr in *Ein schöner Morgen* [Abb. 1], einem Werk, das eine Begegnung mit dem großen Romantiker Philipp Otto Runge verarbeitet. Max Ernst war 1964 in Hamburg durch den Lichtwark-Preis ausgezeichnet worden und hatte bei seinem Besuch in der Hamburger Kunsthalle Philipp Otto Runges *Tageszeiten*-Werke sehen können. Die Aurora des Bildes *Der kleine Morgen* [Abb. 2] mit ihren grafischen Vorstudien hatte schon 1950 in das – mit Dorothea Tanning zusammen erstellte – Titelbild des Romans *Mardi* von Herman Melville [Abb. 3] Eingang gefunden. Jetzt nun antwortet er mit den Farben der aufgehenden Sonne auf Runges *Morgen*.

Dort bringt die lichttragend in den Himmel aufblühende Lilie den neuen Tag, den neuen Anfang. »Der Morgen ist«, nach Runge, »die grenzenlose Erleuchtung des Universums«. Genau diese findet in Max Ernsts Echo eine Ver-Dichtung. Über die Bildränder hinausgreifend zeigen sich in der unteren Zone parallele Strukturen in Zinnober, glühend von Dunkel bis Orange, und oben antwortet die ausschwingende Auf- und Abbewegung des *Heimlichen Bebens* in leuchtendem und gedämpftem Gelb mit durchschimmerndem Rot. Auch dieses Bild verdankt den gleichermaßen reduzierten wie lebendigen Formbestand jenen unscheinbaren Hölzern, die der Leinwand unterlegt wurden und nach Abschabung von Farbschichten ihre Spuren hinterließen. Durch eine zusätzlich in die noch feuchte Farbe gedrückte und wieder abgehobene plane Fläche entstehen die schlierigen, brodelnden Formen, welche in dem unteren, roten Bereich die Bewegungen innerer, magmatischer Kräfte zu simulieren vermögen. Hierzu paßt ein kleiner Einbruch in der Horizontlinie. Über diesem Energiefeld in Rot erstreckt sich ein Himmel, der nicht blau ist, sondern gelb. Gerade diese – nach Goethe – »nächste Farbe am

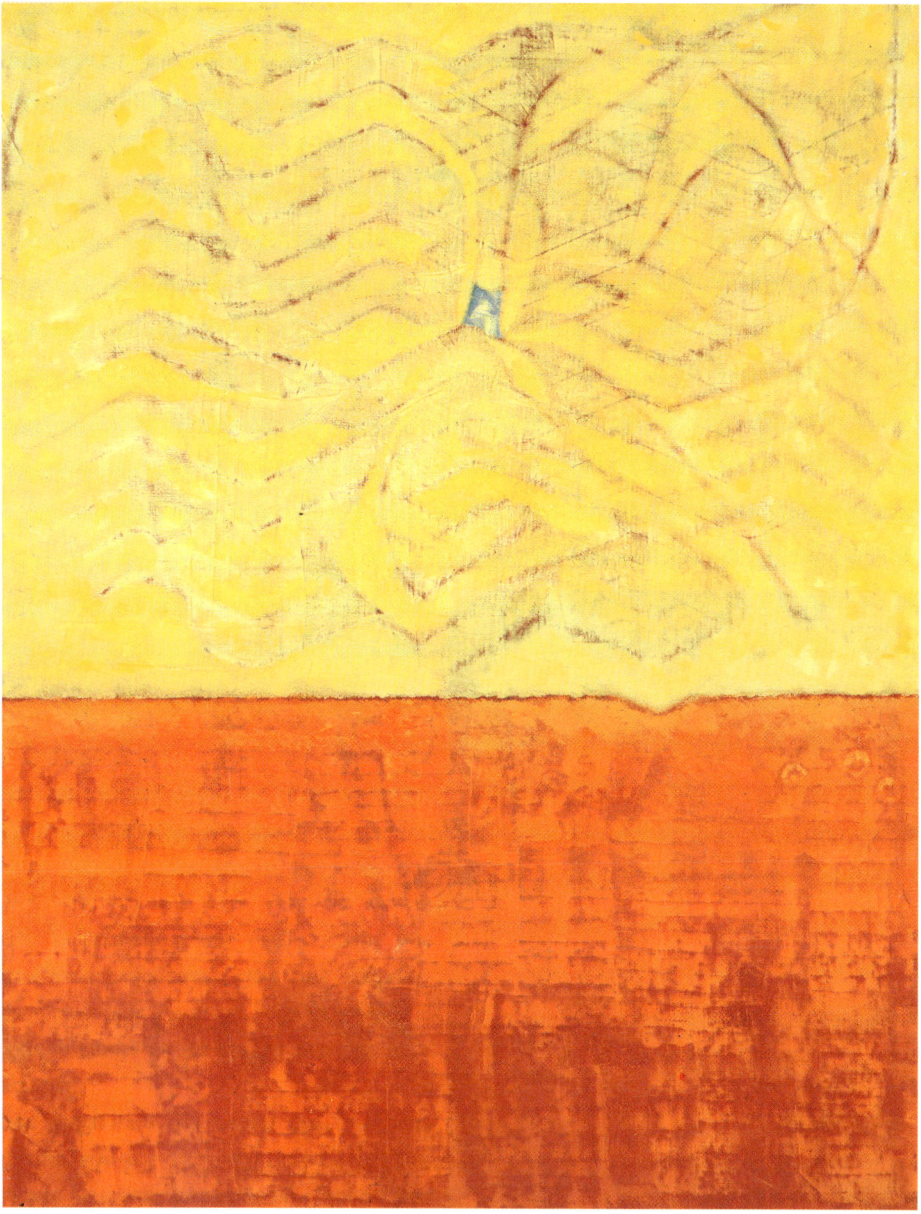

1 *Ein schöner Morgen*, 1965

Licht« gibt der Hommage an Philipp Otto Runge jene kosmische Dimension, die seiner Auffassung des neuen Morgens entspricht.

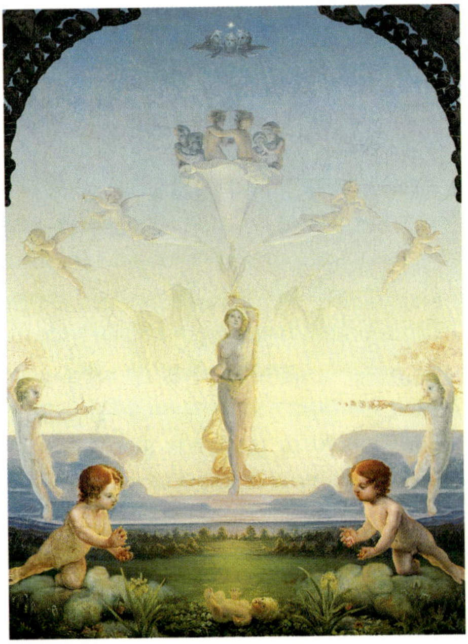

2 Philipp Otto Runge: *Der kleine Morgen*, 1808

Wie in einem Reflex auf Runges Lilie deutet sich in Max Ernsts *Ein schöner Morgen* in dem ausschwingenden Gelb eine dreiblättrige Blüte an – durch ausgekratztes Rot und zusätzlich aufgelegtes Gelb, das an wenigen Stellen von der Auf- und Abbewegung der unterlegten Hölzer abweicht. Gelb ist als »die nächste Farbe am Licht« auch die Farbe der Inspiration. Die schemenhaft aus dem Gelb auftauchende Blüte ist wie das Aufblitzen einer Idee beim Erwachen aus dem Traum: geschenkt, verheißungsvoll, aber auch fragil. Der schwingenden Bewegung mitgegeben, kann sie sich als Impuls ausbreiten, aber auch verwehen. In ihrem Zentrum aber enthält sie – und das ist vielleicht die spannendste Stelle des Bildes – ein unverrückbares, kleines Viereck in Blau. Es ist die einzige fest umgrenzte Form des Bildes. Wie durch ein winziges, in die Leinwand geschnittenes Fenster ergibt sich ein Blick durch diese hindurch – in etwas dahinterliegendes Anderes, wo Innen und Außen, Ferne und Tiefe gleichermaßen zu suchen sind.

Dieses Werk zeigt, wie bei Max Ernst die Spiele der Phantasie Gedankenassoziationen folgen, die vom banalen Fußboden zu kosmischen und inneren Unendlichkeiten reichen können. Der Lichtwark-Preis wurde seit 1950/52 in dreijährigem Turnus an Künstler verliehen, »deren Werke der bildenden Kunst in unserer Zeit neue Aspekte hinzugewonnen haben«.[11] Max Ernsts besonderer Beitrag liegt vor allem darin, daß er sein ganzes Künstlerleben hindurch Verfahren und Prozeduren entwickelte – wie hier das Abreiben, die Grattage, der Hölzer –, die die Spiele der Phantasie in Gang setzten und aus der Bildwerdung einen gesteuerten und steuerbaren Prozeß machten. Gerade der Prozeßcharakter seiner Bildsprache ist Ausdruck einer Geisteshaltung, welche die große Kunst des Witzes beherrscht und die Resonanz zwischen dem Surrealisten Max Ernst und den deutschen Romantikern ausmacht.

Auch das zweite, einführende Werk, die Assemblage *Der Frühling als Erlöser und Erlöster* [Le printemps rédempteur et rédimé] von 1965 [Abb. 4], ist ein Zeitbild. Wieder fallen die reduzierte Farbgebung und die zweigeteilte, jetzt vertikale Gliederung auf – in ihrer Wirkung noch dadurch gesteigert, daß drei Bildtafeln über- bzw. hintereinander angebracht sind. Leicht unsymmetrisch ist die Zäsur des Bildgrundes. Der linke Teil enthält eine gleichmäßige, feine rot/rotviolette Marmorierung, der etwas breitere rechte ein eisblumenartiges Blauweiß. Hierauf sitzt eine etwas kleinere, wieder vertikal, aber zentral geteilte rote Platte, deren warmer Ton links etwas dunkler und weniger monochrom als rechts ausfällt. Unter einem gelbgrünen, bewachsen aussehenden Gestirn mit aufmontiertem rundem Untersetzer und schräg verlaufenden Gitterstäben befindet sich die eigentliche, jetzt querformatige Tafel. Hier weckt zunächst der linke Teil Interesse durch seinen Blick nach draußen auf einen See in einer Vollmondnacht. Die fensterartige Öffnung und das dunkle Rot der Mondspiegelungen auf dem Wasser evozieren dabei Wärme und Sommer. Unvermittelt daneben wiederholt sich etwas heller das weißblaue Eisblumengefüge des äußeren Grundes und erinnert an kalte Wintertage. An der Nahtstelle, hervorgehoben durch die Überlagerung aller drei Trennungslinien, vollzieht sich so etwas zeitlich völlig Unmögliches: die Berührung einer Sommer-Nacht und eines Winter-Tages. In der Realität wäre dies eine Aufhebung des Satzes vom Widerspruch. Max Ernst aber macht mit leichter Hand Unmögliches möglich: Er befestigt ein Thermometer auf der blauweißen Zone – und zaubert Eisblumen bei 40°C.

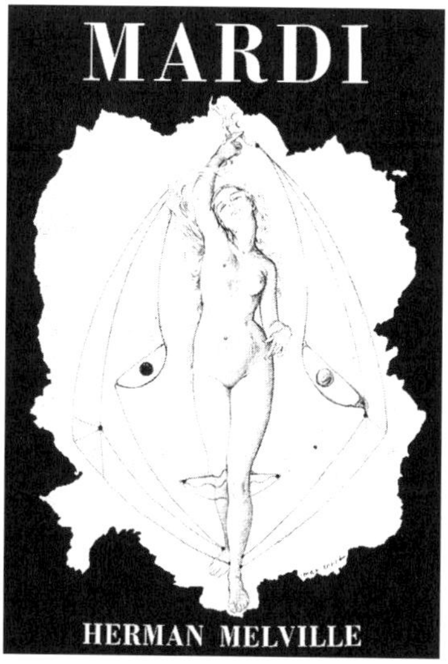

3 Max Ernst / Dorothea Tanning: Buchumschlag zu *Mardi*, 1950

Der Ausstellungskatalog der Galerie Iolas, die die Assemblage 1965 in Paris zeigte, gibt der Abbildung des Werkes noch einen Fünfzeiler von Max Ernst mit. Übersetzt lautet er: »Das Ziel der Vermählung der Jahreszeiten / Die lateinische Wurzel von / rédimé ist ready-made, / geschätzt von Marcel Duchamp / wie von Jean-Jacques Rousseau.«[12] Bei den Lesern gab es vermutlich zunächst ein Stutzen und dann ein erneutes Lesen, aber dem Novalis-Liebhaber erschließt sich ein Zugang zum

Text und zu der Assemblage beim Blick auf die erste Zeile: Max Ernst zitiert hier den Titel des Novalis-Gedichtes *Die Vermählung der Jahreszeiten.*

Wäre die Aufgabe gestellt, mit einem typischen Text einen ersten Eindruck von der Gedankenwelt der deutschen Romantik zu vermitteln, so wäre sicher Novalis als der Romantiker schlechthin zu nennen und unter seinen Texten vielleicht das Gedicht *Die Vermählung der Jahreszeiten*. Auf die Frage, »was (...) des liebenden Herzens/Innigster Wunsch? was (...) ihm der unsäglichste Schmerz?«, beschwört die »schöne Geliebte« die Zusammenführung von allem, was getrennt war, in der Vereinigung der einander ausschließenden Zeitepochen. Den Jahreszeiten und Altersstufen fügt der Nachsatz noch Tag und Nacht sowie Vergangenheit und Zukunft hinzu. Wer möchte nicht manchmal Alters- und Zeitgrenzen aufheben können? Das Gedicht war für den Schluß des Romans *Heinrich von Ofterdingen* geplant, in dem ein Zustand erreicht sein sollte, den der Romantiker in den Satz faßte: »Die Welt wird Traum, der Traum wird Welt.«[13] Es ist hier die Utopie einer goldenen Endzeit. Sie auszusprechen, zeugt von einer geistigen Befindlichkeit, die sich mit dem Gegebenen nicht abfinden und Grenzen aufbrechen will.

Was bei Novalis Wunschdenken war, wird bei Max Ernst Realität. Ihm genügt ein kleines Thermometer, um in der Assemblage verschmitzt die Zeitgrenzen zu eliminieren. Aber auch sein Gedicht verknüpft entfernte Lebenszeiten. Diesen Aspekt unterstreicht der vierzeilige zweite Teil, wobei die Zweiteilung formal nur an der Großschreibung zu Beginn der ersten und zweiten Zeile zu erkennen ist. Er koordiniert hier das Duchampsche »ready-made« mit »rédimé« [Erlöster]. Bei Marcel Duchamp bezieht sich die Erlösung sicher auf die Befreiung aus einer nichtssagenden Zweckbestimmung. Und Rousseau, für den der Urzustand des Menschen gut war, kulturelle Errungenschaften dagegen eher von Übel, sein »rédimé« war in jedem Fall das Kind, für das er Wachsenlassen in Behutsamkeit propagierte statt Erziehung auf gesellschaftliche Zwänge hin. Auch der Frühling, Verbinder der extremsten Jahreszeiten Sommer und Winter, steht für Befreiung – zu neuem Leben. Was das »ready-made« für Marcel Duchamp und das »rédimé« für Jean-Jacques Rousseau, ist der Frühling für Winter und Sommer. Entsprechend der im Bild inszenierten Aufhebung der Gegensätze bietet der Titel die Ambivalenz

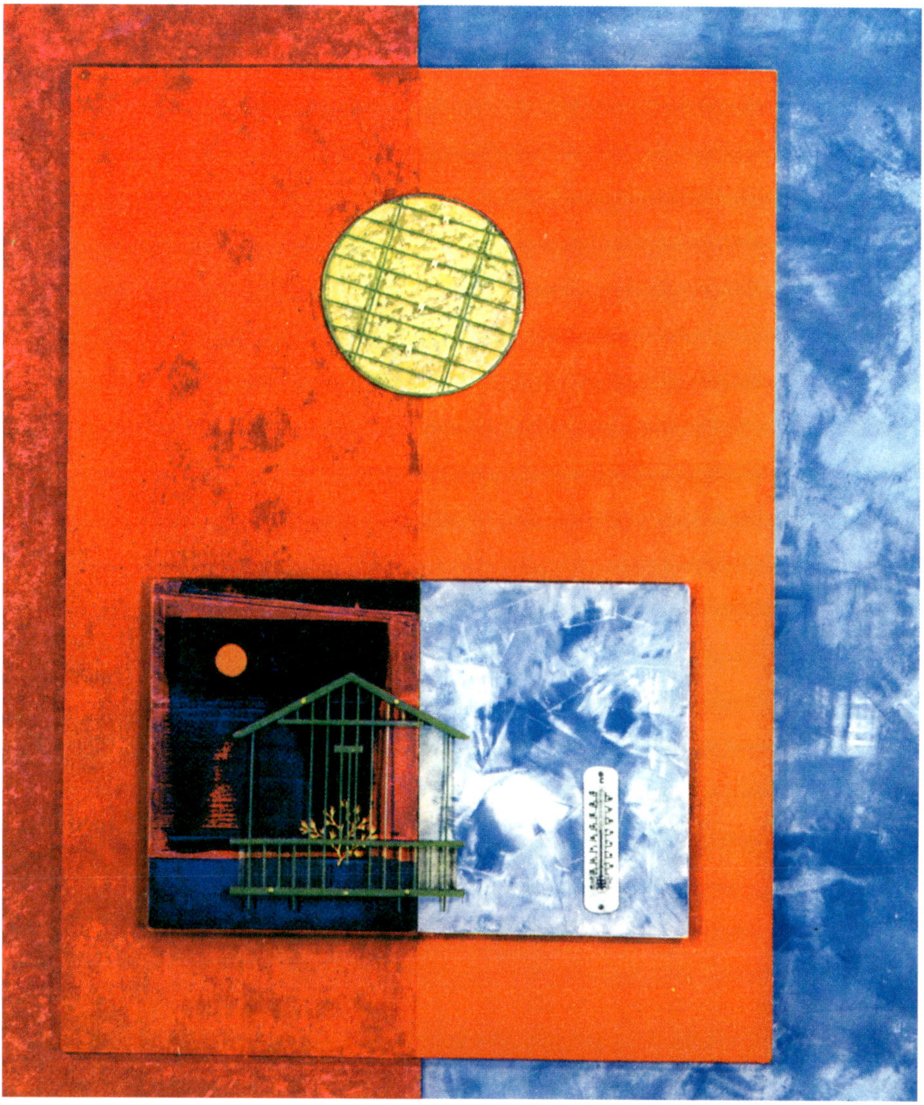

4 *Der Frühling als Erlöser und Erlöster*, 1965

der aktiven und passiven Form von »Erlöser und Erlöster«. »Das Ziel der Vermählung der Jahreszeiten« läßt Max Ernst, immer auch auf Irritation aus, ungenannt.
Die auf die vorderste Bildtafel montierte Front eines Vogelhauses ist schon deshalb von Belang, weil Max Ernsts Alter ego zeitlebens der Vogel war. Dieses leichte, offene, nur auf die Front reduzierte, aus Holzstäben gefügte Gebilde gehört zu einer ganzen Serie ähnlicher Formfindungen, die der Künstler *Harpes éoliennes* [Äolsharfen] nennt. Wie Texte von Novalis, Jean Paul und E. T. A. Hoffmann zeigen, werden sie von den Romantikern als Instrument gesehen, in dem die Natur sich aussprechen kann, unwillkürlich, direkt und doch geheimnisvoll. Die Äolsharfe ist dabei ein Empfänger, der, erst einmal berührt und zum Klingen gebracht, selbst zum Sender werden kann. So zeugt diese Chiffre von einer medialen Offenheit des Welterlebens. Durch die assoziative Verbindung mit dem Vogelhaus entspricht diese Haltung dann auch dem Künstler Max Ernst.
Das Beispiel *Der Frühling als Erlöser und Erlöster* zeigt sehr gut, wie Max Ernst das Erbe der deutschen Romantik aufnahm: leicht, unsentimental, witzig und doch berührt. Dabei springt das Witzige zuerst ins Auge. Es spielt hier dem gesunden Menschenverstand einen Streich. Auf eine Sommernacht kann kein Wintertag folgen. Es gibt auch keine Eisblumen bei 40°C. Aber dank des veränderbaren Thermometers ist die Akteurin in dem die Zeiten »vermählenden« Werk – die Zeit. So macht Max Ernst aus dem gewohnten Entweder-Oder die überraschend mögliche Gleichzeitigkeit. Ist dieser Streich gegen den *Satz vom Widerspruch* witzig im heutigen Sinne, so zeigten sich auch Aspekte, die dem Witzverständnis der Romantik näherkommen. In der Assoziationskette Frühling – Erlöser – Duchamp und Rousseau werden über das Ready-made Gegebenheiten miteinander in Verbindung gebracht, die ursprünglich nichts miteinander zu tun haben. Wenn Max Ernst die Andeutung eines Vogelhauses gedanklich an die Äolsharfe knüpft, so sieht er – in der Luftdurchlässigkeit der parallelen Stäbe – Verwandtes an grundverschiedenen Gegenständen. Ähnliches gilt für das Bild *Ein schöner Morgen*, das einen einfachen Fußboden an Kosmisches koppelt. Mit dem Kunstgriff, ein Fenster in den Himmel zu »schneiden«, sind dem Betrachter darüber hinaus noch ganz eigene »échappées de vue [schmale Durchblicke] ins Unendliche« gegönnt.

Künstlich geordnete Verwirrung

Friedrich Schlegel hatte die Geistesblitze des Witzes in *Athenäums-Fragment 220* als »échappées de vue [schmale Durchblicke] ins Unendliche« charakterisiert. Spricht sich hier das Ärgernis des Menschen über die Grenzen des Endlichen aus, so ist dieses noch nachvollziehbar. Aber der Bezug zum Witz wird zunächst einmal befremden und die Frage nach seiner Bedeutung in der Zeit der Romantik aufwerfen.

Schon in der Aufklärung wurde es als Fähigkeit des Witzbegabten erachtet, in Metaphern und Gleichnissen durch die unerwartete Verbindung von ursprünglich Heterogenem zu zündenden Einfällen zu kommen.[14] Für diese dem offenen Blick zugängliche »ars combinatoria« fanden in der Zeit der Romantik Friedrich Schlegel und Jean Paul ganz geschliffene Formulierungen. Friedrich Schlegel bezeichnete in dem *Gespräch über die Poesie* den Witz als »künstlich geordnete Verwirrung«. Dabei entsteht die Verwirrung durch die künstlich herbeigeführte Koexistenz von ursprünglich nicht Zusammengehörendem. Der Funke springt aber erst über, wenn die »Konfusion ordentlich konstruiert«[15] ist, wie er an anderer Stelle unterstreicht. In seiner *Vorschule der Ästhetik* nennt Jean Paul den Witz »das Anagramm der Natur« oder noch genauer »das spielende Anagramm der Natur«.[16] Entsteht beim Anagramm ein Rätsel (z. B. ein Pseudonym) durch Versetzung der Buchstaben eines vorgegebenen Wortes oder Textes, so besteht der Witz nach dem Jean Paulschen Bonmot in einer Vertauschung der in der Natur vorkommenden Gegenstände. Dergestalt können »brasilianische Pflanzen und das alte Reichskammergericht« zusammenfinden. Mit dieser Formulierung beanstandete Hegel Jean Pauls »Zusammenstellungen von Gegenständen (...), welche zusammenhanglos auseinanderliegen und deren Beziehungen (...) sich kaum entziffern lassen«.[17] Daß eine derartige Kommunikation des Entlegenen nicht Selbstzweck ist, zeigt deren gedankliche Bindung an das Chaos, einen der wichtigen, positiv besetzten Begriffe aus Friedrich Schlegels Poetologie. *Ideen-Fragment 71* lautet z. B.: »Nur diejenige Verworrenheit ist ein Chaos, aus der eine Welt entspringen kann.«

Die Romantiker sahen in solchen Verknüpfungen aber gerade eine Erweiterung des Sehvermögens – als Geschenk des Witzes. Diesen Aspekt drückt Friedrich Schlegel in seinem Roman *Lucinde* auf ganz besondere Weise aus: Hier tritt nämlich als Genius des Dichters eine Personifikation des Witzes auf. Der Romanheld Julius schildert die verwandelnde Kraft dieser

Begegnung: Der Witz war wie »ein Stück meines Selbst und doch verschieden von mir, in sich lebendig und selbstständig. Ein neuer Sinn schien mir aufgetan«. Wie seine fünf Sinne sollte der Witz von nun an mit ihm verbunden bleiben. Die Wirkung war eine Art des Sehens, die einer noch zu erörternden wichtigen Metapher Max Ernsts entspricht: »Er sah so klar und bestimmt, wie ein geistiges nach Innen gerichtetes Auge.« Als er dennoch gewahrte, daß die Kunst ihm nicht zu Gebote stand, »die Gesänge des Geistes nachzubilden«, erhielt er den Rat: »Du mußt das unsterbliche Feuer nicht (...) roh mitteilen wollen (...). Bilde, erfinde, verwandle (...) im steten Wechsel neuer Trennungen und Vermählungen.«[18] Alchemistische Mischungen klingen hier an. In *Athenäums-Fragment 366* wird der Witz denn auch als »chemischer Geist« bezeichnet.
Die Trennungen und Vermählungen deuten auf eine kombinatorische Kunst, die Neues formt durch die überraschende Verbindung fremder, entlegener Seinsbereiche. Das gedankliche Kreisen um das Prinzip des Witzes, wie es Schlegel in Dichtung und Fragmenten und Jean Paul in seiner *Vorschule* vorführen, entspringt einer genuin romantischen Geisteshaltung. Der ständige Aufbruch zu neuen Ufern ist Bild für ein Lebensgefühl, das Grenzen aufheben und überschreiten will. Es kann die entlegensten Erfahrungs- und Fachbereiche zu neuen Gedankenverbindungen verknüpfen. Die Auswirkung zeigt sich schon innerhalb des Kunstschaffens selbst. So sollte der Roman im Unterschied zur klassischen Auffassung mit Gedichten, Liedern, Märchen und Dialogen bereichert werden, auf daß epische, lyrische und dramatische Elemente zusammenwirken. Ausgedehnte Übersetzungstätigkeiten gingen bis zu den »Schätze[n] des Orients«. Verbindungen zwischen den Künsten führte schließlich zu Wagners Konzept des »Gesamtkunstwerks«. Die Freundschaft der Jenaer Romantiker zu dem Physiker Johann Wilhelm Ritter zeigte in ihren jeweiligen Schriften, daß sogar Physik, Philosophie und Poesie zur Verschmelzung kommen konnten. Schließlich drängte die ganzheitliche Lebenserfahrung nach einer Verbindung von Kunst und Leben. Der gesellige Umgang mit gedanklichem Austausch in »Symphilosophie und Sympoesie« war in der Jenaer Zeit um 1800 ein beredtes Beispiel. In dieser Atmosphäre also beschwört Friedrich Schlegel im Zusammenhang mit dem Witz den »Geist der Universalität«.[19] Erst mit dieser Haltung konnte sich im oben beschriebenen Sinne der Witz als dominantes Formprinzip entwickeln.
Ein Charakteristikum des Witzes ist nach *Athenäums-Fragment 220* schließlich auch die »überraschende Zufälligkeit« seines Auftretens. In

Schlegels Kölner Vorlesungen (1804–1806) heißt es noch: »Der Witz (...) tritt (...) ganz unerwartet und plötzlich auf, (...) ein Blitz aus der unbewußten Welt«.[20] Und Jean Paul sprach von der »Wundergeburt unseres Schöpfer-Ich«, wobei »der Schöpfer das Geschöpf« nicht »früher gesehen als gemacht«.[21]

Überraschende Zufälligkeiten

Was würde Hegel – Jean Pauls Zusammenstellungen wie »brasilianische Pflanzen und das alte Reichskammergericht« kritisierend – erst zu Max Ernsts Erklärung der Collage sagen? »›Die zufällige Begegnung von Nähmaschine und Regenschirm auf einem Seziertisch‹ (Lautréamont) ist heute ein allbekanntes, fast klassisch gewordenes Beispiel für das von den Surrealisten entdeckte Phänomen, daß die Annäherung von zwei (oder mehr) scheinbar wesensfremden Elementen auf einem ihnen wesensfremden Plan die stärksten poetischen Zündungen provoziert.« Max Ernst schreibt dies 1934 in seinem Aufsatz *Was ist Surrealismus?* und betont nachdrücklich »die Brauchbarkeit dieses Verfahrens«.[22] Es wird nun erstaunlich sein zu sehen, daß gerade auch seine Bonner Romantikstudien – mit der zentralen Bedeutung des Themas *Witz* – ihn darauf vorbereitet hatten, die so wichtig gewordene surrealistische Methode für die Malerei zu entwickeln.

Die Kombinatorik des Collage-Verfahrens – »im steten Wechsel neuer Trennungen und Vermählungen« – wird für Max Ernsts Schaffensprozeß fundamental. Es ist, als hätte er sich jenen Rat des personifizierten Witzes aus der *Lucinde* als Arbeitsgrundlage zu eigen gemacht. Jedenfalls kann der Dichter Paul Eluard 1939 das Œuvre seines Freundes Max Ernst so charakterisieren: »Durch sein ganzes Werk findet man den Willen: Farben, Formen, Ereignisse, Empfindungen, das Nichtige und das Mächtige, das Flüchtige und das Dauerhafte, das Alte und das Neue, Betrachtung und Handlung, Menschen und Gegenstände, Zeit und Dauer, das Element und das Ganze, Nächte, Träume und Licht untereinander zu mischen.«[23]

Ist für Max Ernst der Witz in diesem umfassenden Sinne ein Grundprinzip seines Werks, das sich als Collage- und später auch als Frottageverfahren verwirklicht, so verwundert es nicht, daß es eine den Witz als neuen Sinn erlebende Initialzündung gab, die mit der Entdeckung der beiden Verfahren einherging. Beide wurden von ihm datiert und als schockartige Erlebnisse geschildert, die »unerwartet und plötzlich« eintraten.

Der zündende Impuls zur Collage erfolgte – wie vielerorts zitiert – 1919 »an einem Regentag in Köln am Rhein«, hervorgerufen durch den »Katalog einer Lehrmittelanstalt«, in dem »Anzeigen von Modellen aller Art, mathematische, geometrische, anthropologische, zoologische, botanische, anatomische, mineralogische, paläontologische und so fort«,[24] abgebildet waren. In seinem Malereitraktat *Au-delà de la peinture* [Jenseits der Malerei] beschreibt Max Ernst die Wirkung des Zusammentreffens derart disparater Wirklichkeiten: »...die Absurdität (...) dieser Ansammlung provozierte in mir eine plötzliche Intensivierung der visionären Fähigkeiten und erzeugte eine unvorstellbare Folge widersprüchlicher Bilder...« Wenn das Wort Witz auch nie fällt, so wird hier doch der plötzlich und neu erfahrene Sinn für die Kombination des Heterogenen geschildert. In den *Biographischen Notizen* ist zu lesen, daß die »Absurdität ihrer Ansammlung (...) den dargestellten Gegenständen neue, schnell wechselnde Bedeutungen gab«. Max Ernst fährt fort: »Ich fühlte mein ›Sehvermögen‹ plötzlich so gesteigert, daß ich die neu entstandenen Objekte auf neuem Grund erscheinen sah.« Die plötzlich eingetretene neue Sicht wurde zugleich – ganz im Sinne Schlegels – als »Blitz aus der unbewußten Welt« charakterisiert: »Es genügte schließlich, diese Katalogdarstellungen malend oder zeichnend zu ergänzen, und dabei nur getreu reproduzierend, was sich in mir zu sehen gab [ce qui se voyait en moi], um das, was zuvor nichts als banale Werbung war, in Dramen umzuformen, die meine geheimsten Wünsche enthüllten.«

In ganz ähnlicher Weise wird die Entdeckung und Wirkung des Frottageverfahrens beschrieben. Es besteht darin, gemäß dem französischen Verb *frotter* für *reiben*, dem Papier unterlegte Gegenstände durch Reiben mit Blei- oder Buntstiften auf dieses zu übertragen, so wie Kinder gern große und kleine Münzen durchreiben. Max Ernst erklärt aber zunächst nicht das Verfahren, sondern erinnert: »Am 10. August 1925 entdeckte ich durch eine unerträgliche visuelle Obsession...« Auch hier das überraschend Plötzliche beim Anblick durchgeriebener Strukturen: »...ich wurde überrascht durch die plötzliche Intensivierung meiner visionären Fähigkeiten und durch die unvorstellbare Folge widersprüchlicher Bilder.« Im Jahre 1969 äußert er gegenüber Robert Lebel: »Zuerst erhalte ich automatisch durch Frottage und andere gestische Prozeduren einen

chaotischen Fond (...), und anschließend suche ich durch eine Intervention des Geistes dieses Chaos zu interpretieren, ihm Formen und doppelsinnige, paranoide, märchenhafte, widersprüchliche Bedeutungen gemäß einer umgekehrten Logik zu geben.«
Wieder hat Max Ernst »ein technisches Mittel« entdeckt, »die halluzinatorischen Fähigkeiten des Geistes zu steigern, daß ›Visionen‹ sich automatisch einstellen«. Bei der Collage-Entdeckung hatten »ein paar« ergänzende »Linien« nur das wiedergegeben, was in Folge der absurden Anordnungen disparater Gegenstände durch Halluzinationen in ihm sichtbar wurde. In beiden Fällen läßt sich, auf die inneren Bilder bezogen, von einer »Wundergeburt« sprechen, wobei »das Geschöpf« nicht »früher gesehen als gemacht« war. Die Bilder tauchen auf, sind da. Was noch zu machen ist, um sie ins Werk zu setzen, erscheint dabei als sekundär. Worum es geht, ist das Sehen, oder mit den Worten Max Ernsts, »sich seiner Blindheit zu entledigen«.

Collage als geordnetes Chaos

Es wurde schon gesagt, daß in den oben genannten Texten Max Ernsts der Begriff Witz nicht direkt auftaucht. Das verwundert nicht, denn einerseits war sein Bezugspunkt die »écriture automatique« [das automatische Schreiben] der surrealistischen Dichter, und andererseits hätte die Bedeutungsverschiebung des Witzbegriffs gegen seine Ausprägung in der deutschen Romantik zusätzliche Erklärungen verlangt. Der Hauptgrund liegt aber in dem sprachlichen Umfeld: Das deutsche Wort *Witz* mit seiner sehr komplexen Bedeutung ist so gar nicht direkt übersetzbar – wie auch die vom Deutschen her bekannte Wendung »Witz und Ironie« im Französischen nicht geläufig ist. Ohne umständlich auf den sprachlichen Hintergrund einzugehen, verwendet Max Ernst aber bei der Erläuterung der Collage die an Schlegels Witzprinzip anklingende Formulierung »la confusion systématique« [die systematische Konfusion]. Die Stelle in *Jenseits der Malerei* lautet: »Man könnte die Collage definieren als eine alchemistische Verbindung aus zwei oder mehr heterogenen Elementen, infolge ihrer unerwarteten Annäherung, die eine (...) auf die systematische Konfusion (...) gerichtete Absicht herbeigeführt haben kann (...)«[25] In der alchemistischen Mischung klingt der Witz als »chemischer Geist« nach Friedrich Schlegels *Athenäums-Fragment 366* an mit den komplementären Vorgängen des Trennens, Zersetzens und Neuschöpfens. Ist dies schon ein Kernpunkt romantischen Witzverständnisses, so gilt das erst recht für die »systematische Konfusion«. Nach *Athenäums-Fragment 389* ist die »Konfusion ordentlich konstruiert«. Die konsequente Umsetzung dieser Forderungen in die Praxis der Bildfindung zeigt Max Ernst in jedem seiner Werke.

Max Ernsts *paramythen*

Schon in dem Titel *paramythen* finden sich Wurzeln, die bis in die Romantik reichen. Noch bevor Friedrich Schlegel seine Forderung nach einer »neuen Mythologie« erhoben hatte, dichtete Tieck als Antwort auf Herders *Paramythien* mit ihrer pädagogischen Tendenz 1790 seine *Paramythien* als je »neue Mythe auf romantischem Boden«. Auch Novalis wollte »im Anschluß an Herders ›Paramythien‹ neue schaffen (...), ›nur allegorischer und poetischer‹«.[26] Max Ernsts *paramythen* zeigen – in Collage und Text – parodistisch gestaltete Gegenbilder zu Figuren der griechischen Mythologie.

die obskuren

Mit nur wenigen Handgriffen entstand die Collage zu *Di oscuri – les dieux obscurs*[27] bzw. *die obskuren* in der deutschen Ausgabe.[28] Eine Fledermaus und ein geflügelter Lemur sind auf die Darstellung eines Magnetfeldes geklebt [Abb. 5], wobei die Flügelenden des einen und die Schwanzspitze des anderen durch die Bildränder beschnitten werden. Das ist in der Herstellung schon alles. Worin besteht hier die »Verwirrung«, die »Konfusion«, worin die Ordnung, die Konstruktion?

In dieser Collage treffen nur zwei wesensfremde Elemente aufeinander, ein Magnetfeld und zwei Flattertiere. Allerdings vereinigen die Tiere in ihrer Zwittergestalt die gegensätzlichen Lebensformen von Landtier und Vogel. Max Ernst hat die Tiere J. Bell Pettigrews Buch *Design in nature* von 1908 entnommen. Sie sind hier dreimal jeweils nebeneinander abgebildet (auf den Seiten 81, 1102, 1198) [Abb. 6], zusammen mit Fischen, Schmetterlingen und Vögeln. Aus allen drei Seiten hatte Max Ernst gerade diese Tiere ausgeschnitten.

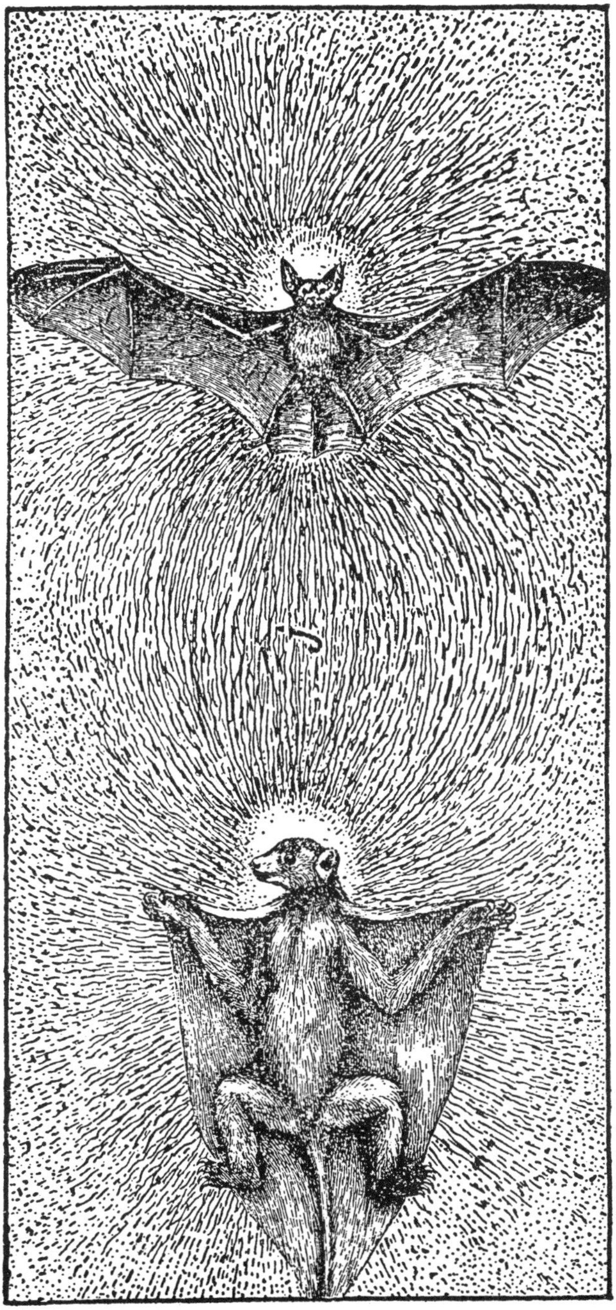

5 *die obskuren*, Collage zu *paramythen*, 1948

Die verwirrende Wirkung der Collage entsteht aber erst durch die künstliche Ordnung. Das zwischen zwei ungleichnamigen Polen verlaufende Magnetfeld wurde als erstes, wie der Buchstabe in der Mitte zeigt, um 90° gedreht, so daß »rechts und links« zu »oben und unten« wurden. In dieser neuen Orientierung streben die Feldlinien jetzt gewissermaßen über den oberen und unteren Bildrand hinaus, während sie im Zentrum bogenförmig von Pol zu Pol verlaufen. Die Tiere sind nun übereinander so in das Feld eingepaßt, daß die Köpfe die Pole verdecken, das weiße Umfeld zum Nimbus wird, der Feldlinienverlauf oben zusätzlich zum Strahlenkranz. Daß hier wirklich ein Nimbus intendiert oder hineinsehend akzeptiert wurde, beweist das thematisch entsprechende Ölgemälde *Les dieux obscurs* [Die dunklen Götter] von 1957 aus dem Museum Folkwang in Essen [Abb. 7]. Einer symmetrischen Anordnung der nimbierten Wesen steht in der Collage nur der im Profil gegebene Lemurenkopf entgegen. Sein auf den Betrachter gerichtetes Auge wirkt bannend, ebenso der starre Blick des oberen Tieres aus größerer Höhe herab. Die Flügel und Gliedmaßen passen so zur Anordnung der Feldlinien, daß diese zur Aura der Tiere werden. Ganz wichtig für die Stimmigkeit der neuen Ganzheit ist die Strichelung der Vorlage, die genau der etwas gröberen Struktur der Feldlinien entspricht.

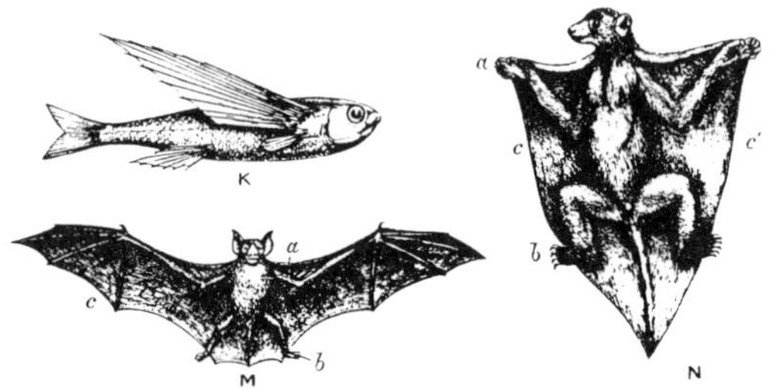

6 Abbildungen in *Design in nature*, 1908

Wie drängt sich dem witzbegabten Blick ein solches Bild auf? Gleichlautend werden im Italienischen durch ein Wortspiel aus den Dioskuren *di oscuri*. Im Französischen entsteht der Titel *les dieux obscurs* [die dunklen Götter], im Deutschen einfach *die obskuren*. In der Antike waren Castor und Pollux zum Sternbild der Zwillinge geworden. So kam als doppeldeutiges Gegenbild zu den Dioskuren nur ein »Paar« in Frage. Die in *Design in nature* nebeneinander abgebildeten »Flugzwitter« haben nicht nur etwas Zwillinghaftes im Aussehen. Ihre Flügel bringen auch einen ganz speziellen Aspekt der Überlieferung in Erinnerung, der zugleich mit Schalk auf die physische wie geistige Beweglichkeit der Zwillingsgeborenen anspielt: Nachdem der sterbliche Castor im Kampf getötet worden war, erlaubte Zeus auf Bitten des Pollux den Brüdern, abwechselnd einen Tag im Olymp und einen Tag im Hades zuzubringen. Anstrengend, aber die Flügel machen es möglich! Der Witz kommt jedoch erst zu-

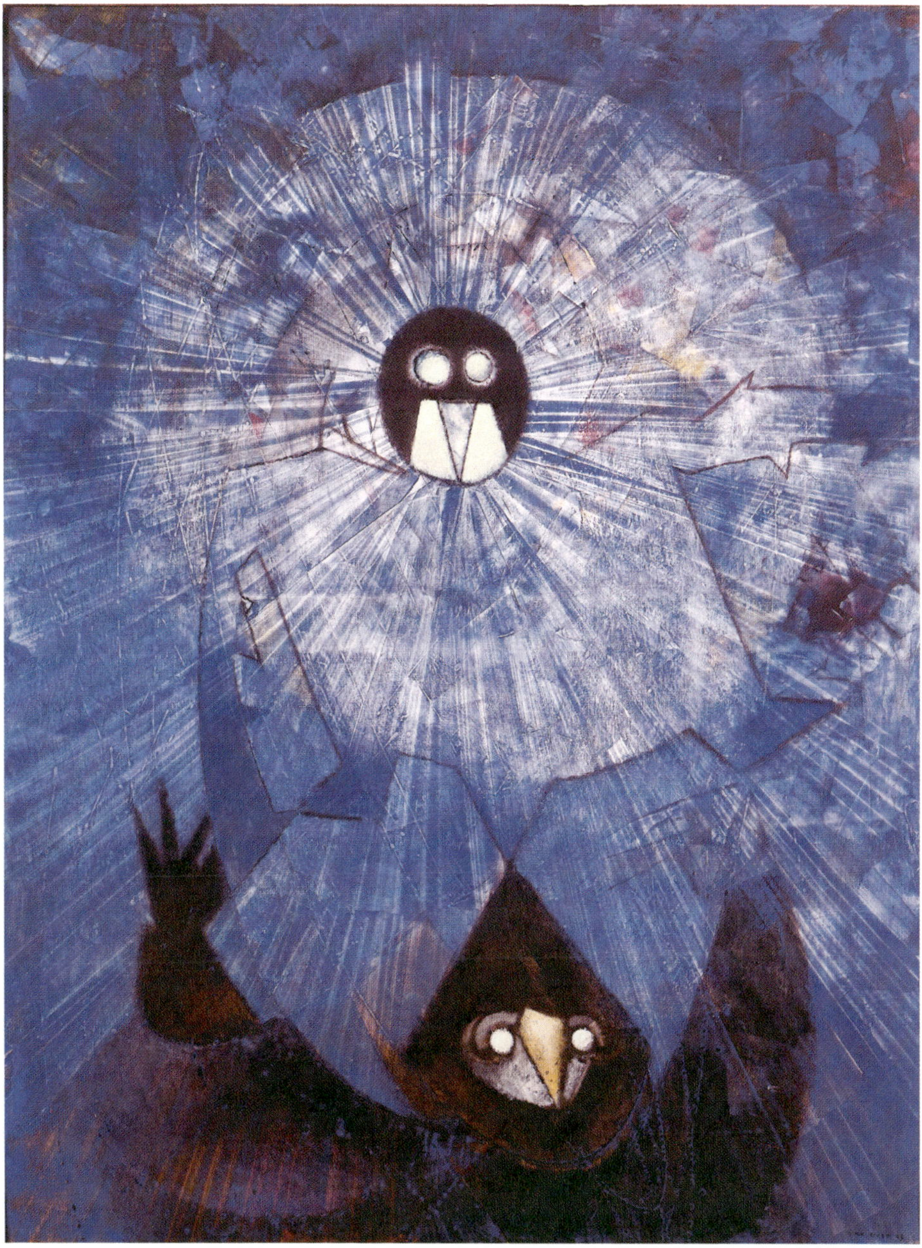

7 *Die dunklen Götter*, 1957

stande durch die Kombination mit dem zweipoligen Magnetfeld und die Idee, es zu drehen. Flugmaus und -lemur, »die dunklen Götter«, bekommen ihre göttlich-halbgöttlichen Hoheitszeichen in Nimbus und Strahlenkranz, die Feldlinien zwischen ihnen deuten ihre spezielle Beziehung an, die zum oberen und unteren Bildrand verlaufenden Linien die Richtung ihres weltumspannenden Oszillierens, gemäß des Max Ernstschen Textes: »jedesmal wenn castor als halbgott in bruderliebe verglimmt / erklimmt pollux als fledermaus den abendstern / und umgekehrt.«[29]
Das gleichnamige Ölgemälde *Die dunklen Götter* macht aus den Obskuren magische Wesen im Blau des Kosmos. Der untere »dunkle Gott« sieht aus wie ein vogelköpfiger, spitzhütiger Magier, der obere in imponierender Aura wie sein Attribut. Ersterer hat die Arme erhoben, aber so hoch, daß es nicht sicher ist, ob er der Beschwörer oder selbst der Gebannte ist, zumal er so tief im Bild angeordnet ist, daß er unten fast »aus dem Rahmen rutscht«. Auf der Spitze seines Hutes balanciert derweil der transparente Körper des Nimbierten. Materialisiert ist er nur im Zentrum des Strahlenkranzes in einem runden, schwarzen Kopf, dessen runde, weiße Augen aufmerkend eng und hoch über seiner langen Dreiecksnase stehen. Auch diesem Erhabenen scheint seine Rolle nicht ganz geheuer zu sein.

das märchen von der maus zu milo[30]

Diese Collage [Abb. 8] ist schon auf den ersten Blick witzig und frech. Daß auch die »Frechheit« in Verein mit dem Witz für Friedrich Schlegel von besonderer Bedeutung ist, wird sich noch zeigen. Die »Frechheit« dieser Collage besteht in der Manipulation an der noch gut erkennbaren *Venus von Milo*. Mit der *Mona Lisa*, die 1919 von Duchamp ihren Schnurrbart erhielt, gehört sie zu den von Dadaisten wie Surrealisten leidenschaftlich parodierten Kulturgütern.
Heterogener könnten in der Max Ernstschen Collage die zur »Verwirrung« beitragenden Details nicht sein: Zu der Göttin gesellen sich die Flügel eines See-Schmetterlings, eine kreisförmige Leiterschleife mit Magnetfeld, ein Leuchter mit brennender Kerze und die dreidimensionale Reliefzeichnung einer höheren mathematischen Funktion. Der Holzstich nach der Venus-Plastik aus dem Buch *Stories of Gods and Heroes* ist in Werner Spies' Werk *Max Ernst. Collagen. Inventar und Widerspruch*

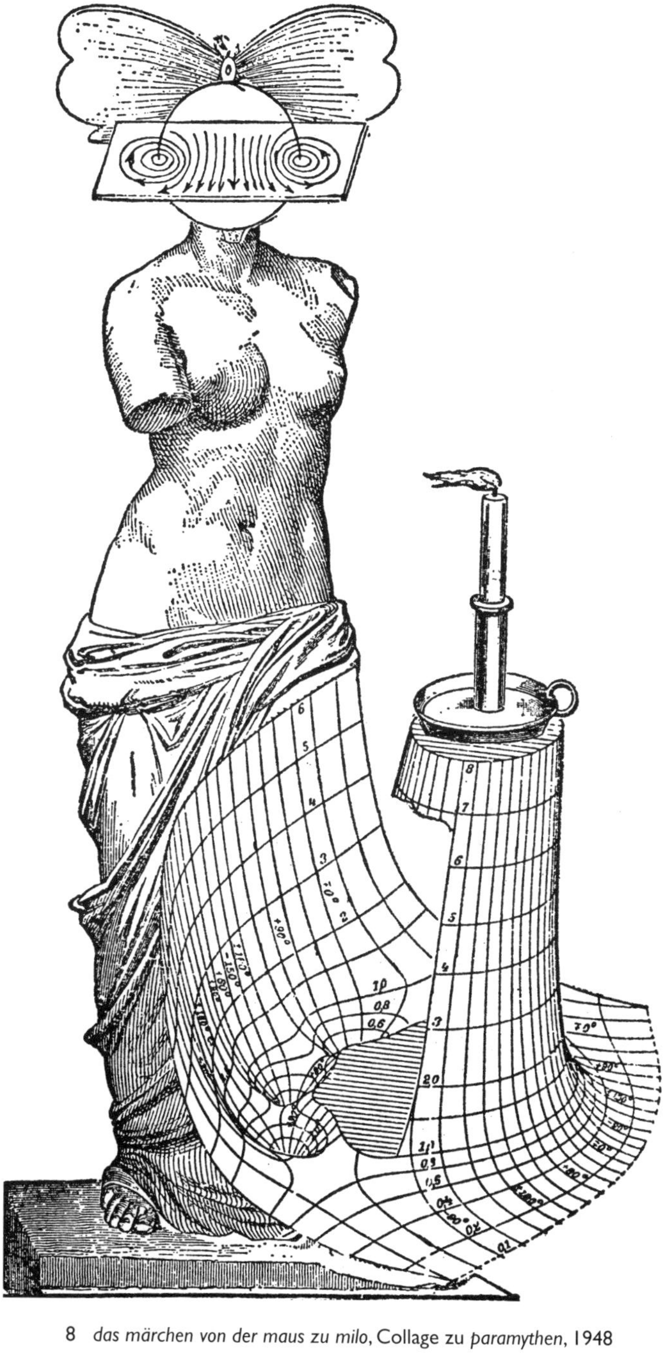

8 *das märchen von der maus zu milo*, Collage zu *paramythen*, 1948

reproduziert[31] [Abb. 9], das Magnetfeld des Kreisstromes kann so in jedem Schulbuch der Physik gefunden werden, die Flügel und der Kerzenleuchter sind wieder J. Bell Pettigrews *Design in nature* entnommen. In Max Ernsts drittem Band sind auf S. 1155 die Flügel und ein Teil des Tieres ausgeschnitten, auf S. 1202 beide Kerzenleuchter mit brennender Kerze [Abb. 13]. Das Ungewöhnlichste an dieser Collage, die »Reliefdarstellung der Hankelschen Funktion $H\ 3{,}5^{(1)}_{(z)}$«, entstammt dem seit 1909 immer wieder neu aufgelegten »Jahnke-Emde« [Abb. 10], einem zweisprachigen Tafelwerk für höhere mathematische Funktionen: *Funktionentafeln mit Formeln und Kurven / Tables of Functions with Formulae and Curves* des Teubner-Verlages in Leipzig.[32] Im Januar des Jahres 1948, in dem Max Ernst seine *paramythen* herstellte, erschien das Werk in der vierten Auflage. Beim Durchblättern muß auch ein Laie von den dreidimensionalen Darstellungen fasziniert sein, die z. T. wie Gebirgslandschaften eines anderen Sterns aussehen mit ihren aus tiefen Tälern und weiten Flächen aufsteigenden nadel- und phallusförmigen Bergen.

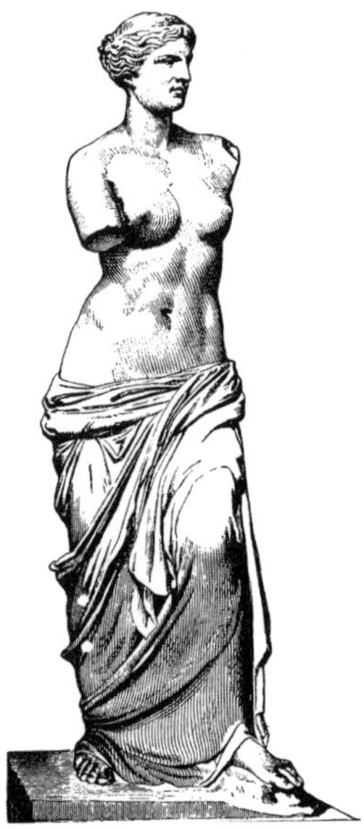

9 *Aphrodite*, Holzstich in *Stories of Gods and Heroes*

Unter dem Aspekt der »künstlich geordnete[n] Verwirrung« läßt sich das Maß an Kalkül bei der Herstellung einer solchen »systematische[n] Konfusion« gut nachvollziehen. Das Wegschneiden der sehr blockhaften Ummantelung und der rechten Ecke bis zur gebogenen ersten Höhenlinie geben der Graphik plötzlich einen fließenden, gewandartigen Anblick. Durch die Einfügung in den – den Unterkörper umhüllenden – Mantel verändert sich zudem glaubhaft die Fußstellung der Göttin. Ihr rechtes Bein wird zum Spielbein, während das andere weit hinter das Karomuster des »Gewandteiles« zurückzutreten scheint. Die Graphik ist so eingepaßt, daß einerseits die Höhenlinien mit dem auf der Hüfte gebauschten Mantelabschluß um den Körper herumzuführen

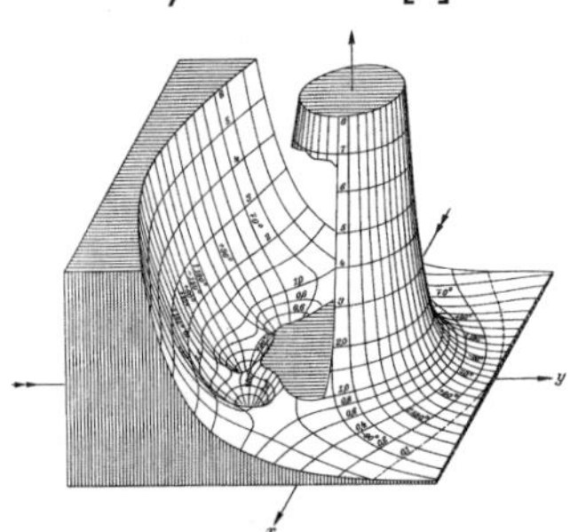

10 *Hankelsche Funktion*, in *Jahnke-Emde*, 1948

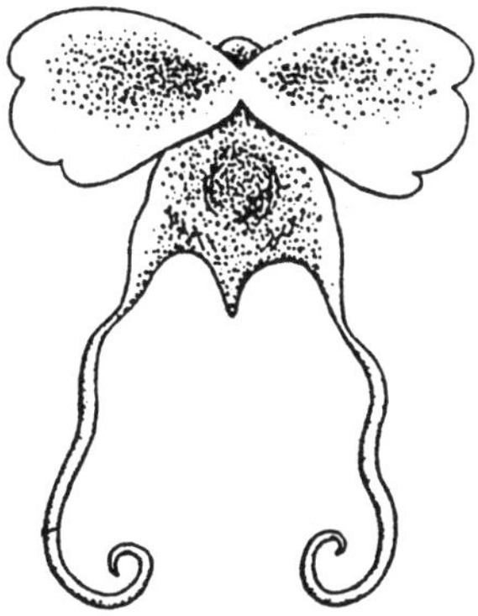

11 *Sea-butterfly*, in *Design in nature*

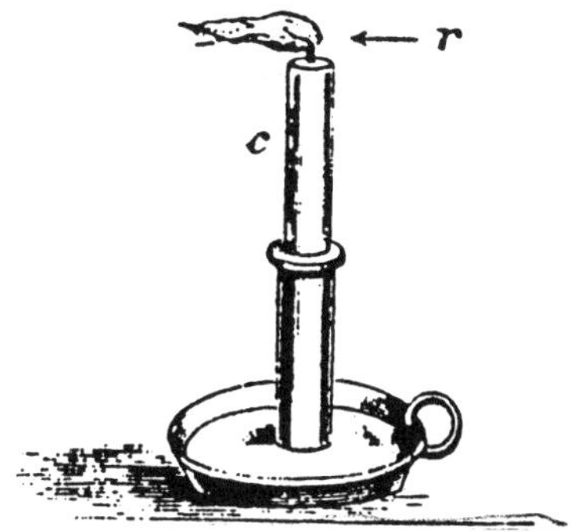

12 *Kerzenleuchter*, in *Design in nature*

scheinen, während vorn die Wölbungsumkehr über dem jetzigen Spielbein fast unmerklich in die Gewandfalten der Draperie übergeht. Dabei ist aber das Moment der Einwärtsdrehung des Reliefs so stark, daß man meint, den um den Unterkörper geschlungenen Mantel nach vorne ab- und ausziehen zu können. In dem von Max Ernst benutzten Band III

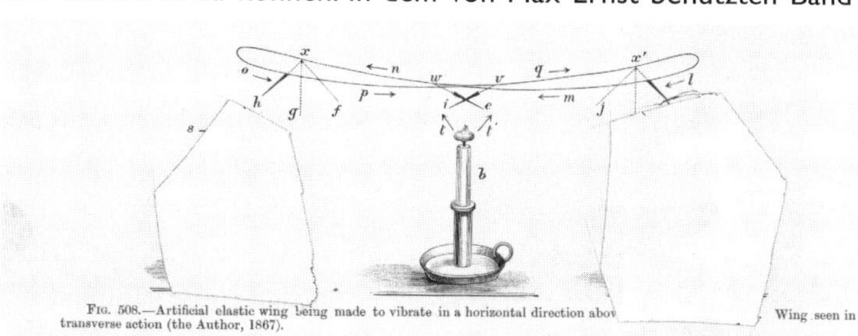

13 Seite 1202 des von Max Ernst »sezierten« Buches *Design in nature*

von *Design in nature* findet sich einige Seiten vor der hier verwendeten »Sea-Butterfly« eine Fotografie »der berühmten Venus von Milo nach der Original-Marmorstatue«. Wenn der Verfasser hier den Kontrapost und die ausgeprägte Kurve, die »Schönheitslinie«, die »line of beauty«,[33] durch Kopf, Nacken, Körper und Beine hervorhebt, so antwortet Max »ihr Ernst – hemdchen saß zu schief«[34] – mit einer plastischen Umkehrkurvatur im Unterkörper.

Der Reiz der Figur besteht aber vor allem in der seitlich aufragenden, kreissymmetrischen Bergform, deren linke Hälfte z. T. weggeschnitten ist, um den Blick auf das Panorama der Umgebung freizugeben. Durch die leichte Drehung bei der Anpassung an die Plastik steht die Achse des »Berges« nicht mehr vertikal, was aber durch den aufgesetzten Kerzenhalter ausgeglichen ist. Von den drei möglichen Leuchtern der Figur 508 aus *Design in nature* wählt Max Ernst den, dessen Flamme sich »entflammt« nach links zur Göttin neigen wird. Nicht nur kompositionell bilden Bergform und Leuchter über der nach rechts verlaufenden, neuen »Gewandschleppe« ein korrespondierendes Gegengewicht zur hochragenden Statue.

Diese ungewöhnliche Gewandveränderung fordert geradezu eine Verfremdung des Kopfes, der aus Gründen der Bildorganisation zudem eine Vergrößerung verlangt. Beim Blick auf das Ausgangsmaterial sind die Gestaltung des Kopfes und die Behandlung des »Mantels« entsprechend ähnlich erstaunlich. In Figur 497 findet sich über der verwendeten »Sea-Butterfly« [Abb. 11] eine sehr viel spektakulärere Abbildung, eine »Medusa« [Abb. 14] mit großen Schwingen, deren Körper schon wie ein menschlicher Kopf aussieht. Bei der Entscheidung für die Flügel der »Sea-Butterfly« mag die Lust am Hineinsehen und Ausdeuten eine Rolle gespielt haben. Die Frühform der Entwicklung C in Figur 497 wirkt wie eine Haartracht mit Zöpfen und riesiger Schleife. So verpaßt Max Ernst der Göttin die Haarschleife, aber in der geometrischeren Form B. Zugleich ersetzt er den Körper des Tieres, bzw. den Kopf der Göttin durch die strenge Zeichnung eines Kreisstromes mit Magnetfeld. Dabei sind durch das Rund der Leiterschleife eine Kopfform gegeben, durch die Magnetfeldlinien Nase und Augen in angemessener Weise verfremdet. Vor allem aber wird, zu einer Venus passend, magnetische Anziehung »wörtlich« genommen – wie es oben bei dem Entflammtsein geschah.

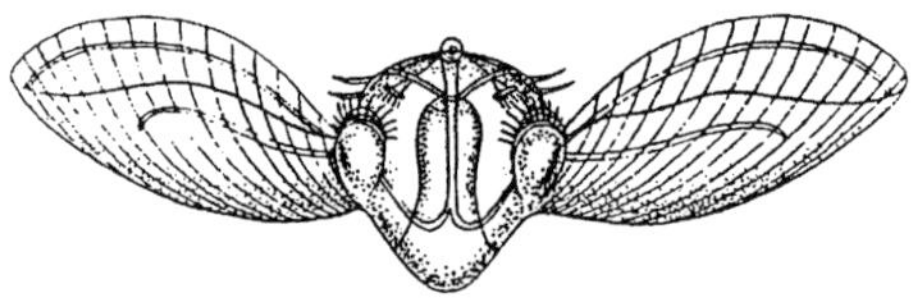

14 *Medusa*, in *Design in nature*

Bevor mit soviel Akribie eine »systematische Konfusion« erzeugt werden kann, muß es für das witzbegabte Sehen das Aufblitzen einer Idee gegeben haben, für die die Herstellung dann Lust am Spiel ist. Es zeigt sich immer wieder, daß bei Max Ernst eine gründliche Kenntnis der griechischen Mythologie vorausgesetzt werden muß. Sie konnte beim Anblick der befremdlichen Tafeln zum Kristallisationspunkt von Assoziationsfolgen werden. Das Auffallende an diesen eigenartigen mathematischen Landschaften sind sicherlich die drehsymmetrischen, phallusartigen Berge. In der hier verwendeten Zeichnung der Figur 73 überragt ein einzelner »Berg« eine schraffierte Fläche, die wie Wasser wirkt [Abb. 8].

So ist die Assoziation der Schaumgeborenen gegeben, die nach Hesiod aus dem Schaum erstand, der sich um das im Meer treibende unsterbliche Glied des zur Strafe von Kronos entmannten Uranos gebildet hatte.[35] Diskreter und frecher zugleich könnte die Einführung eines die Venus begleitenden männlichen Elementes kaum ausfallen. Es wird dabei zum verlängerten Kerzenhalter wie die Göttin zur »maus«.

wieviel farben hat die hand

Die Collage *the painter came again* [Abb. 18] gehört zu einem Text, »der den Tagesablauf des Malers«[36] schildert, in der deutschsprachigen Ausgabe mit dem Titel *wieviel farben hat die hand*. Auch diese Collage ist im Unterschied zu *die obskuren* wie die *maus zu milo* vielteiliger, daher die Frage nach dem überspringenden Funken bei der witzigen Erfindung wieder spannend. Wir sehen einen auf ein Postament gestützten antiken Gott, der hinter einem riesigen fächerförmigen Flügel hervorblickt, welcher ihm – an dieser Körperstelle völlig unerwartet – aus seinem Efeublatt erwächst. Die Bildaussage setzt also da ein, wo ursprünglich Verhüllung angesagt war, und wird, mit Sigmund Freud gesprochen, zur witzigen Verkleidung sexueller Wünsche.[37] Der betont lässigen Haltung entspricht die Hand, die durch den Flügel reicht und mit etwas abgewinkeltem Zeigefinger elegant herabhängt. Kopfputz und Attribute vervollständigen das Bild.

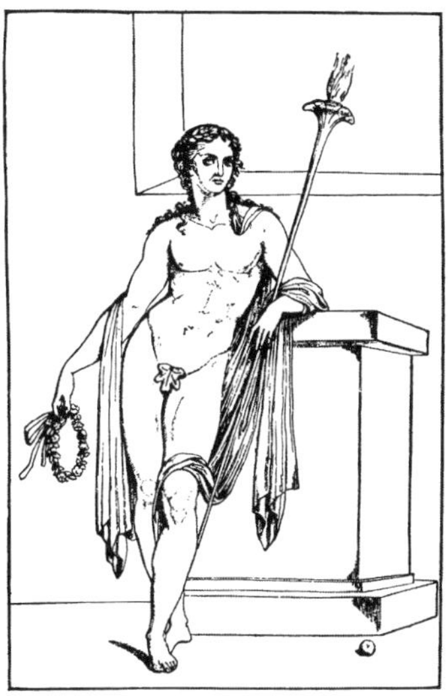

15 Götterbild *(Hymen)*, in *Stories of Gods and Heroes*

Kombiniert sind hier ein griechischer Gott, der Flügel eines fliegenden Fisches, die Flosse eines Störs – beide als Skelett, ein Harnsäure(?)-Kristall und das Oogonium der Chara [Abb. 17], für Biologen wegen ihrer höchst entwickelten Form der Geschlechtsorgane eine Berühmtheit unter den Grünalgen.[38] Der griechische Gott entstammt dem Buch *Stories of Gods and Heroes*[39] [Abb. 15], die übrigen Teile, alle schon separiert in enzyklopädischem Kontext, dem Buch *Design in nature*. Der Flügel des fliegenden Fisches findet sich auf S. 1192 [Abb. 16], die Störflosse auf S. 63, beide mit gezielt ausgewählten anderen Abbildungen säuberlich herausgeschnitten. Das Oogonium der Chara, in der Collage das kugelartige Attribut zu Füßen des Gottes, kommt in *Design in nature* in der Gesamtansicht und mit Detailaufnahmen mehrmals vor – was übrigens bei sehr vielen Darstellungen der Fall ist und für den »sezierenden« Künstler vor dem »Zeitalter des Fotokopierens« ein Glück war. Die Oogoniumdetails [Abb. 17] stehen auf S. 20, 628 und 646. Diese Seiten fehlen größtenteils oder ganz in Max Ernsts Buch. Ihre Verwertung erfolgte nicht nur in der hier vorgestellten Collage, sondern in unterschiedlichsten Funktionen auch in *ein heldenleben* und *die jüngste nacht*, beide aus *paramythen*.

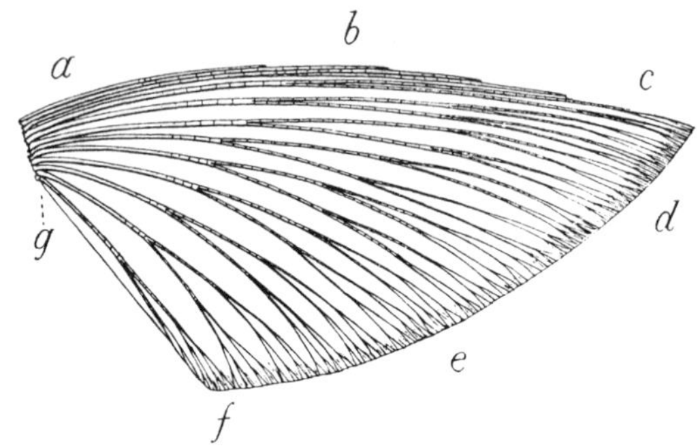

16 *Flügel des fliegenden Fischs*, in *Design in nature*

Obwohl die heterogenen Dinge in *wieviel farben hat die hand* nichts miteinander zu tun haben, erscheint ihre Kombination zu einem Bild stimmig. Die »Verwirrung« entspringt vor allem dem Flügel an überraschender Stelle. Er ist aus seiner vorgefundenen Orientierung gedreht und wie zu einem großen Segel aufgerichtet. So verfremdet er den Gott bis zur Unkenntlichkeit, da er Rumpf, Oberkörper, den aufstützenden Arm, Teile des Gesichts, vor allem aber sein Attribut, die Fackel, verdeckt. Hinter der Wucht dieses Flügels wäre der Kopf des Gottes viel zu klein und belanglos. Immer wieder verleiht Max Ernst in seinen Collagen dem Aussehen anthropomorpher Wesen auch eine Bedeutungssteigerung, indem er ihre Köpfe entweder durch größere, zum Körper heterogene Elemente ersetzt oder ihnen durch Beiwerk größeres Volumen gibt. Was bei den *obskuren* Nimbus und Strahlenkranz bewirken, bei der *maus zu milo* Kreisstrom und Flügel, verursacht hier das Skelett der Störflosse als Kopfschmuck. Um 180° gedreht, sitzt die Flosse mit ihrem Körperansatz wie eine schräg getragene Kappe in den Locken des Gottes. Die Gräten wirken nach dieser Drehung wie ein überdimensionaler Federschmuck. Flosse und Flügel, korrespondierend

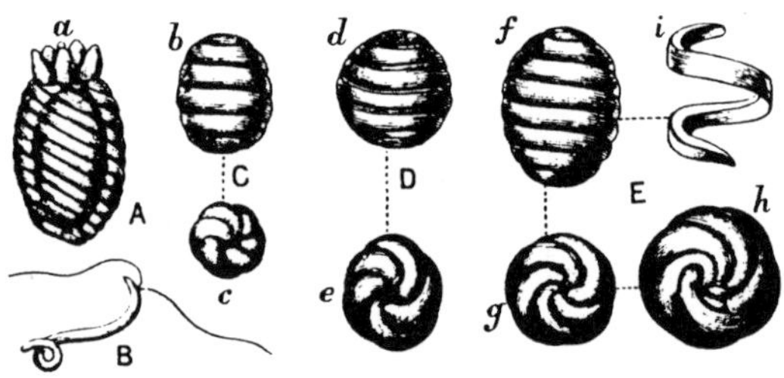

Fig. 6.

17 *Oogonium der Chara*, in *Design in nature*

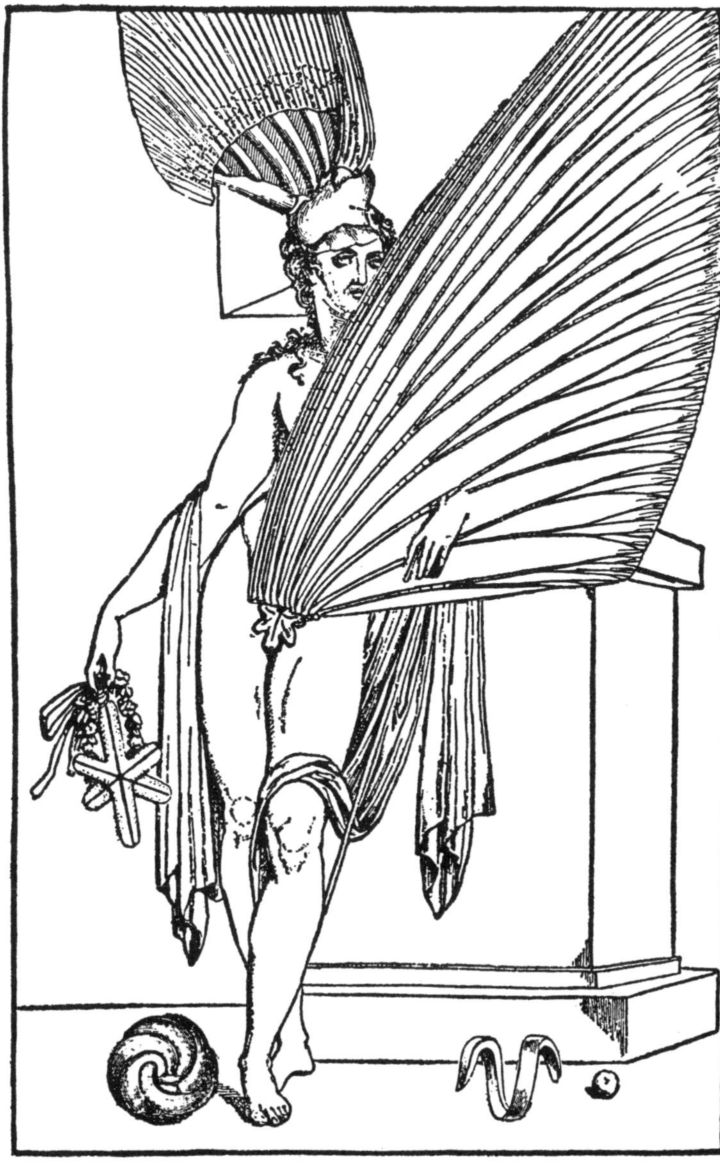

18 *wieviel farben hat die hand*, Collage zu *paramythen*, 1948

auch in ihren Schrägen, verdecken gemeinsam einen großen Teil des Fensters, so daß nur die linke Ecke bleibt, die jetzt ein formales Gegengewicht zu den Kanten des Postaments bildet.

Das konstruierende Ordnungsprinzip zeigt sich auch bei dem Umgang mit den neuen Attributen, die die ursprünglich zum Gott gehörenden ersetzen. Von der eliminierten Fackel bleibt nur noch ein kleines Stück des Stabes in der Nähe des Knies. Seiner Neigung korrespondiert gegenläufig die Hauptachse des Kristalls über dem Kranz, dem zweiten ursprünglichen Attribut, von dem fast nur noch die Schleife als Schmuck des Kristalls bleibt. Auf dem Boden des Götterbildes lag etwas verloren eine kleine Kugel. Zu den Detailansichten des Oogoniums in *Design in nature* gehört eine Kugel mit wulstiger Oberfläche (als Aufsicht) und eine Spirale (als einzelne Oberflächenzelle). Diese werden nun dem verfremdeten göttlichen Wesen als neue Attribute mitgegeben. Die Oogoniumkugel liegt links neben dem Fuß des Spielbeins. Auf der anderen Seite gesellt sich (nach einer 90°-Drehung) zu der schon vorhandenen kleinen Kugel die Spirale. Sie nimmt der Kugel die Zufälligkeit der Position und hält mit ihr zusammen der Oogoniumkugel das Gleichgewicht. Alle drei Gebilde auf dem Boden wiederum sind ein kompositorisches Gebot bei den nach oben strebenden Richtungen von Flügel und Flosse.

Bei der Erzeugung dieser »künstlich geordnete[n] Verwirrung« regiert offensichtlich das Kalkül. Was ist aber der Auslöser zu einer solchen Vorführung? Wie zeigt sich dabei der Sinn des Witzes? Ein Blick auf das Ausgangsmaterial begründet folgende Vermutung: Das Götterbild in *Stories of Gods and Heroes* hatte den Untertitel *Hymen* statt Hymenaios. Die doppelte Bedeutung des Wortes kann Auslöser der witzigen Erfindung gewesen sein. »Beflügelt«, »mit vollen Segeln« sind nur einige der sich assoziativ einstellenden Metaphern zu dem durch die Homonymie gegebenen Themenkreis, und die Oogoniumdetails sind nicht nur formal passende Attribute. Dadurch, daß Hochzeitsfackel und Kranz eliminiert und die Bildunterschrift *Hymen* weggelassen sind, ist – um mit Jean Paul zu reden, wie sich noch zeigen wird – die Brücke zur Bildinitiation erfolgreich abgebrochen. Sichtbar bleibt ein beeindruckendes Bild überzeugter Männlichkeit, die der wichtigsten Körperstelle des Göttlichen einen überdimensionalen Flügel verleiht.

In fortgeführter Assoziation bezieht sich der Schöpfungsakt, der begleitende Text sagt es, zusätzlich auf den Künstler selbst, auf den Maler. Leicht ironisierend ist er gegeben, in abwartender Haltung. Als Palette hält er »nur« das Segel der Phantasie. So betont Max Ernst 1934 in seinem Aufsatz *Was ist Surrealismus?* in Anspielung auf das »automatische Schreiben« »die rein passive Rolle des ›Autors‹ im Mechanismus der poetischen Inspiration mit allem Nachdruck. (...) Als Zuschauer kann er der Entstehung seines Werkes beiwohnen (...). Wie der Dichter seinen automatischen Denkvorgängen lauscht und sie notiert, so projiziert der Maler auf Papier oder Leinwand, was ihm seine optische Eingebungskraft eingibt.«[40] Unter den Augen des Witzes das Segel der »Eingebungskraft« auf Kurs zu halten, ist der Collage nach viel wichtiger als der sekundäre, mit noch soviel Fleiß und Akribie inszenierte Einsatz von Palette oder Schere und Leim – eine nicht zu unterschätzende Selbstaussage! Sie wird noch ergänzt durch eine ganz persönliche Einstellung zu seinen Werken, wie er sie Edouard Roditi in einem Interview offenbarte: »Das Verhältnis zu meinen Werken ist, wie Sie richtig sagten, von eindeutig erotischer Natur, selbst wenn das jeweilige Bild oder die jeweilige Skulptur keinerlei erotischen Inhalt aufweist.«[41]

Illustrationen zu *Lewis Carroll: fröhliche logik*

Es ist nicht nur Arbeitsökonomie, sondern auch stilbildend, daß Max Ernst über Jahrzehnte hinweg dieselben Bücher zur Erstellung seiner Collagen heranzieht. So entstanden z. B. 1966, viele Jahre nach *paramythen*, die Illustrationen zu Lewis Carrolls *logique sans peine* [logik ohne mühe, oder von Max Ernst und Werner Spies in der Textsammlung *Lewis Carrolls Wunderhorn* freier mit »Fröhliche Logik«[42] umschrieben]. Dieser von Max Ernst sehr geschätzte Autor ist den meisten Lesern eher durch sein Buch *Alice im Wunderland* bekannt. Er schrieb aber nicht nur Bücher für Kinder, die heute als Beispiele der Nonsensliteratur gelten, er war zugleich in Oxford Dozent für Mathematik mit dem Forschungsschwerpunkt Symbolische Logik. Das mit Max-Ernst-Illustrationen versehene Buch *logique sans peine* des Pariser Hermann-Verlages enthält in französischer Übersetzung eine Zusammenstellung von Texten Lewis Carrolls aus seinen Schriften *Symbolische Logik, Teil I. Grundlagen* (1896), *Das Spiel der Logik* (1887) und *Was die Schildkröte Achilles sagte* (1894). Es geht darum, die Lehre des logischen Schließens zu erklären und gleichzeitig – und das ist das Moderne an den Schriften Carrolls gewesen – ihre Formalisierung durch symbolische Darstellungen zu unterbreiten. Der an sich höchst anspruchsvolle Stoff ist in dieser französischen Ausgabe so witzig und verlockend illustriert, daß dem Titel *logique sans peine* oder *fröhliche logik* beim ersten Durchblättern sicher geglaubt wird. Der Maler »kommentiert« dabei den Mathematiker in »systematische[r] Konfusion«. Bei der Erstellung der Illustrationen – Collagen, Zeichnungen und Kombinationen von beiden – benutzte Max Ernst wieder J. Bell Pettigrews *Design in nature*, jetzt kombiniert – und diese Zusammenstellung ist allein schon witzig – mit Fechtern aus *Jakob Sutor's Künstliches Fechtbuch zum Nutzen der Soldaten, Studenten und Turner* von 1849.[43]

Jonglieren mit Indizes

Auf Seite 219 beendet eine Collage [Abb. 19] ein Kapitel über die Verwendung von Indizes, bzw. deren mögliche Permutationen. Die Collage steht nicht zentriert unterhalb des Textes, sondern dicht anschließend ganz rechts wie ein zum Bild gewordener Schlußpunkt. Sie zeigt den Luftsprung eines ritterlich gestiefelten Jongleurs, der über einem Gestänge aus zwei Hebelarmen vierzehn verschiedene Buchstaben-Indizes nicht nur ausbalanciert, sondern (wie die mit Pfeilen versehenen schleifenförmigen Bahnen andeuten) oben und unten zwischen den Hebelarmen hin- und herbefördert. Mit dem Sprung, die Ersetzung des Kopfes durch einen zweiflügeligen biologischen Schnitt sowie die instabile, seitliche Lage des Gestänges wird der Eindruck erweckt, als würde sogar dieses selbst im Sprung hin- und herbewegt. Den Titel *fröhliche logik* übersetzt Max Ernst schon mit dieser kleinen Collage kongenial in ein gewagtes, gekonntes, Mühelosigkeit demonstrierendes Spiel. Auch hier gibt es die von Max Ernst zitierte »zufällige Begegnung von Nähmaschine und Regenschirm auf einem Se-

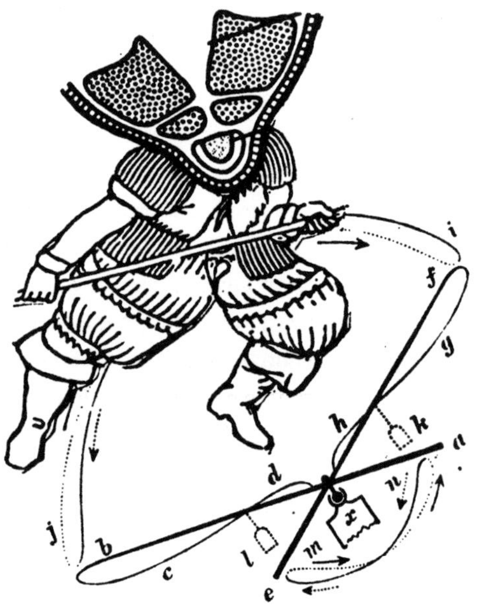

19 Collage von Max Ernst, in *Lewis Carroll: logique sans peine*

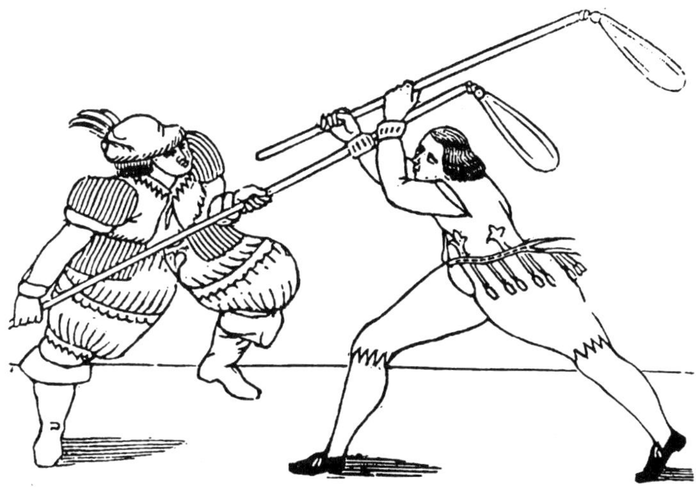

20 Illustration aus *Jakob Sutor's Künstliches Fechtbuch...*

ziertisch«. Was für Lautréamont der Seziertisch war, ist hier das Logik-Buch. So entfernt voneinander wie Nähmaschine und Regenschirm sind hier das Flugmodell eines Insektenflügels und ein Vertreter des Fechtsports, der mit einem sogenannten »Pflegel« kämpft [Abb. 20]. Zu beiden gesellt sich noch ein biologischer Schnitt. Dieses Beispiel zeigt sehr schön, wie die Ähnlichkeit entfernter Gegenstände oft an einem winzigen Detail in den Blick kommt. An dieser Stelle ist es rein formaler Natur. Der Pflegel ist eine lange Stange mit einer Schlinge am oberen Ende. Ein Insektenflügel wiederum beschreibt bei der Auf- und Abbewegung eine gebogene, liegende 8, deren eine Hälfte im Flugmodell der Schlingenform des Pflegels ähnelt. Man vergleiche S. 1234 Figur 7 von *Design in nature* mit S. 104 des *Künstlichen Fechtbuchs*. Für die Collage ist die Stange hinter der Hand abgeschnitten und der Fechter dann so gekippt, daß die obere rechte Hälfte der Flugschleife die Schlinge ersetzt. Der Fechter, welcher ursprünglich stehend in Schlagabwehr seinen linken Fuß gehoben hatte, wird dabei so in die obere Hälfte des in Gegenrichtung gedrehten Modells hineingedreht, daß seine Haltung zum Luftsprung wird.

Es gehört bei den Collagen Max Ernsts immer zur Plausibilität der neuen Ganzheit, die nicht mehr die Summe ihrer Teile ist, daß die grafischen Strukturen des Ausgangsmaterials sich ergänzen. Die wichtige vermittelnde Rolle spielt hier der biologische Schnitt, dessen Binnenzeichnung entfernt an Mund, Augen und Ohren erinnert. Durch seine Ersetzung des Kopfes wird nicht nur aus dem Fechter der wundersame Jongleur, sondern darüber hinaus passen jetzt die Punkte des Schnitts und die Streifen im Wams des Fechters rein strukturell zu den punktierten und durchgezogenen Linien des Flugmodells.

Im vergnügten Galopp

Auf Seite 125 [Abb. 21] geht es um die »Übersetzung« einer Aussage aus dem Wortlaut in die Zeichensprache, also um die Unterscheidung von konkreter und abstrakter Form. Die beigegebene Collage antwortet – über den rechten Schriftrand hinausdrängend – auf den thematisierten unterschiedlichen Abstraktionsgrad durch die Koppelung trabender Pferde mit einem Schema ihrer isolierten Fußknochen. Die in dieser Collage zusammengebrachten Elemente sind weniger heterogen als sonst. Hier wäre denn für Jean Paul auch schon der Übergang vom Witz zum Scharfsinn vollzogen, der nicht Ähnlichkeiten heterogener Elemente, sondern Unterscheidendes an ähnlichen Dingen entdeckt.[44] Wurde für die Darstellung auch mehr Scharfsinn als Witz maßgebend, so ist die Initiierung derselben aber wieder dem witzbegabten Blick zu verdanken. Dieser sieht die Analogie zwischen logisch-mathematischem Vorgehen und dem eleganten Gang edler Pferde. Gleiches galt schon für die Idee, Collagenmaterial für ein Logik-Buch dem Fechtsport zu entnehmen.

Begegnung zweier Lächeln[45]

Die Illustrationen zu Lewis Carrolls *fröhliche logik* gehören zur Gruppe der synthetischen Collagen, bei denen verschiedene heterogene Bildelemente auf weißem Grund zur Begegnung kommen. Bei der Collage *Begegnung zweier Lächeln* aus *Die Unglücksfälle der Unsterblichen* von Max Ernst und Paul Eluard aus dem Jahr 1922 [Abb. 23] handelt es sich um eine analytische Collage, bei der ein vom Künstler ausgewähltes Bild, das dann auch die Atmosphäre der Collage bestimmt, Veränderungen durch eingeklebte Fragmente erfährt. Das Grundbild [Abb. 22] ist hier die erste einer zweigeteilten Darstellung »Hinweggezauberte Frau« [La femme escamotée].[46] Unter diesem Titel illustrierte und beschrieb die Zeitschrift *La Nature* den Zaubertrick »Verschwindenlassen«, »In Luft auf-

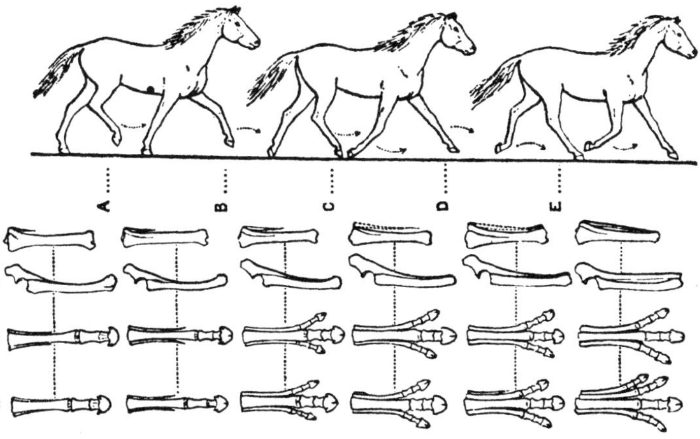

21 Collage von Max Ernst, in *Lewis Carroll: logique sans peine*

lösen«. Auf dem linken Bild sitzt eine dekolletierte junge Frau abwartend auf einem Stuhl, während der befrackte Trickkünstler seitlich hinter ihr mit einem voluminösen Zaubertuch hantiert, das er ihr im nächsten Augenblick überwerfen wird. Das rechte Bild zeigt den erfolgreichen Zauberer neben dem leeren Stuhl.

Max Ernst nimmt nun an der für die Collage verwendeten linken Darstellung vier Veränderungen vor. Der Zauberer erhält einen Vogelkopf, der Kopf der Frau wird ersetzt durch einen nach unten gedrehten Falter mit großen, weißen Flügeln. Als Fächer erhält sie den gespreizten Fuß eines Schwimmvogels, und über die Füße des Vogelmannes, hinter dem zum Boden reichenden Schleier und unter dem Stuhl der Schmetterlingsfrau windet sich eine kräftige Schlange, deren großes Auge mit dem des Vogelmannes korrespondiert. Ihre seitlichen Saugnäpfe wirken ebenfalls wie eine Kette von Augen.

Das Zaubertuch wird zum Schleier in einer Pose, wie sie bei Hochzeitsfotos üblich ist, hier von Menschtierwesen in Szene gesetzt. Beherrschend ist die Frau mit dem Schmetterlingskopf. Hoheitsvoll sitzt sie da, aber die Schmetterlingsflügel wirken wie eine riesige Schleife hinter einem kleinen Kopf. Aus der dominierenden Funktion des Trickkünstlers wird die dienende des Vogelmannes: Er hält hinter ihr den Schleier in die Höhe. Hier noch witzig-andeutend kündigt sich das Thema des von der Frau zerstörten Mannes an: Sie benutzt einen Fuß, eben einen Watschelfuß, als Fächer. Im gleichen thematischen Zusammenhang – allerdings im Rollentausch – taucht das Motiv des Schmetterlings in

Tafel 120 des Collagenromans *Die hundertköpfige / kopflose Frau* wieder auf. In der Collage *und die schmetterlinge beginnen zu singen* wird die Frau zur Ursache ihres Todes. Angezogen von ihrem Licht verbrennen sie »singend«. Die Totengerippe sprechen schon eine deutlichere Sprache. Im Unterschied zu allen bereits besprochenen Collagen ist *Begegnung zweier Lächeln* nicht nur witzig im poetologischen Sinne der deutschen Romantik, sondern sie weist auch inhaltlich-motivisch auf diese Zeit zurück. Wenn nach dem auslösenden Moment zur Erstellung dieser Collage gefragt wird, so kann mit einiger Wahrscheinlichkeit von Max Ernsts umfassendem literarischen Wissen ausgegangen werden, auf das Erinnern einer grotesk-witzigen Situation in Jean Pauls *Siebenkäs*, hervorgerufen durch den Anblick der zweiteiligen Darstellung »Hinweggezauberte Frau«. Beim ersten Bild evoziert das Zaubertuch den Hochzeitsschleier, beim zweiten ist einer der Partner trickreich verschwunden. Das ist genau die Situation im *Siebenkäs*. Die idyllische Hochzeit mit Lenette führt in eine immer zermürbendere Ehe, aus der sich Siebenkäs schließlich mit Hilfe seines Doppelgängers Leibgeber durch eine vorgetäuschte Sterbeszene listenreich herausstiehlt. Er läßt sich aus der unerträglichen Situation gewissermaßen »hinwegzaubern«.

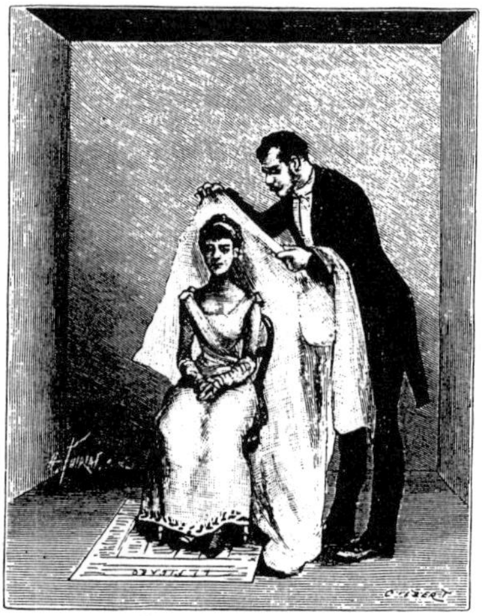

22 Illustration eines Zaubertricks, in *La Nature*

Auch das dominierende Bild des Gesichtes als weißer Schmetterling findet sich als Metapher im ersten Kapitel des *Siebenkäs*, das der Hochzeit gewidmet ist. Am Abend des Hochzeitstages, als die Kerzen niedergebrannt sind und Freund Leibgeber den letzten Gast zur Tür begleitet, bleibt das Brautpaar für kurze Zeit allein im Dunkeln zurück und wagt schüchtern-verhalten den ersten Kuß. Nach dieser kleinen Szene folgt eine mehrstufige Metapher, die in einer vorweggenommenen Desillusionierung den verräterischen Gesichtspuder der Braut auf Siebenkäs mit dem leicht abzustreifenden Staub auf den Flügeln der weißen Schmetterlinge vergleicht. In der Formulierung erscheinen ganz allgemein die »Mädchengesichter als ›weiße Schmetterlinge‹«.[47]

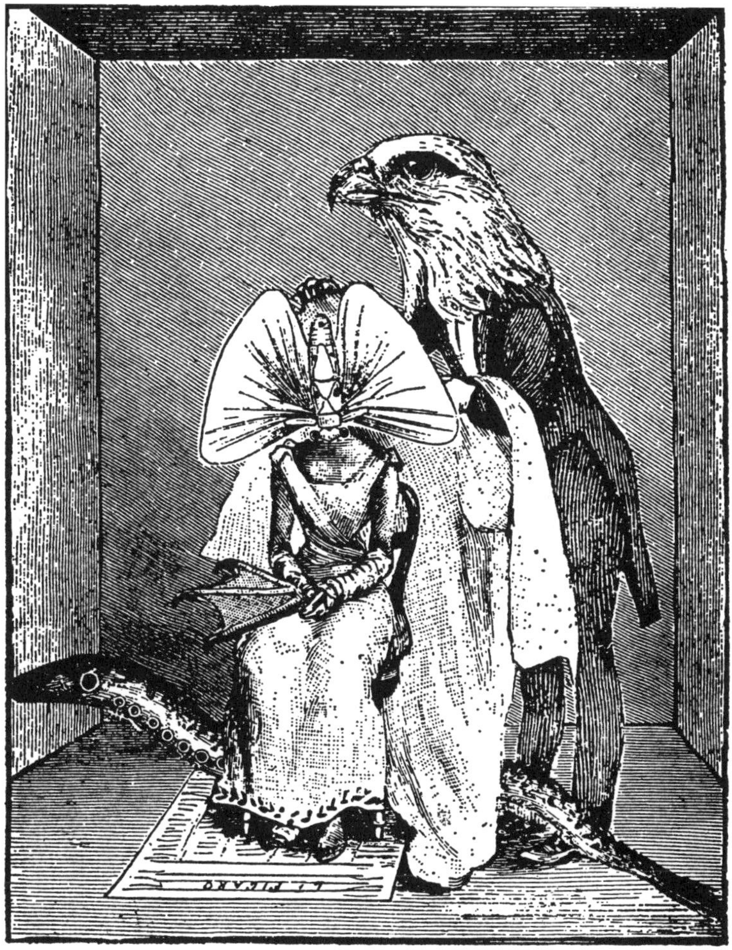

23 *Begegnung zweier Lächeln*, 1922

»Der Weltstoff« als »Material«

Der Witz schafft, ob er sich der Metapher oder der Collage bedient, Neues über die »ars combinatoria«. Die Gegenstände, die hierbei zur Verknüpfung gelangen, werden als Fragmente in einem neuen Kontext aus ihrem ursprünglichen Zusammenhang gelöst, in ihrem eigentlichen Sosein negiert.

Für den Romantiker setzen die Geistesblitze des Witzes ein ungewöhnliches Maß an Freiheit voraus. Die Stelle, welche bei Jean Paul den Witz als »Anagramm der Natur« bezeichnet, wird eingeleitet mit dem Anklang an die Französische Revolution: »Freiheit gibt Witz (und Gleichheit mit), und Witz gibt Freiheit.« »Der Weltstoff« wird dabei »zum Material«, über das der Künstler bei den Manipulationen des Witzes frei verfügt. Jean Paul ist sich dessen bewußt, wenn er formuliert: »Der Witz (...) nimmt an keinem Wesen Anteil, sondern nur an dessen Verhältnissen; er achtet und verachtet nichts; alles ist ihm gleich (...); er (...) spielt ums Spiel.«[48]
Wenn die Verknüpfungen des Heterogenen auch unbekümmert um ursprüngliche Funktionszusammenhänge einzig dem Spiel und witzigen Diktat des Künstlers folgen, so muß der »zum Material« gewordene Stoff der witzigen Verarbeitung aber erst zugänglich gemacht werden. Jean Paul hat »nie einen Hehl daraus gemacht«, sich zur »Erfindung witziger Gleichnisse ›heuristischer Hilfsmittel‹«[49] zu bedienen. Es waren für ihn »Brükken, auf denen man zu den entfernten Aehnlichkeiten hinübergelanget« und die man »nachher wieder abbricht«. Dem instruktiven Aufsatz Eduard Berends *Wie Jean Paul zu seinen Gleichnissen kam* läßt sich entnehmen, wie dieser seine Kreativität auch darauf verlegte, eine Erfindungskunst zu entwickeln. Er hatte »von Jugend auf eine Exzerptensammlung angelegt«,[50] die Tatsachenmaterial aus allen Wissensgebieten festhielt. Da er sich »mit wahrer Lesewut (...) durch sämtliche Fakultätswissenschaften«[51] las, mußte er wegen der unübersehbaren Stoffülle rationalisieren und machte sich das angelesene Material in Rubriken und Registern verfügbar. Nach Eduard Berend war der »Ausbau sowohl wie der Gebrauch seiner ›Heuristik‹ (...) nur vermöge der ihm eigenen Vereinigung genialster Intuition und hellster Bewußtheit möglich«.[52]

Der »Weltstoff«, den der Collagekünstler sich dienstbar macht, liegt in einer unübersehbaren Flut von Bildern vor. Bei dem Wunsch, darüber zu verfügen, hat er es aber einfacher als der Poet, da Bilder beim Wiederdurchblättern eines Buches ins Auge springen – im Unterschied zu Metaphernbeispielen beim Einerlei des Schriftbildes. Die Bibliothek Max Ernsts ist insgesamt schon die eines »poeta doctus«. Es verwundert nicht, daß seine im Dienst der Collage »sezierten« Bücher »sämtliche Fakultätswissenschaften« und noch einiges darüber hinaus vertreten. So wie Jean Paul sich einen Vorrat von exzerpierten außergewöhnlichen Tatbeständen für die spätere Verwendung in Metaphern zurechtlegte, wird Max Ernst Collagefragmente, die er, nachdem sie ausgeschnitten waren, doch verwerfen mußte, für andere Gelegenheiten gesammelt haben. Des öfteren legte er ausgeschnittene Teile wieder in das Buch zurück, manchmal den Bildinhalt, manchmal die Textumgebung, die übrig blieb, nachdem er in Feinarbeit das eigentlich interessierende Teil der zunächst mehr oder weniger gradlinig begrenzt ausgeschnittenen, größeren Fläche entnommen hatte. In der Literaturzeitschrift *Critique N° 105* vom Februar 1956 fand sich in einem Briefumschlag eine ganze Sammlung von Collageteilen, teils in ihrer ursprünglich mitausgeschnittenen Umgebung, teils ganz separiert [Abb. 24]. Zwei dieser Teile waren wichtig für jahrzehntelang zurückliegende Arbeiten. Der Ausschnitt *La rose magique et les papillons animés* [Die magische Rose und die belebten Schmetterlinge, Abb. 24 oben rechts] diente als Anregung zu *Vögel* (SP / M 465) von 1921 und zu *Porträt Max Morise* (SP / M 572) von 1923. Weiter gehörte zu dem so lange verwahrten Collagematerial eine ganz ausgeschnittene *Schale mit Keimlingen* [Abb. 24 unten rechts]. Genau die gleiche fand Verwendung in der Collage *...unter meinem weißen Kleid...* (SP / M 1620) des Collagenromans *Das Karmelienmädchen. Ein Traum* von 1929 / 30.[53]

Die Fragmente zeigen, wie chirurgenhaft exakt Max Ernst bei seinen Manipulationen vorging. Darüber hinaus erstaunt es zu sehen, daß es für ihn offensichtlich nichts Unwichtiges gab. Was bei der Auswahl der Collagedetails – man denke nur an die Chara – gilt, läßt sich auch bei der zufällig aufgefundenen Ansammlung von ausgeschnittenem Material feststellen. Er bewahrte es zudem über Jahrzehnte auf.

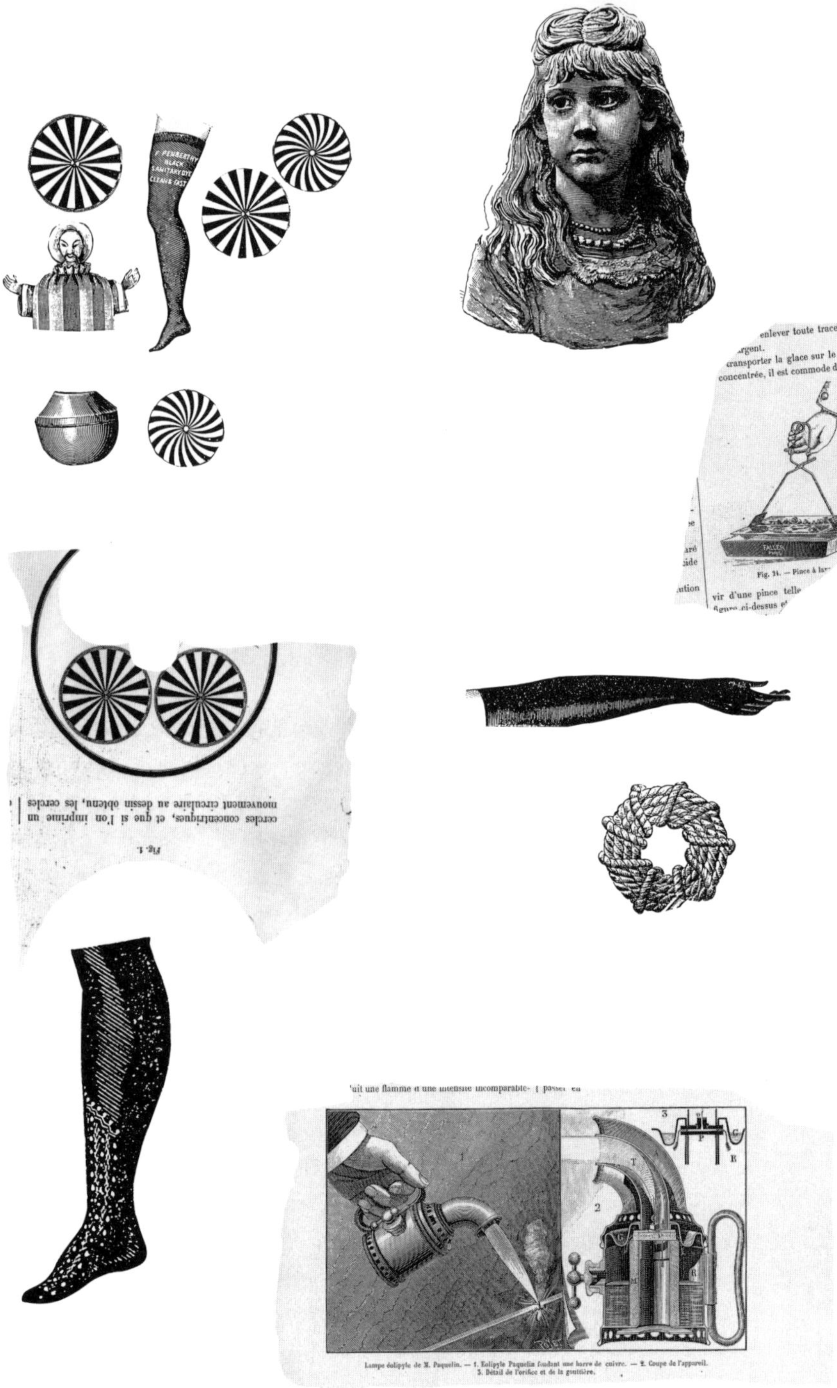
enlever toute trace de sels
transporter la glace sur le robinet
concentrée, il est commode de se ser-
vir d'une pince telle
cercles concentriques, et que si l'on imprime un
mouvement circulaire au dessin obtenu, les cercles
Fig. 1.

24 Ausgeschnittenes Collagenmaterial aus Max Ernsts Bibliothek in Seillans

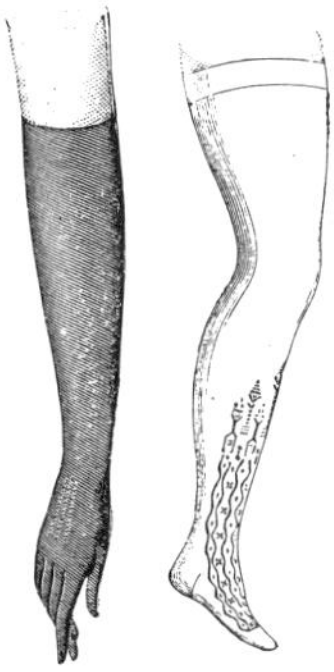

mau-
iffres
artent
Sui-
neil-
ion
de
la

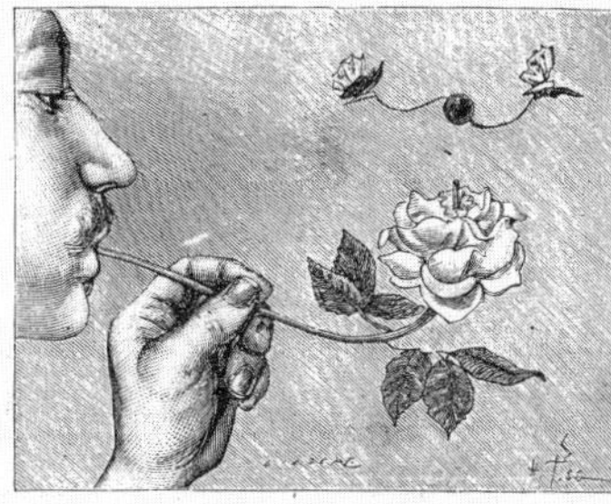

La rose magique et les papillons animés.

la
van
tan-
env
Si
ré

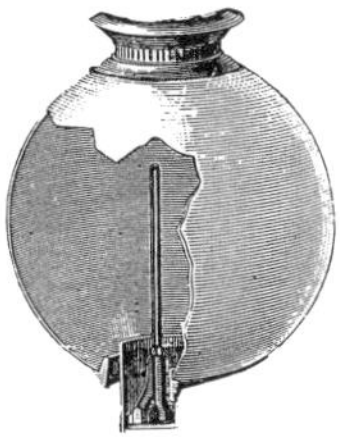

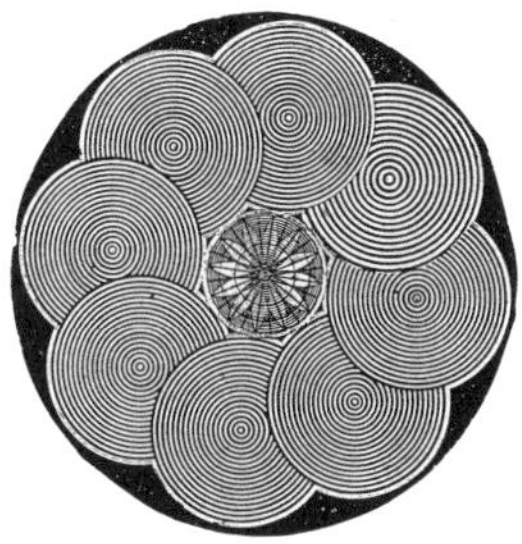

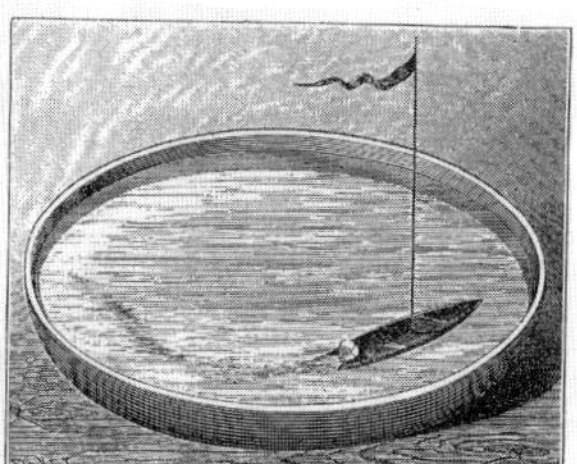

Fig. 1. — ... fragment de camphre.

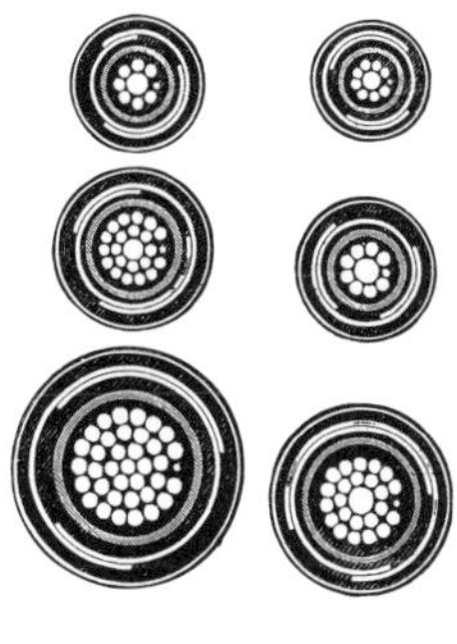

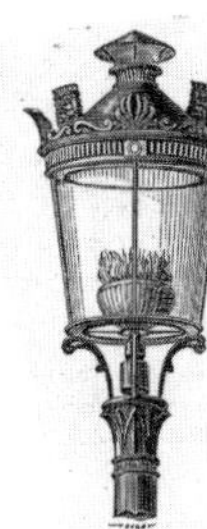

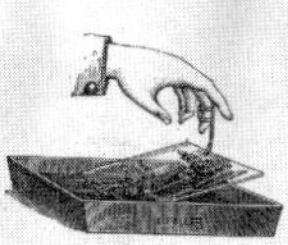

Fig. 26 et 27. — Cuves pour le lavage à grand...

... l'on donne aux cuves à rai...

...spérance, découvrait dans ... vingt-deux heures 18 m.

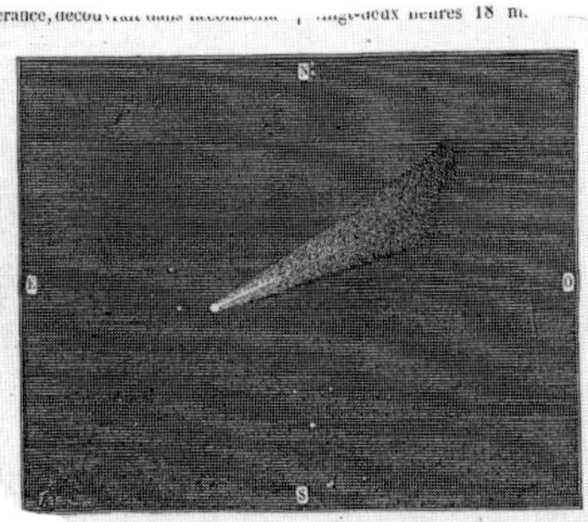

...omète Sawerthal, le 6 avril 1888, à 4 heures du matin, d'après le croquis

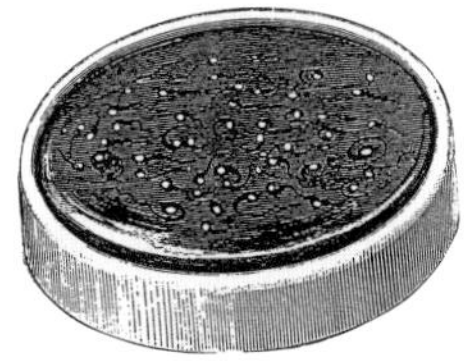

Witz und »Frechheit«

Bisher wurde mit den Charakterisierungen des Witzes als »künstlich geordnete Verwirrung« und als »Anagramm der Natur« der gedankliche Hintergrund in der Literatur der Romantik eingefangen und deren Reflexe in Schriften und Werken des klassisch modernen Malers Max Ernst betrachtet.

Die Gedanken, die sich in der Zeit der Romantik um das Prinzip des Witzes ranken, sind aber noch keineswegs ausgeschöpft. So gibt es z. B. eine von Friedrich Schlegel hergestellte Verknüpfung von Witz und »Frechheit«. Die Zusammenstellung von »witzig und frech« ist dem modernen Leser an sich zwar nicht fremd, aber er hält solche Eigenschaften nicht unbedingt für romantisch. Außerdem wird er die ganz spezielle Bedeutung, die ihr in jener Zeit zugesprochen wurde, nicht erwarten.

Der Auftritt des Witzes in der Allegorie der Frechheit

In seinem Roman *Lucinde* legt Friedrich Schlegel gleich im einleitenden Brief Nachdruck auf des Autors »unbezweifeltes Verwirrungsrecht«.[54] Seiner Romantheorie entsprechend ist das Werk denn auch als »Gefüge von Briefen, Fantasien, Reflexionen und Dialogen« nach eigenem Bekunden ein »gebildetes künstliches Chaos«;[55] er hätte es auch als Ganzes eine »systematisch geordnete Verwirrung« nennen können. Diese Form entspricht aber auch dem Inhalt des Buches. Die *Lucinde* ist Friedrich Schlegels Hohes Lied der Liebe. Der Roman ist keine Liebesgeschichte mit fortlaufender Handlung, sondern ein Manifest der Liebe, das diese in verschiedenen Facetten immer wieder neu – und daher auch in je anderen Formen – beleuchtet. Beim Lesen fällt auf, wie oft das Wort Witz erscheint, so schon auf der ersten Seite: »Witz und Entzücken begannen nun ihren Wechsel und waren der gemeinsame Puls unsers vereinten Lebens.« Es gibt Kapitelüberschriften wie *Dithyrambische Fantasie über die schönste Situation*, *Allegorie der Frechheit* oder *Idylle über den Müßiggang*.
Der Roman bezieht seine Emphase aus dem biographischen Hintergrund der Beziehung Schlegels zu Dorothea Veit und aus dem Affront gegen die

öffentliche Meinung seiner Zeit. Sie war leibfeindlich – auch der junge Schlegel befand es noch »gegen die Würde der Gesinnungen, sich mit der Kreatur (...) gemein zu machen«. Zugleich aber war »nichts so unsittlich (...), daß es nicht hinter zugezogenen Vorhängen hätte geschehen können«. Im Gegensatz dazu umkreist der Roman *Lucinde* eine gegen »Scheinheiligkeit« und »konventionelle Sittlichkeit«[56] verteidigte ganzheitliche Liebe, in der sich Lust, Freundschaft und geistige Anregung ergänzen, die »von der ausgelassensten Sinnlichkeit bis zur geistigsten Geistigkeit« reicht. Durch die Liebe erfahren die Liebenden erst ihr volles Menschsein. »Alles, was wir sonst liebten«, schreibt Julius in einem seiner letzten Briefe, »lieben wir nun noch wärmer. Der Sinn für die Welt ist uns erst aufgegangen.« Sie sind erfüllt von Fantasie und Witz, und die Lust wird ihnen »wieder, was sie im großen Ganzen ist – das heiligste Wunder der Natur«. Dabei wendet sich der Dichter zugleich gegen jede Klischeevorstellung des typisch männlichen und weiblichen Rollenverständnisses. In der *Dithyrambische[n] Fantasie* wird die Annäherung der Geschlechter zum Spiel des Rollentauschs in der »schönsten Situation« – und zugleich »eine wunderbare sinnreich bedeutende Allegorie auf die Vollendung des Männlichen und Weiblichen zur vollen ganzen Menschheit«.[57]

Die Frauen, denen hier »Geist, Witz und Originalität« bescheinigt wird, erhalten auf diese Weise eine dem Zeitgeist widersprechende Rolle. Wie sie sich selbstbewußt um die öffentliche Meinung nicht kümmern sollen, gilt dies in der *Allegorie der Frechheit* auch für den Dichter. Eine Aufforderung dazu erhält er von der Personifikation des Witzes selbst, der erscheint als Interpret eines Wachtraumes des Helden und Dichters Julius und als Regisseur eines Spiels zur Entscheidung gegen die Konvention. Der Wachtraum führt Julius in einen »kunstreichen Garten«, vor ein »Chaos der herrlichsten«, kräftig duftenden »Blumen, ausländischen und inländischen«, prangend in »bunten Farben«. Aus diesem heraus »sprang plötzlich ein häßliches Untier (...). Es schien geschwollen von Gift, die durchsichtige Haut spielte in allen Farben und man sah die Eingeweide sich winden wie Gewürme (...); dabei öffnete es Krebsscheren nach allen Seiten rund um den ganzen Leib; bald hüpfte es wie ein Frosch, dann kroch es wieder mit ekelhafter Beweglichkeit auf einer unzähligen Menge kleiner Füße.« Als Julius nach anfänglicher Furcht das zur Verfolgung ansetzende Tier »mit einem kräftigen Stoß auf den Rücken« wirft, hört er hinter sich eine Stimme: »Das ist die öffentliche Meinung, und ich bin der

Witz; deine falschen Freunde, jene Blumen sind schon alle welk.«[58] In fragmentarischer Zusammenstellung folgt jetzt die Inszenierung eines allegorischen Spiels um die »Frechheit«. Der Witz nennt sein Stück »Einige Jünglinge am Scheidewege«. Dieser besteht darin, daß die Jünglinge, die »echten Romane«, die Wahl treffen sollen unter einer »Gesellschaft schöner Frauen und Mädchen«, die die Sittlichkeit, die schöne Seele, die Bescheidenheit und die Delikatesse vertreten. Sie werden für »blühend und artig, (...) aber unbedeutend«, für gewöhnlich und langweilig gehalten. Die alleinstehende »Frechheit« indes übt mit scharfem, kühnem Blick selbst Kritik – an der schönen Seele, aber auch an dem, was »man jetzt Roman nennt (...) Kaum hie und da (...) etwas von der leichten Poesie des flüchtigen Lebens (...) Wenn die, welche unvermögend am Geist sind, Kinder mit ihm zeugen wollen (...): das ist (...) höchst unschicklich. Aber daß der Wein schäumt und der Blitz zündet, ist ganz richtig und ganz schicklich.« Nachdem die Wahl auf die »Frechheit« gefallen war und die Gestalten sich aufgelöst hatten, erlebt Julius nach weiteren inneren Bildern den Witz als »neuen Sinn, dessen Wunder [er] schaute«. Die Fantasie bekundet noch, daß die Zeit der Ängste vorüber sei, »die Natur allein ehrwürdig und die Gesundheit allein liebenswürdig«.
Der Dichter, der nun als »des Witzes lieber Sohn« über die Liebe sagen darf, »was kaum zu sagen erlaubt ist«, nimmt dabei »Verwirrungsrecht« und »Frechheit« für sich in Anspruch. Dem Angriff auf Scheinheiligkeit, Prüderie und Stumpfsinn folgt z. B. in der unverwechselbaren *Idylle über den Müßiggang* ein weiterer. Mit einer Hymne auf Selbstvergessenheit und Muße wendet sich Julius gegen die Rastlosigkeit von Menschen, »welche den Schlaf vom Leben subtrahieren wollen«, da sie das »unbedingte Streben und Fortschreiten ohne Stillstand und Mittelpunkt« gewählt haben. So meint »Frechheit« in der *Lucinde*, nicht nur gegen die allgemeine Konvention zu denken, zu fühlen und zu leben, sondern dies auch in der Kunst zu bezeugen.[59]

Dschungel-Bilder

Der unkonventionellen Inhaltlichkeit und der verwirrenden Form entspricht in der *Lucinde* eine »Metaphorik von sich verschlingenden Keimen, Blüten und Pflanzen«, die »das ganze Werk durchzieht«.[60] Genau diese findet sich in den dreißiger Jahren in Max Ernsts *Dschungel-*

Bildern.[61] Auch hier ist Protest angemeldet gegen Konventionen – in Bildern, die auf den ersten Blick ganz konventionell erscheinen.

Die Lebensfreude

In diesem Gemälde [Abb. 25] zieht Max Ernst den Betrachter in wucherndes Blattgrün, das den Horizont verdeckt und dessen Boden keinen festen Grund bietet. Im zentralen Teil des Bildes heben sich einige Pflanzen so deutlich von ihrer wuchernden Umgebung ab, daß nach John Russell »Generationen von botanischen Zeichnern und Kupferstechern sogleich (...) einverstanden gewesen wären«.[62] Bei näherem Hinsehen offenbart sich hier aber eine »systematisch geordnete Verwirrung«. In Szene gesetzt ist unter einer großblättrigen Staude die Paarung zweier Gottesanbeterinnen, voyeurhaft beäugt von einem die Gattungsgrenzen leugnenden, skurrilen Monster, das in einer Detailaufnahme des Sonderheftes *Max Ernst. Œuvres de 1919 à 1936* der *Cahiers d'Art* die bemerkenswerte Unterschrift »bonjour monsieur max ernst« bekam. Große Staudenblätter über dem Mantispaar sehen aus wie Weinblätter. Ist die dschungelhaft wuchernde Umgebung schon, mit Max Ernst zu sprechen, ein »wesensfremder Plan« für Wein, so ist dieser wiederum wesensfremd für Nüsse und Hülsenfrüchte, die hier nebeneinander statt Trauben gewachsen sind. Die sich zurückschälenden Flügel der oberen Mantis sind Schoten nachgebildet, ihre Glieder ähneln Pflanzenstengeln, am ehesten einer Mistel, ihre Köpfe sehen einerseits wie Knospen, andererseits wie manche Max Ernstschen Vogelköpfe aus, und der linke »Gebetsarm« der oberen Gottesanbeterin endet in dem fingerförmig gefiederten Blatt der Christrose.

Sind hier schon die Koppelungen heterogenster biologischer Details witzig, so gilt dies erst recht für deren Bedeutungen. Der Wein ruft Assoziationen hervor, die von einer Steigerung der Lebensfreude über den Dionysoskult mit seinen oft orgiastischen Zügen und die in vielen Religionen mit Hilfe des Weines angestrebte Ekstase bis zum christlichen Symbol des ewigen Lebens reichen. In *Die Blumen des Bösen* preist Charles Baudelaire »den Wein als den ›geheiligten Sohn der Sonne‹, der (...) die Liebenden in das Paradies ihrer Träume führt«.[63] Nimmt man noch die Früchte dieses Weinstocks hinzu, so bekommen die genannten Aspekte der »Lebensfreude« eine sexuelle Färbung. Die Nuß ist als weibliches Symbol bekannt, und die in den Gemälden dieser Zeit bei

Max Ernst oft vorkommende geöffnete Hülsenfrucht ist wegen ihrer phallischen Form das männliche Gegensymbol. So ist das kräftige Weingewächs eine doch »passende« Umgebung für die sich paarenden Gottesanbeterinnen. Befragt man noch die heterogenen Mutationen des Mantispaares selbst, so drücken alle ihre Körperteile das aus, was den Surrealisten als *l'amour fou*, als »wahnsinnige Liebe«, von größter Bedeutung war. André Bretons Roman dieses Titels erschien 1937. Als Gift- und Heilpflanze fand die Christrose zur Behandlung des Wahnsinns Anwendung. Die Mistel, durch einen erotischen Weihnachtsbrauch in England bekannt, ist von medizinischer Bedeutung u. a. für die Kurierung von Schwindelanfällen. Da Max Ernst in Bonn mehrere Semester Psychiatrie studiert hatte, sollten ihm die erwähnten medizinischen Wirkungen bekannt gewesen sein.

Sprechen schon die mutierten Pflanzen für den Zusehenden eine deutliche Sprache, so läßt sich dies erst recht von den Protagonisten des Bildes sagen. Die Mantis religiosa war für die Surrealisten in den dreißiger Jahren von großem Interesse. Sie findet sich auch in einer Reihe von Gemälden Dalís und André Massons, in formalen Anklängen weiterhin bei Picasso. Roger Caillois hatte in seinem Aufsatz *La Mante Religieuse* auf das psychoanalytische Interesse am Paarungsverhalten der Mantis hingewiesen.[64] Hier könnten die surrealistischen Künstler auf die *Erinnerungen* des Entomologen Jean-Henri Fabre mit der faszinierenden Beschreibung auch der Gottesanbeterin aufmerksam gemacht worden sein. Da die Begattungsriten das Verzehren des männlichen Partners durch das Weibchen mit einschließen, sahen sie in der Gottesanbeterin eine Veranschaulichung der »femme fatale«, der gefährlichen, zerstörerischen Frau. In den Paarungsriten fanden sie einen Ausdruck der Freudschen Kastrationsangst, allgemeiner noch ein Bild für die im Menschen lauernden verdrängten Triebe. Schließlich war die Mantis ein Symbol für den in der Natur angelegten Kreislauf von Leben und Tod, der sich kaum direkter zeigen kann. Das Interesse hieran ging so weit, daß André Breton, Paul Eluard und André Masson das Insekt sogar selber züchteten – in Bewunderung für die Vitalität eines Tieres, das nach Fabre »weder an Umarmungen noch an Gattenschmäusen genug bekommen kann«.[65]

Der überraschende Untertitel »bonjour monsieur max ernst« deutet allein schon auf eine verschlüsselte Selbstidentifikation hin. Dabei kann offen bleiben, ob das Monsterwesen, der verschmitzte Zeuge des Geschehens, oder die Mantis selbst gemeint ist. Zeuge ist er in jedem Fall.

William L. Pressly machte aber noch auf eine Zeichnung aufmerksam,[66] *La mante religieuse*, die als Illustration des Programmheftes zu dem Film *Das Goldene Zeitalter* diente, in dem Max Ernst einen Räuber spielte. Mit der rückseitigen Beschriftung »Max Ernst – die Mantis (1930), so von André Breton bezeichnet« [Max Ernst la Mante (1930) certifié tel par André Breton] betitelt er sich in ironischer Rollenvertauschung selbst als Mantis. Die Geschichte seiner Gefährtinnen zeigt, daß ihm sicher nicht die Rolle des bedauerlichen Männchens zukam. Bezeichnenderweise zeigt er die Gottesanbeterin in der verführerischsten Angriffsstellung.

Auffallend ist in der hier vorgeführten *Lebensfreude* die die zentrale Darstellung umwuchernde Vegetation. Sie umgibt besonders schillernd das koboldhafte Monster, das neben den herabgleitenden Blättern wie aus einem zur Seite geschlagenen Vorhang hervorlugt, mit offenem Eidechsenmaul das Mantispaar beäugt und mit der Hand den Kaninchenkopf des klassischen chinesischen Schattenspiels formt, so auf Sexualität und Fertilität verweisend. Die andere Hand gleitet herab an einer tropisch-phallischen Kelchblüte, die in den verführerischen Farben Rot, Purpur und Hellviolett changiert. Etwas gedämpfter setzen sich diese Farben fort in den quellenden, wuchernden Früchten und Blüten, die schillernd den ganzen linken Arm umgeben und über die Pflanzen hinweg bis in den dunklen, bodenlosen Grund hinabgleiten. Sie gehören zu einer in dieser Zeit immer neu variierten Metapher, die Günter Metken »Blumen des Bösen«[67] genannt hatte. Nach dem oben Erörterten bringen sie auch die »falschen Freunde« der *Lucinde*-Stelle in Erinnerung und damit die Anspielungen auf die »Frechheit«. Die Hände des Monsters interpretieren ihre Stoßrichtung: Der Maler stellt die Natur in ihrer Vitalität, Wildheit und Grausamkeit dar, und entgegen der Konvention identifiziert er sich mit dieser Natur.

Die Nymphe Echo

Außer der Detailaufnahme gab die erwähnte Sondernummer noch eine solche des Mantispaares und eine weitere der kleinen weiblichen Figur auf dem Felsen am oberen Bildrand: »detail: la nymphe Echo«. Motivisch und inhaltlich verbindet sie die Welt der Mantis mit der des Pan, die besonders in dem Gemälde *Die Nymphe Echo* [Abb. 26] angesprochen ist.

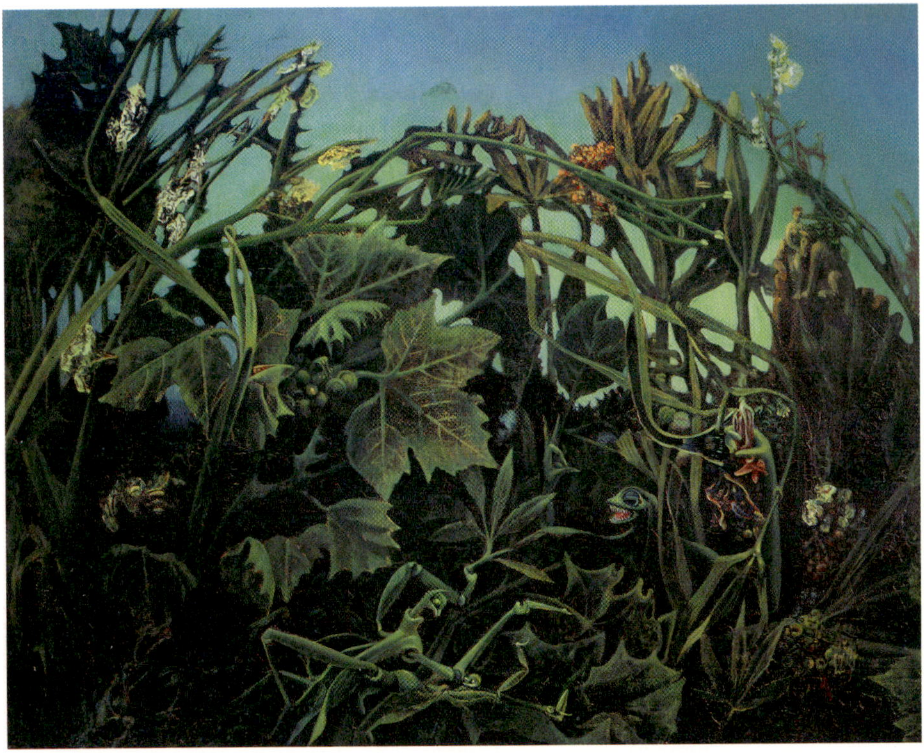

25 *Die Lebensfreude*, 1936

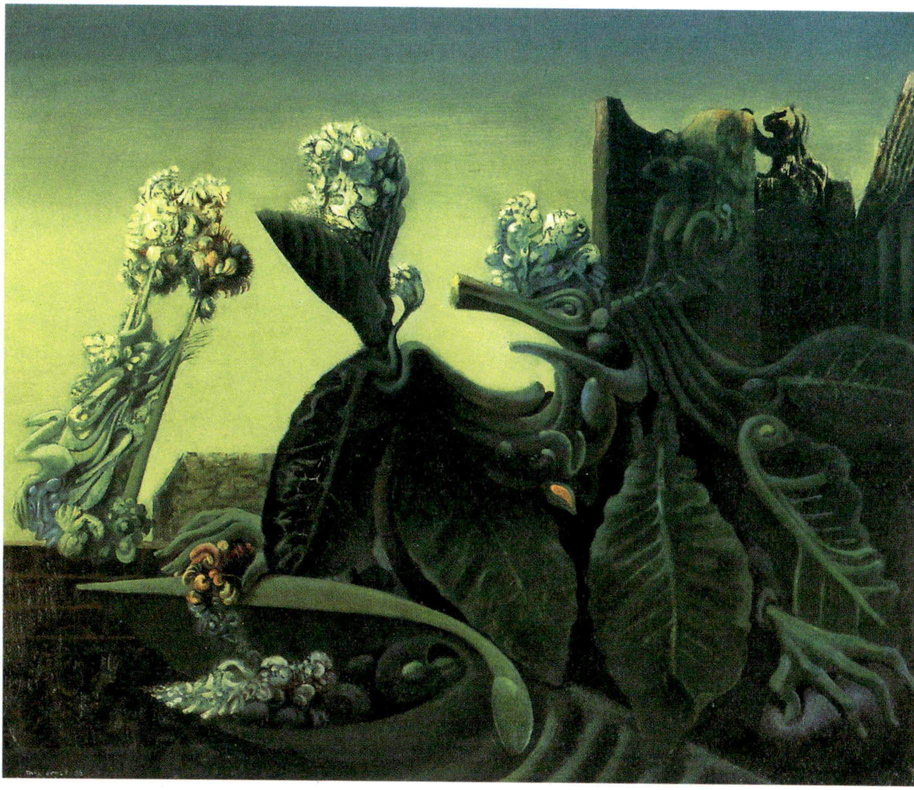

26 *Die Nymphe Echo*, 1936

Die Nymphe Echo ist bekannt als Verschmähte des selbstverliebten Narziß. Es gibt aber in der griechischen Mythologie auch eine Tradition, sie als Begehrte des Pan anzusehen. Max Ernst selbst legt diese Interpretation nahe. In seinem Essay *Derzeitige Identität* [Identité instantanée] vergleicht er seine Haltung der Natur gegenüber mit der »des Gottes Pan oder der Papua, die beide alle Geheimnisse besitzen und sich mit diesen spielerisch vereinigen (›er vermählt sich mit der Natur‹, ›er stellt der Nymphe Echo nach‹...)«.[68] Das große, stolze, blattgewandete, vogelköpfige Mischwesen mit dem Blütenkopfputz wäre demnach nicht Narziß, sondern Pan. Versteckte Hinweise gibt das Bild selbst: Die Blattstengel hinter seinem Kopf fügen sich zu einer sechsflötigen Syrinx (der Panflöte) zusammen. Außerdem zeigt sich die Nymphe im Hintergrund nicht versteinert, sondern höchst lebendig und verführerisch. Da das phantastische Zwitterwesen einen Vogelkopf hat, darf hier wieder eine Selbstidentifikation Max Ernsts gesehen werden: »Der Pan, der der Nymphe Echo nachstellt, ist er selbst.«[69] Geht man der angegebenen Mythentradition nach, ergibt sich als Ende dieser Obsession (einer amour fou »ohne Erwiderung«, wenn man so will), daß Pan »die Hirten rasend macht, daß sie Echo (...) zerreißen und ihre Glieder zerstreuen«, was auf eine vollkommene Assimilation mit der Natur hinweist.[70]

Max Ernst verschmäht es also nicht, »sich mit der Kreatur (...) gemein zu machen«. In der Mantis, aber auch in Pan, zeigt er seine Identifikation mit den wilden Geheimnissen der Natur. Das Gemälde weist die gleiche quellende, wuchernde Flora auf wie *Die Lebensfreude*. Hier bekommt sie geradezu den stolzen Charakter aufgestellter und als Schmuck getragener Trophäen. Wenn es bei Günter Metken heißt: »Es sind vergiftete Paradiese, in denen la mante réligieuse auftritt«, oder bei John Russell: »1935 bis 1936 stellt der Künstler die Natur auf vielen Bildern als etwas ihrem Wesen nach Feindliches und Raubgieriges dar«,[71] so ist dies nur eine Seite eines komplexeren Sachverhaltes. Zu dem Grausamen gehört nach Max Ernst das Inbrünstige und Liebenswerte, was in einer Beschreibung über seine Vorstellungen der Südsee zur Sprache kommt: »Gibt's dort noch Wälder? Scheint so. Sie sind wild und undurchdringbar, (...) ausschweifend, weltlich, von Leben wimmelnd, diametral, nachlässig, grausam, inbrünstig und liebenswert, ohne Gestern noch Morgen.«[72] Will man also in den *Dschungel-Bildern* das Grausame, Verschlingende, das »Werden durch Vernichten« hervorheben, so muß man auch betonen, daß sich Max Ernst uneingeschränkt mit dieser Natur identifiziert. Das Trophäenhafte der wilden Vegetation gibt der Selbstidentifikation mit Pan etwas Triumphierendes. Im Schlegelschen Sinne deutet sich »Frechheit« hier als Sieg über die Konvention an. Max Ernst dokumentiert in diesen Bildern die psychologische Wahrheit, daß das Grausame auch ein Teil unserer menschlichen Natur ist. Die dunklen Seiten des Menschen waren schon Thema des Collagenromans *Eine Woche der Güte* gewesen. In dem Gemälde *Die Lebensfreude* spricht auch das Bodenlose, Horizontverstellende diese Sprache. Dazu kommt das Ausschnitthafte, das in der Naturwissenschaft immer für das Ganze steht. Max Ernsts Kunst stellt sich so gegen »die öffentliche Meinung« einer Zivilisation, die diese Aspekte gern in die Verdrängung abschiebt. Die Entstehungszeit dieser Bilder fiel in die Jahre vor dem Zweiten Weltkrieg!

Max Ernst – Seher und Harlekin

Wie eine Zusammenfassung des Gesagten wirkt eine in dieser Zeit gemalte Selbstidentifikation, in der Max Ernst Witz und »Frechheit« mit dem Aspekt des visionären Sehens verbindet, womit sich der Kreis zur eingangs genannten Bedeutung des Witzes wieder schließt. Im Jahr 1935 entstand das Bild *Der Seher* [Le voyant, auch: Harlequin, Abb. 27]. Es zeigt einen messerbewaffneten Vogelmenschen, den Max Ernst kommentierend auf sich selbst bezog: »Ich habe mich mit einem Milankopf gesehen, ein Messer in der Hand, in der Haltung ›des Denkers von Rodin‹, denke ich, aber diese war in Wirklichkeit, befreit, diejenige des Sehers von Rimbaud.«[73] Rodin steht für die Kunst einer Generation, von der er sich distanziert. In Anspielung auf den *Seher-Brief* Rimbauds, dessen Bedeutung für Max Ernst sich noch zeigen wird, besteht er auf seiner Kunst der »visionären Fähigkeiten«, der »facultés visionnaires«. Seine Kleidung als Harlekin stellt ihn schon in einen Gegensatz zur Gesellschaft. Die Be-

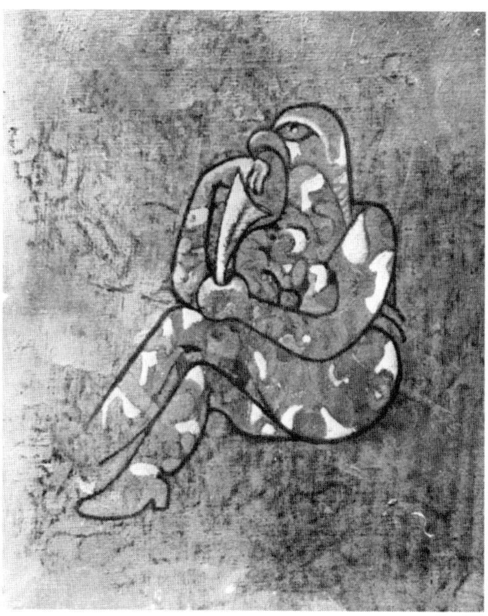

27 *Der Seher / Harlekin*, ca. 1935

waffnung mit einem aufgestellten Messer deutet auf Kampfbereitschaft. Wenn die »Frechheit« darin bestehen soll, reflektierten und gelebten Widerspruch gegen die Konvention in der Kunst zu bezeugen, so fand Max Ernst hierfür in dem milanköpfigen Harlekin mit gezücktem Messer ein Emblem. Der Widerstand, durch den das Werk »jenseits der Malerei« seit der Dada-Zeit geprägt war, wird in dieser Selbstidentifikation an das visionäre Sehen gekoppelt. Auch in der *Lucinde* war der Kunstauftrag zu Protest und Widerstand gegen die »öffentliche Meinung« eine Herausforderung des Witzes, der dem Dichter gerade als ein dem Sehen verwandter »neuer Sinn« aufgegangen war, so daß von ihm gesagt werden konnte: »Er sah so klar und bestimmt, wie ein geistiges nach Innen gerichtetes Auge.«

Witz und »neue Mythologie«

Max Ernst erweist sich ganz ausgeprägt als ein Erbe der deutschen Romantik, wenn er das Gedenken des Ersten Weltkrieges in die Worte faßt: »Max Ernst starb am 1. August 1914. Er erlebte seine Wiederauferstehung am 11. November 1918 als ein junger Mann, der danach trachtete, ein Magier zu werden und den Mythos seiner Zeit zu finden.« Der Künstler schreibt dies 1942 nach seiner Flucht in die Vereinigten Staaten in der Max-Ernst-Sondernummer der New Yorker Zeitschrift *View*. Im selben Essay stellt er in Erinnerung an seine rheinischen Wurzeln mit ihren zahlreichen »gegensätzlichen Tendenzen« die Frage: »Ob sich wohl eines Tages Elemente einer neuen Mythologie aus diesem Drama entwickeln?«[74] Diese Frage einer »neuen Mythologie« war ein wichtiges Thema der Frühromantik, sie wurde zudem noch in engem Zusammenhang zum Prinzip des Witzes gesehen.

War die Verknüpfung von Witz und »Frechheit« von ihren romantischen Aspekten her bereits ungewöhnlich, so wird den modernen Leser eine Beziehung von Witz und Mythologie schon an sich in Verwunderung versetzen – auch dann, wenn er die Lust der Frühromantiker berücksichtigt, die entlegensten Gebiete miteinander in Beziehung zu bringen. Friedrich Schlegel stellt die Frage in seiner *Rede über die Mythologie*. Rudolf Haym hatte in seinem bekannten Buch *Die romantische Schule* hieraus noch abschätzig »mythologische Schrullen« zitiert.[75] Bei dem Bonner Privatdozenten Carl Enders fand Schlegels »Rede« hingegen eine ausführliche Würdigung. Enders hielt im Wintersemester 1910/11, im Sommersemester 1911 und im Sommersemester 1913 eine dreistündige Vorlesung über die *Geschichte der deutschen Romantik*. Im Jahr 1913 veröffentlichte er das Buch *Friedrich Schlegel. Die Quellen seines Wesens und Werdens*, dem ein Jahr später eine Auswahl aus *Friedrich Schlegels Fragmenten* folgte. In beiden Werken ist das Thema Witz ein Schwerpunkt.[76] Im Einzelnen wird u. a. die *Allegorie der Frechheit* besprochen, bezeichnenderweise unter dem Aspekt des neuen Sehens, ebenso der Zusammenhang zwischen »neuer Mythologie« und Witz.

Friedrich Schlegels Suche nach der Universalsprache

Es ist ein Echo der vielfältigen Gesprächsrunden im Kreis der Jenaer Frühromantiker, daß Friedrich Schlegel im Jahr 1800 seine Gedanken zur Dichtkunst nicht als Erörterung, sondern als *Gespräch über die Poesie* veröffentlicht. Ein zentrales Kapitel hierin ist die *Rede über die Mythologie*, in der Ludovico eine gemeinsame Erfahrung der Freunde auf den Punkt bringt: »Ihr müßt es oft im Dichten gefühlt haben, daß es Euch an einem festen Halt für Euer Wirken gebrach (...)/Aus dem Innern herausarbeiten das alles muß der moderne Dichter (...), aber bis jetzt nur jeder allein, jedes Werk wie eine neue Schöpfung von vorn an aus Nichts./Ich gehe gleich zum Ziel. Es fehlt, behaupte ich, unsrer Poesie an einem Mittelpunkt, wie es die Mythologie für die der Alten war, und alles Wesentliche, worin die moderne Dichtkunst der antiken nachsteht, läßt sich in die Worte zusammenfassen: Wir haben keine Mythologie.« Er beklagt so das Fehlen einer gemeinsamen »Symbolsprache«.[77] Das geradezu Beflügelnde ist aber die Zuversicht, daß sich aus diesem Mangel eine zu bewältigende Aufgabe ableiten läßt: »Aber setze ich hinzu, wir sind nahe daran eine zu erhalten, oder vielmehr es wird Zeit, daß wir ernsthaft dazu mitwirken sollen, eine hervorzubringen.« Die Mythologie, »selbst das unendliche Gedicht, welches die Keime aller anderen Gedichte verhüllt«, soll also die Beziehung des Einzelnen zum Ganzen schaffen. Was an der alten Mythologie so zu bewundern war, daß »überall (...) ein und derselbe Geist [ist,] nur anders ausgedrückt«, wünscht er sich auch für die neue – auf »eine andere Weise versteht sich«.[78]

Da im Idealismus »die abendländische Geschichte auf die Ermächtigung des Subjekts hinausgelaufen« war, mußte im Unterschied zu der alten die »neue Mythologie (...) aus der (...) Tiefe des Geistes herausgebildet werden«, also im Subjekt ihre neuen Quellen finden. Gemäß diesem Strukturgesetz ist Manfred Frank zufolge in diesem dann aber auch »der Wende- und Umschlagpunkt zu einer neuen Rückkehr zur Natur« verankert.[79] Friedrich Schlegels weitere Ausführungen mit Hilfe des Begriffspaars Idealismus / Realismus in Analogie zu Ich und Natur gipfeln in der Frage: »Und was ist jede schöne Mythologie anders als ein hieroglyphischer Ausdruck der umgebenden Natur in (...) Verklärung von Fantasie und Liebe?«[80] So besteht die »neue Mythologie« also, kurz gesagt, auch darin, durch die Poesie einen mythischen Zusammenhang zwischen Ich und Natur zu stiften.

Hier folgt jetzt in der *Rede über die Mythologie* die Beziehung zwischen »neuer Mythologie« und Witz. Ludovico nennt die Mythologie nun abgewandelt »Kunstwerk der Natur« und geht auf ihr »eigentümliches Verfahren, ihr inneres Leben, ihre Methode« ein: »In ihrem Gewebe ist (...) alles (...) Beziehung und Verwandlung, angebildet und umgebildet.«[81] Durch die in den Mythen mögliche Verknüpfung des sonst Unmöglichen sieht er eine Analogie zur Kombinatorik des Witzes. In der *Lucinde* hatte der Witz dem Dichter geraten: »Bilde, erfinde, verwandle (...) im steten Wechsel neuer Trennungen und Vermählungen.« In der *Rede über die Mythologie* heißt es ausdrücklich: »Da finde ich nun eine große Ähnlichkeit mit jenem großen Witz der romantischen Poesie.« Dann kommt er zum Kern der Verfahrensanalogie – und damit wird hier zugleich der Rahmen und größere Zusammenhang der oben so oft benutzten Kurzform der Schlegelschen Witzcharakterisierung deutlich: »Ja diese künstlich geordnete Verwirrung, diese reizende Symmetrie von Widersprüchen, dieser wunderbare ewige Wechsel von Enthusiasmus und Ironie, der selbst in den kleinsten Gliedern des Ganzen lebt, scheinen mir schon selbst eine indirekte Mythologie«, nach einer Variante »eine neue Art von Mythologie des Witzes zu sein«. Zusammenfassend heißt es noch: »Die Organisation ist dieselbe.«[82] Das zeigt sich dann auch darin, daß die »neue Mythologie«, in der »alles (...) Beziehung und Verwandlung« ist, nach Friedrich Schlegel übernational und universell werden muß. Zu den Schätzen des »Altertums« müßten die »des Orients« kommen, und: »Welche neue Quelle von Poesie könnte uns aus Indien fließen.«[83]

Der Bildervorrat des Unbewußten

Das *Gespräch über die Poesie* ist in der Form eines Symposions geschrieben, und den Teilnehmern werden gern, wenn auch kontrovers, Personen des romantischen Freundeskreises der Jenaer Zeit zugeordnet, in Ludovico wird z. B. der Naturphilosoph Schelling gesehen.[84] Die »neue Mythologie« nun sollte ihre gemeinsame Quelle werden, auf daß nicht mehr »jedes Werk wie eine neue Schöpfung von vorn an aus Nichts« geboren werden müsse. Auch bei den Surrealisten war der Gruppenaspekt für Reflexion und Werk der Beteiligten von fundamentaler Bedeutung. Ein bildnerischer Niederschlag war schon 1922 das große Max-Ernst-Gemälde *Das Rendezvous der Freunde* (Sp / M 505): Auch sie verbindet die Suche nach einer neuen Quelle der Inspiration.

Auf dieser Suche stoßen die Surrealisten in zwei Richtungen zu mythischen Bildern vor. Seit den dreißiger Jahren läßt sich ein zunehmendes Interesse an Mythen der verschiedenen Kulturen feststellen. Von Anfang an aber sahen sie ihre neue, gemeinsame Quelle der Imagination vor allem in der Erschließung des Unbewußten. Dies war ihr Weg zu einem Ziel, das schon die Romantik formuliert hatte. Hierzu dienten die befreienden Verfahren – bei den Dichtern das »automatische Schreiben«, bei Max Ernst Collage, Frottage, Grattage und Décalcomanie – und die Experimente mit Träumen. Denn »jeder Mensch (...) trage«, wie Eduard Trier formuliert, »im Unterbewußtsein einen Vorrat vergrabener Bilder, und es sei Sache des Mutes und der ›befreienden Verfahren‹ (...), diese verborgenen Bilder über die Bewußtseinsschwelle zu heben.« Nach André Bretons zweitem Manifest ist dieser Weg »nichts anderes (...) als der schwindelnde Abstieg in uns selbst«.[85] Max Ernst vergleicht denn auch in seinem Text *Wohin geht die Malerei?* [Où va la peinture?] von 1935 das künstlerische Suchen mit der Arbeit des Tauchers, der vor dem Abtauchen nicht weiß, was er heraufbringen wird. Aber er berührt so »den Grund dieses unsichtbaren und wunderbaren Universums, ›das Unbewußte‹, es zu beschreiben in all seiner Realität.«[86]

C. G. Jung zufolge »sind mythische Bilder und archetypische Symbole der Tiefenschichten« des »Menschen Manifestationen eines ›kollektiven Unbewußten‹, in denen Menschheitserfahrungen in ›Grenzsituationen‹ des Daseins zum Ausdruck kommen«.[87] Nach Jolan Jacobi sind die »Motive der archetypischen Bilder (...) in allen Kulturen (...) die gleichen. (...) In jeder einzelnen individuellen Psyche vermögen sie zu neuem Leben zu erwachen, ihre magische Wirkung auszuüben und sich zu einer Art ›Individualmythologie‹ (...) zu verdichten.«[88] Genau mit diesem Argument des »kollektiven Unbewußten« wendet sich Max Ernst gegen die Idolatrie des aus dem Nichts schöpfenden Talents: »Die Tiefenpsychologie hat gezeigt, daß das individuelle Unbewußte sich mit dem kollektiven Unbewußten vereinigt findet. Folglich modifiziert sich die Frage nach der künstlerischen Genialität. Die Eitelkeit des Schöpfertums zeigte sich in ihrer ganzen Lächerlichkeit.«[89]

In der schon erwähnten Max-Ernst-Sondernummer der amerikanischen Zeitschrift *View* von 1942 betont auch André Breton für die Poesie seiner Zeit die Forderung nach einem Neuen Mythos, einer neuen Sprache, da sich die Symbole immer mehr von den Inhalten, für die sie einmal standen, getrennt hätten. Er lenkt dabei die Hoffnung auf die jungen Künstler, in der Zuversicht, daß das, »was sein *sollte*«, auch »sein *wird*« [what *ought* to be, what *will* be].[90] Es bleibt noch zu zeigen, wie sich die Suche nach einer »neuen Mythologie« im Werk Max Ernsts spiegelt. Als Beispiele stehen hier zwei Flußbilder.

Zwei Flußlandschaften

Die Bilder, die dem Colorado und dem Rhein gewidmet sind, entstanden in der Technik der Décalcomanie, dem Abklatsch-Verfahren. Hierbei werden Farben direkt aus der Tube auf die plan ausgebreitete Leinwand gegeben und mit einer Glasscheibe angepreßt. Durch Reiben mit der flachen Hand sorgt der Künstler dafür, daß die Scheibe sich an Farbe und Leinwand gewissermaßen festsaugt. Infolge der Überlagerung von neben- und übereinander aufgetragenen Farben entstehen feinste Modulationen. Da die Farbe nicht nur an der Leinwand, sondern auch an der Glasscheibe haftet, ergeben sich bei deren Abheben Oberflächenverletzungen der Farbhaut, die den Décalcomanien ihre charakteristischen schwamm- und schlierenartig-porösen Strukturen mit den typischen kapillaren Verästelungen geben. Die so entstandenen Zufallsformen werden vom Künstler dann teilweise übermalt und erfahren dadurch Ausdeutungen, z. B. zu bewachsenen Felsen und Architekturen, zu versteinerten Bäumen, zu Pelz und Federflaum und auch zu Sumpf- und Flußlandschaften. Das Werk *Landschaft mit Sonne* [Abb. 28] zeigt, wie Max Ernst (vor allem in den fünfziger Jahren) auch das die Farbfläche

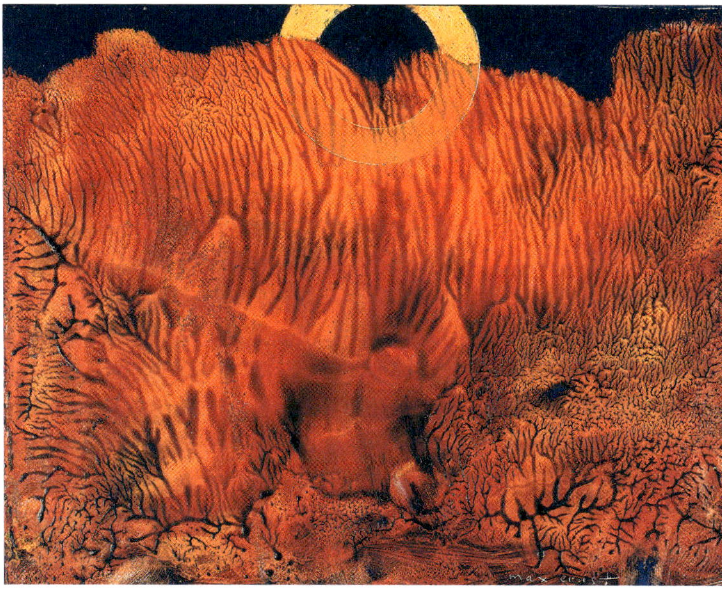

28 *Landschaft mit Sonne*, um 1955

durchziehende Geäder andersfarbig »nachzeichnet« und dadurch einen Fernblick auf Flußläufe und Baum- und Buschvegetation hervorruft.
Die Anregung zu diesem Zufallsverfahren geht auf Max Ernsts Zeit in Saint-Martin d'Ardèche (1938–40) zurück. Bei Besuchen der Tropfsteinhöhlen in der Umgebung entdeckt er die versinterten Figuren der Stalaktiten und Stalagmiten, und des Hineinsehens ist kein Ende in dieser Umgebung mit ihrer seltsamen Farbigkeit – zu Formen von Bäumen, Wäldern, Tieren, fremdartigen Architekturen und Gesichtern. Das technische Pendant dieser Erfahrung wird von nun an die Décalcomanie, die André Breton schon 1936 in der Zeitschrift *Minotaure* als eine »unserem Freund Oscar Dominguez« zu verdankende »neue Quelle der Gefühle« [nouvelle source d'émotions][91] gepriesen und mit Versuchen von Yves Tanguy, Marcel Jean, G. Hugnet, Jacqueline und sich selbst illustriert hatte. Aber erst der starke Eindruck der Höhlenwelt läßt Max Ernst drei Jahre später auf dieses Verfahren zurückgreifen. Was dabei erstaunlich ist: Er beginnt seine Experimente zusammen mit Hans Bellmer als Gefangener in dem Lager *Les Milles* bei Marseille, wohin er nach Kriegsausbruch im Herbst 1939 als feindlicher Ausländer verbracht worden war. Der Situation entsprechend entstanden Landschaften in kleinen Formaten auf Materialien, die greifbar waren, also Papier, Holz

oder Karton. Später wurde die Décalcomanie auch auf die Leinwand übertragen – wie z. B. in den Flußlandschaften von 1953.

Das Floß der Medusa, Colorado der Medusa

Bei dem Werk mit dem französischen Titel *Coloradeau de Méduse* [Abb. 30] läßt Max Ernst die amorphe, offene Struktur der Décalcomanie als Gesamtbild wirken, indem er das zusammenhängende Abklatschgefüge nachträglich »nur« in kurvig und geradlinig begrenzte Farbfelder feinster Abstufungen zerlegt. Das geschieht durch lasierende Übermalung, die so transparent ist, daß die durchgehende Struktur über die Ränder hinweg zu erkennen bleibt. Besonders in den unteren Zonen läßt sich dies gut beobachten. Der Betrachter sieht zunächst kaum, daß nur der oberste Bereich malend abgedeckt wurde, wie es auch in früheren Bildern zur Definition des Himmels kam. Dieser Himmel verrätselt sich deshalb, weil nach dem Abtrocknen der Farben der Vorgang der Décalcomanie noch einmal wiederholt werden kann, so daß der im ersten und zweiten Arbeitsgang erreichte Formbestand jetzt unter einem schlierigen Schleier zu liegen scheint. In der oberen Zone gilt das sowohl für den gemalten Himmel als auch, besonders gut oben rechts zu sehen, für die schon einmal lasierend übermalten Abklatschfelder.

Auf diese Weise läßt Max Ernst eine Berglandschaft entstehen, die im Grunde ein einziges Wellenfeld ist, aufgebaut aus lasierend übereinandergelegten, schlieren- und wellenförmigen Farbfeldern. Eduard Trier hat auf das »Rot des Krapplacks«[92] hingewiesen, das hier in feinsten Farbmodulationen vereinheitlichend das Bild aufbaut. Max Ernst erreicht so eine transparente Verschmelzung von Fluß, Gebirge und Himmel zu einem einzigen lebendigen Organismus, bei dem einer der Berge als helle Brust einer Liegenden ausgeformt ist. In die amorphen Schlieren werden noch Tiere hineingesehen, die an einer Verschmelzung jetziger und früherer oder späterer Lebensräume teilhaben. In der Himmelszone fliegen Fische, deren Augen zu Sonnen werden, und auf dem Grund findet die Begegnung eines Fisches mit einem geheimnisvollen, sphinxartigen Urwesen statt. Hier ist »eine neue, poetische Weltschöpfung« (Hans-Joachim Mähl) verwirklicht, wie sie in Novalis' »Klingsohr-Märchen angekündigt wird, wenn es heißt: ›Himmel und Erde flossen (...) zusammen‹«.[93] Ob dies, wie in der Novalis-Stelle, »in süße Musik« hinein ge-

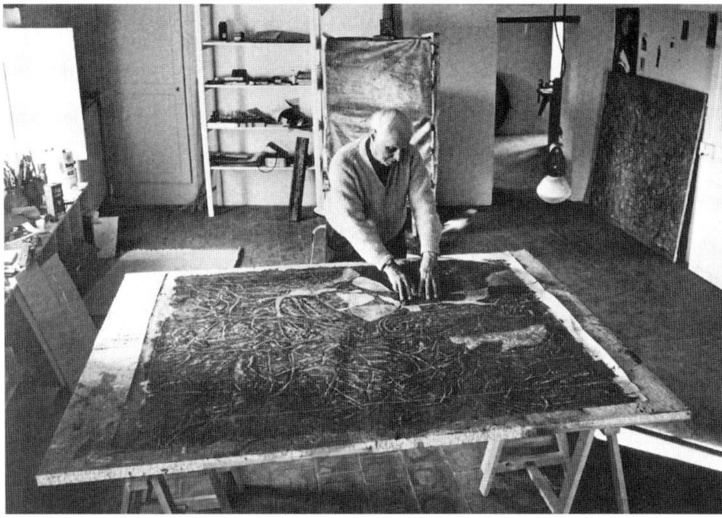

29 Max Ernst arbeitet an einer Grattage in seinem Studio in Seillans

schieht, bleibt allerdings zu bezweifeln. Der Ausgang der Begegnung zwischen Fisch und Sphinx bleibt offen.

Auf hintergründige Weise spielt Max Ernst mit der Titelgebung auf ein persönliches Erlebnis, aber auch auf die Bedeutung des zur Darstellung benutzten halbautomatischen Verfahrens an. Die geheimnisvolle Berglandschaft in feinst modulierten Rot- und Violett-Tönen erinnert an eine Jahre zurückliegende Expedition Max Ernsts, Dorothea Tannings und einer Freundesgruppe von Sedona (Arizona) aus auf dem Colorado. Dabei galt die Reisegruppe vorübergehend als vermißt, so daß das glückliche Ende der Unternehmung eine ausführliche Zeitungsmeldung wert war. Das französische »Coloradeau« ist zusammengesetzt aus dem Flußnamen Colorado und dem Wort *radeau* für Floß. Auf diese Weise verknüpft der französische Titel *Coloradeau de Méduse* die persönliche Reiseerinnerung mit Géricaults *Das Floß der Medusa* zum Gedenken an den Untergang der Fregatte *Méduse*. Géricaults Floß der Schiffbrüchigen – eine Rolle, die den Coloradofahrern zur Zeit des Vermißtseins zugedacht war – führt also zu einer Mischwortbildung, wie Max Ernst sie bei der Lektüre von Sigmund Freuds *Der Witz und seine Beziehung zum Unbewußten* goutiert hatte.[94] Da Homonymien nicht übersetzbar sind, muß der ausführliche deutsche Titel die Bedeutung des Mischwortes in zwei Teilen wiedergeben: *Das Floß der Medusa, Colorado der Medusa*. Im Englischen klingt im Wortanfang von Colorado die

Bezeichnung *colour* für Farbe mit, so daß der ebenfalls zweigeteilte englische Titel *Colorado of Medusa, Colour-raft of Medusa* mit dem Farbenfloß [Colour-raft] eine neue Bedeutungsebene hinzufügt. Ob der letzte Titel auf Max Ernst selber oder einen Interpreten zurückgeht, ist dabei sekundär, wenn die Zweiteilung Sinn ergibt.

Die Bedeutung des Farbenfloßes bezieht nun noch den Arbeitsprozeß bei der Bildgestaltung mit ein. Was den Schaffensvorgang anbelangt, so ist zu bedenken, daß viele durch Grattage oder Décalcomanie entstandene Werke keine Ölgemälde im üblichen Sinne sind. Eine bei Edward Quinn reproduzierte Serie von Atelierphotos[95] zeigt den Unterschied [Abb. 29]: Max Ernst steht nicht vor der Staffelei, um malend mit dem Pinsel Farben auf die Leinwand aufzutragen, diese ist vielmehr horizontal auf dem Tisch ausgebreitet. Bei der Grattage – auf diese beziehen sich die Photos – überfährt der Künstler die mehrfarbig beschichtete und mit Gegenständen unterlegte Leinwand mit einem breiten Spachtel, bei der Décalcomanie die aufliegende und allseitig anzupressende Glasplatte mit der flachen Hand. Da die Leinwand zu Beginn vor dem Maler liegt wie ein unbekannter See und er vor der »Überfahrt« noch nicht sieht, was ihm von unten zu-kommt an ausdeutbaren Strukturen, konnte Max Ernst das poetische Suchen mit der Unterwasserarbeit des Tauchers vergleichen. Er spielt damit auf die verborgenen Bilder des Unbewußten an, die mit Hilfe seiner befreienden Verfahren geborgen werden sollen. Es wird sich bei der Analyse der Bilder zum Thema *Blinder Schwimmer* noch zeigen, daß nach seiner Kunstauffassung paradoxerweise gerade dieses Abtauchen in *blindem* Vertrauen *sehend* macht.

Wie wichtig Max Ernst dieser eigenwillige Zusammenhang von Seher, Taucher und Suche nach einer neuen Sprache war, beweist eine amerikanische Rimbaud-Ausgabe von 1946 in seiner Bibliothek in Seillans. Der berühmte *Seher-Brief* vom 15. Mai 1871 war nicht nur voller Anstreichungen und Übersetzungs-Verbesserungen, Max Ernst hatte zudem an den Rand die Bemerkung »diver« [Taucher] eingetragen. Bei dem Satz: »If what he *brings back* has form, he gives it form, if it is formless, he gives it formlessness…« [Wenn das, was er *zurückbringt*, Form hat, gibt er ihm Form, wenn es formlos ist, gibt er ihm Formlosigkeit…], geht von der unterstrichenen und noch umrandeten Stelle »brings back« eine Linie zu der handschriftlichen Bemerkung »Hunter, diver« [Jäger, Taucher]. Rimbaud fordert hier von einem Dichter, »die Seele monströs zu machen«, sich »zum Seher zu machen (…) durch die Verstörung aller

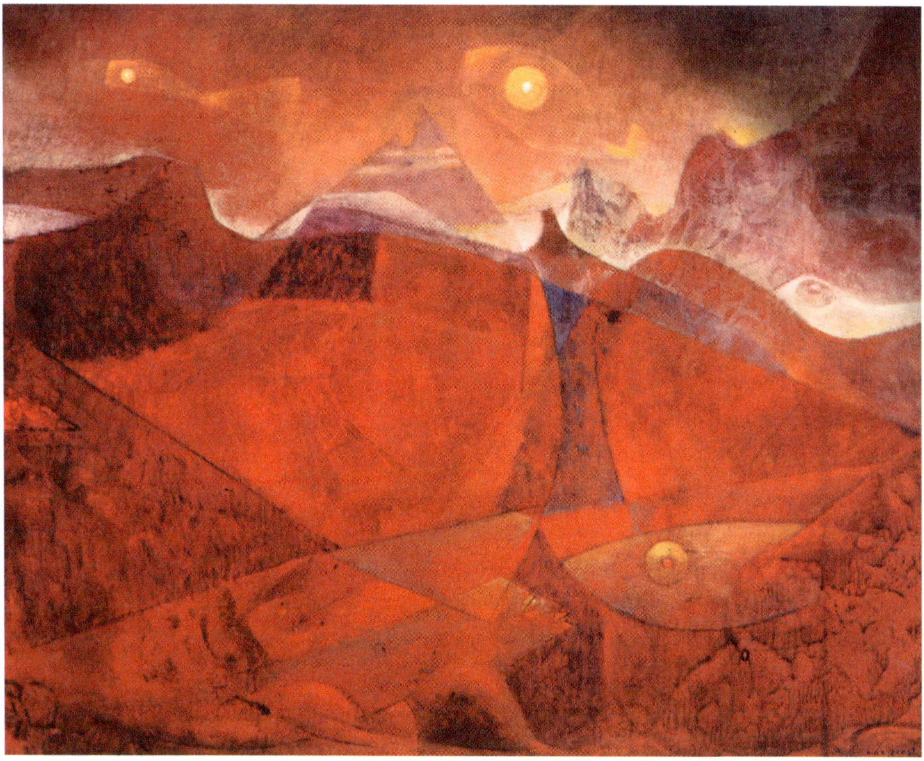

30 *Das Floß der Medusa, Colorado der Medusa*, 1953

Sinne« – mit dem Ziel, »das Unbekannte« zu erreichen. Hier findet er »Visionen«, die er am Ende nicht mehr versteht, »die er« aber »gesehen hat!« Alle diese Stellen sind dick angestrichen. Der Brief gipfelt, im Anschluß an den von Max Ernst mit »Jäger, Taucher« kommentierten Satz, in der Forderung nach einer neuen Sprache: »A language must be found; as a matter of fact, every word being an idea, the time of a *universal language* will be come!« Im Original: »Trouver une langue; – Du reste, toute parole étant idée, le temps d'un *langage universel* viendra!« [Eine Sprache finden; – Im übrigen, jedes Wort eine Idee, die Zeit einer *universellen Sprache* wird kommen!][96] Hier zeigt sich der gleiche Nachdruck wie in Friedrich Schlegels Forderung nach einer »neuen Mythologie«. Auf ein Echo bei André Breton als Ausdruck einer surrealistischen Thematik wurde schon verwiesen.

Das Werk *Coloradeau de Méduse* gehört sicher zu den faszinierendsten Gemälden Max Ernsts. Das der Décalcomanie zu dankende transparente, schlierenhafte Ineinanderfließen in den vereinheitlichenden Modulationen des Rot evoziert die Aufhebung der Seinsgrenzen zwischen Wasser, Land und Himmel in einem alles erzeugenden und umfassenden Wellenfeld. Das Bild gibt so eine Idee von der entgrenzenden Einheit des Seienden. Im Schlegelschen Sinne ist dies ein »hieroglyphischer Ausdruck der umgebenden Natur«, und Max Ernst zeigt sich dabei der Thematik einer »neuen Mythologie« in besonderer Weise verpflichtet.

Vater Rhein

Das Ölbild *Vater Rhein* [Abb. 31] entstand im selben Jahr wie die amerikanische Flußlandschaft *Floß der Medusa*. Dort suggerierte der Blick von der Seite das Eintauchen in eine Wellenbewegung, die Wasser, Land und Himmel in eine kosmische Ganzheit verschmilzt. Hier sieht der Betrachter im Durchblick durch felsige Begrenzung in Richtung der Strömung, dabei zugleich – und das ist das Überraschende und Einmalige an dieser Bildfindung – mit dem Profil eines formatfüllenden Brustbildes aus Kurven und »Mikro-Strukturen«[97] konfrontiert. Vielleicht gibt die rückseitige Beschriftung (Sp/M 3007), »OLD MAN RIVER (VATER RHEIN) max ernst/PARIS 1953«, weniger eine Doppeldeutigkeit des gemeinten Flusses als den Ursprung einer Folge von Assoziationen an, wie Lied – Fluß – Mann – Vater, die schließlich in die unverwechselbare

Kombination von Kopf und Fluß mündet, welche es ermöglicht, den Fluß in seinen wesentlichen Entwicklungsschritten präsent zu machen, vom Ursprung im Gebirge über den Verlauf zwischen bebauten Ufern bis zur geahnten Verströmung im Meer. Daß dabei auch Hölderlins große Rhein-Hymne, in deren sechster Strophe der Fluß als »Vater Rhein« apostrophiert wird, in Erinnerung kam,[98] darf bei einem Hölderlin-Liebhaber, wie Max Ernst einer war, als sicher angenommen werden.

Zur Beschreibung der Symbiose aus Flußverlauf und Kopf, die in Gestaltung und Bedeutung sich wechselseitig bedingen, sei hier eine Annäherung über den Entstehungsvorgang aus der Décalcomanie versucht. Diese ergab ein Schlierenfeld aus seitlichen Rändern in Rotbraun, wenig Blau und Ockergelb und einer breiten Mittelzone aus lichten Modulationen zwischen Blau, silbrigem und gelblichem Grün. In ausdeutender Bearbeitung entsteht durch Übermalung von den rotbraunen Rändern her ein heller, dunstiger Himmel mit gelblichen Reflexen, der an seinem unteren Rand einen wäßrigen Horizont beschreibt. Zur Mitte hin reicht dieser Himmel bis an eine, vom oberen Bildrand überschnittene, fast kreisförmige Linie, die sich auf der linken Seite nach einer halsartigen Einschnürung in der Höhe des Horizonts nach unten in einen neuen Kreis über der silbrig grünen Abklatschfläche weitet. Vom unteren Rand erneut überschnitten, führt sie rechts nicht in ihren vermuteten Anfang zurück, sondern formt, auf diese Weise das spannendste Moment des Bildes vorbereitend, im Innenbereich des oberen Kreises den Profilumriß eines erhobenen Kopfes mit leicht geöffnetem Mund und überdimensionalem Hinterkopf. Die Fläche zwischen Kopf und Kreislinie wird nun, in Ausformung der ungewöhnlichen Bildidee, erneut übermalt, so daß dem äußeren Himmel ein innerer eingeschrieben ist – von intensiver, lichter Bläue, die durch das Auge, den lippenlos offenen Mund und eine fensterartige Öffnung des Hinterkopfes schimmert. Von diesen wenigen inneren Übermalungen abgesehen, verbleiben hier statt Inkarnat und Haar die aquinierten, schlierigen Strukturen der Décalcomanie. Aber gerade dadurch birgt dieser Kopf mit seiner Aura aus Himmelsblau nun in sich, wie Carola Giedion-Welcker es ausdrückt, die »vielfältigsten mikroskopischen Einzelheiten« der »fluidalen, vegetabilen und zoomorphen Stromexistenz«, wobei mit leichter Grazie sich zusätzliche Linien zu Vögeln und Fischen runden, die ihrerseits all dieses Leben in sich tragen. Während der Kopf durch ein eigenes Umfeld von der äußeren Himmelszone abgehoben ist, verbindet die Büste mit ihrer Umgebung eine durchgehend zusammenhängende Struktur. Nur der dunkelblaue Teil des Halses entstand durch eine zusätzliche Lasur. Darunter umgrenzt innerhalb der Büste eine geschlossene dunkle Linie in einem Zufallsgefüge mit großen Spritzern ein fischartiges Wesen. Wie zur Verankerung am unteren Rand wiederholen sich hier rechts und links zwei übermalte Reflexe des inneren Himmelsblau.

Schon dadurch, daß er alle Lebensäußerungen des Flusses in sich birgt, kann dieser Kopf zur »mythischen (...) Personifikation«[99] des Stromes werden. Zugleich ermöglicht er aber auch die Darstellung der Entwicklungsphasen des Flusses, so daß er in *einem* Anblick als ganzer gegenwärtig ist. Die Phasen vom Ursprung im Gebirge bis zum Aufgehen in der Weite des Ozeans sind hier unter Einbeziehung des Kopfes mit seinem Umraum von außen nach innen gegeben. So läßt der sich zwischen den seitlichen braunen Felsstrukturen erhebende Kopf noch etwas von dem Durchbruch durch das Gebirge ahnen. Ohne diesen stünden die seitlichen Begrenzungen viel zu weit auseinander, um noch, dem Hölderlin-Gedicht entsprechend, auf anfängliche Enge und Fesselung hindeuten zu können. Bemerkenswert ist dabei, daß die Anklänge an bewachsenes Felsgestein, so erst zu den Kurvenzügen des Brustbildes passend und zugleich die Wasserkrüge mancher Flußgottdarstellungen assoziierend,[100] in eine glatte, geschwungene Kontur eingefangen sind, die auf beiden Seiten durch schlanke, amphorenartige Henkel einen Durchblick auf den dunstigen Himmel gestattet. Läßt der Betrachter den Blick nach unten zur Mitte gleiten, so kann er in der Zone in und um die Büste dem freien Lauf des Flusses entlang der Ufer folgen. In den Décalcomanieflächen finden sich Zufallsformen, die einen Flußsaum mit Ufergräsern, kleinen Wellen und aufspritzendem Wasser simulieren. Der große Fisch innerhalb der Büste wurde schon erwähnt. Die einzige Andeutung menschlicher Bebauung ist eine hohe, oben bewachsene Befestigung mit trapezförmiger Uferfront. Ihre vordere Kante und die untere, schräg zum Ufer abfallende Bodenlinie sind als scharfe Strecken ausgekratzt. Oberhalb der abfallenden Linie wechselt der schmale, verbleibende Wasserstreifen die Farbe vom silbrigen Grün zum fernen Blau unter dunstigem Himmel. Ahnt der Betrachter hier schon die Weite des Meeres, so vertieft sich dieser Eindruck noch unter der blauen Transparenz des den Kopf umgebenden Raumes. Wie in perspektivischer Verkleinerung erscheint hinter seiner Einschnürung ein zur trapezförmigen Befestigung korrespondierendes Steilufer mit stärkerer

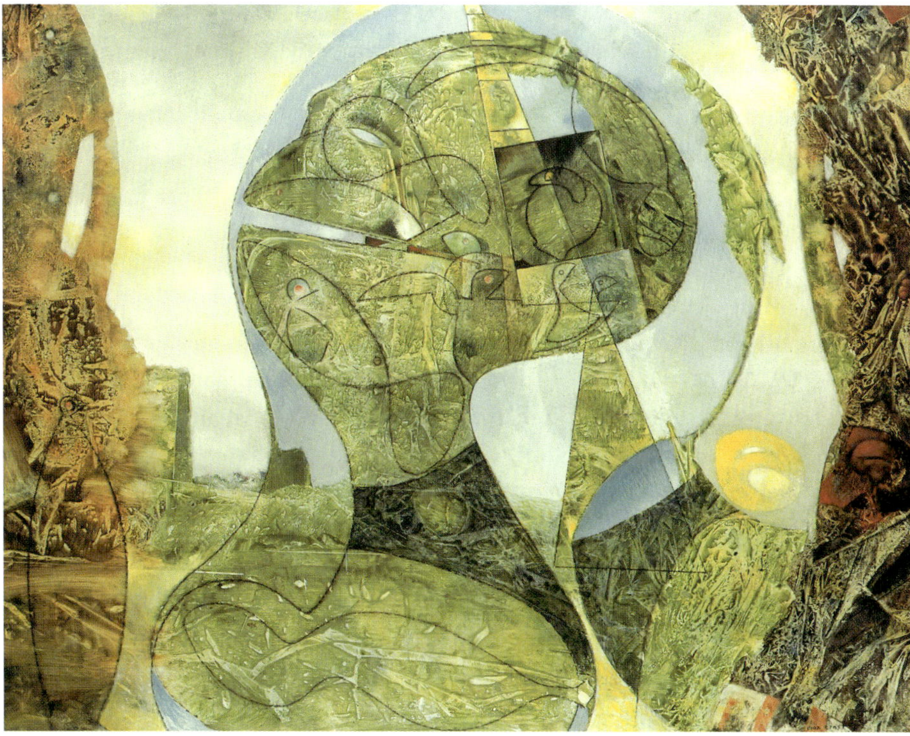

31 *Vater Rhein*, 1953

Brandung. Auf der anderen Seite der Halslinie wird eine ruhige Wasserfläche geradlinig wie von einem Bildrand überschnitten, dadurch eine unendliche Ausdehnung suggerierend, die sich durch den tondoartigen Himmel des Kopfbereiches in kosmische Dimensionen weitet.

Das Eingebundensein in größere Dimensionen zeigt sich auch noch an einem anderen Formelement. Die gerade Linie, die wie ein Bildrand das Meer überschneiden konnte, gehört zu einem hohen, spitzen, mit dünner Konturlinie gerahmten Dreieck aus Décalcomanieformen. Es war von der Übermalung ausgenommen und dringt aus dem Wasser- und Landbereich durch die Aura bis in den unteren Hinterkopf vor, wo sich aus der oberen Spitze ein Vogelkopf entwickelt. Neben diesem beginnt in Verlängerung der rechten Dreieckseite, dabei den Kopf eines zweiten, artgleichen Vogels rahmend, eine neue, spitz zulaufende Form, die wie ein Pfeil an der fensterartigen Öffnung des Hinterkopfes vorbei den Kopf, die Aura und den Bildraum nach oben verläßt. So entsteht gewissermaßen eine den Kopf durchlaufende Brücke. Der Kopf des »Vater Rhein« ist durch die Strukturgleichheit seines Innenlebens zu der umgebenden Landschaft in unnachahmlicher Weise mit dieser verbunden, und das Bewahren dieses Lebenszusammenhangs spannt sich formal und inhaltlich, im doppelten Sinne des Wortes also, durch ihn zwischen Erde und Kosmos aus.

Die Hymne *Der Rhein* von Hölderlin wurde schon erwähnt. Wenn diese den Rhein als Halbgott besingt, so wird zugleich des Heroischen überhaupt gedacht.[101] Nach Hölderlin gehört hierzu der Aspekt des Nicht-Vergessens: »Doch nimmer, nimmer vergißt er's« (Z. 90), des Ursprungs – mit der Bestimmung, »frei zu bleiben / Sein Leben lang«. In den letzten Strophen bezieht sich dieses »Behalten« auf eine erfüllte Zeit, die nicht von Dauer ist, wenn »ausgeglichen / Ist eine Weile das Schicksal«. Eine amphorenartige Ausprägung der Ränder wurde schon gesehen. Sie evozieren Festliches, aber auch das »Bewahren«. Das Werk *Vater Rhein* wurde noch in seinem Entstehungsjahr in Anwesenheit des Künstlers in der sich damals noch zwischen Nachkriegstrümmern erhebenden Galerie *Der Spiegel* gezeigt. Eduard Trier zitiert den Künstler selbst zum Rhein mit der Erinnerung: »Hier kreuzen sich die bedeutendsten europäischen Kulturströmungen: Frühe mediterrane Einflüsse, westlicher Rationalismus, östliche Neigung zum Okkultismus, nördliche Mythologie, preußischer kategorischer Imperativ, Ideale der Französischen Revolution und noch manches andere. All diese gegensätzlichen Tendenzen kann man in dem Ablauf des kraftvollen Dramas, das sich in Max Ernsts Werk abspielt, erkennen. Ob sich wohl eines Tages Elemente einer neuen Mythologie aus diesem Drama entwickeln?«[102] Das Erinnern und »Bewahren« erfährt nun aber in Max Ernsts *Vater Rhein* keine historische Ausprägung, was angesichts der bedachten »europäischen Kulturströmungen« und der Nachkriegssituation denkbar wäre. Es gehört vielleicht zum Romantischsten an diesem Werk, daß das »Nimmer Vergessen«, das »Bewahren« in der oben beschriebenen Form der bergenden Lebensverflechtung eine naturphilosophische Wendung bekommt, dabei der Schlegelschen »neuen Mythologie« verpflichtet als dem »hieroglyphischen Ausdruck der umgebenden Natur in (...) Verklärung von Fantasie und Liebe«.

Erinnert werden in dieser Rhein-Landschaft auch Max Ernsts physisch-geistige Wurzeln – und zwar in dem erwähnten einzigen Beispiel menschlicher Bebauung. Die Befestigung vorne links hat genau die Trapezform des Bonner »Alten Zoll«, der seit dem 19. Jahrhundert zu den Grünanlagen der Universität gehörte und an dessen Fuß bis heute die Rheinschiffe in Richtung Siebengebirge abfahren. Wenn Max Ernst in der Bonner Studienzeit mit seinen Freunden zu einer jener von Patrick Waldberg ausführlich beschriebenen Fahrten in Richtung Siebengebirge aufbrach,[103] so begann und endete die Fahrt auf dem Fluß hier. Ein weiterer Aspekt vertieft den mythischen Aspekt der Verwurzelung. Die gelben Reflexe des dunstig hellen Himmels spiegeln nicht die Sonne. Dort wo rechts über dem Horizont vielleicht ein Gestirn zu erwarten wäre, schwimmt ein gelbes Oval wie das Innere eines Eis – neben dem vermuteten Anfang des umschließenden Liniensystems. Max Ernsts früher schon zitierte Lebenssehnsucht hat noch eine Fortsetzung: »Er kehrte (...) zurück (...) als junger Mann, der ein Magier werden und den Mythos seiner Zeit finden wollte. Hin und wieder befragte er den Adler, der das Ei seiner vorgeburtlichen Existenz gehütet hatte. Die Ratschläge des Vogels kann man in seinem Werk wiederfinden.«[104] Auf der anderen Seite steht, in einem durchgehenden Linienzug aus dem ocker- braunen Gefüge gerahmt, dabei die Amphorenform zum unteren Bildrand führend, am Eingang ins Bildgeschehen ein aufrechter Vogel als Wächter. Er bewacht ein Werk, das einer Erstellung »jenseits der Malerei« zu verdanken ist, deren Mythos hier mitvisualisiert ist. Der Kopf des *Vater Rhein* bildet einen eigenen Kosmos mit umgebender Atmosphäre, aus der am rechten Rand eine neue Welt zu werden scheint. Die innen »bewahrte« Lebensfülle bezieht sich nicht nur auf das schon Ausgeformte, Existierende, sondern auch auf die in den Décalcomanieformen *anschaubaren* Möglichkeiten zu immer neuem Werden. Damit ist für Max Ernst, wie gesagt, die Suche nach einer »neuen Sprache« verbunden. Zu beachten ist aber am vermuteten Anfang des Liniengefüges, wie auch bei dem Bild des messerbewaffneten »Sehers«, eine leuchtend blaue Klinge als Werkzeug eines Malers mit stets wachem Protestbewußtsein.

Manchmal gelingt es großen Kunstwerken, Zeichen für Probleme und Aufgaben zu finden, die zur Zeit ihrer Entstehung noch nicht ins allgemeine Bewußtsein gedrungen sind. In einer Zeit vorauszusehender ökologischer Katastrophen stellt uns Max Ernsts *Vater Rhein* als einzig mögliche Antwort die anziehende Vision des »Bewahrens« eines ganzheitlichen Lebenszusammenhangs vor Augen. Das Werk wäre ein passendes, in vielerei Hinsicht korrespondierendes Bild zu einer Ausgabe der *Lehrlinge zu Saïs* von Novalis, ein im obigen Sinne aktuelles, aber viel zu unbekanntes Werk der deutschen Romantik. »O! daß der Mensch«, sagen dort die Naturen, »die innre Musik der Natur verstände (...) Aber er weiß ja kaum, daß wir zusammen gehören, und keins ohne das andere bestehen kann.« Mit seinem in eigener Aura erhobenen, sinnenden Kopf ist der *Vater Rhein* das Bild eines »Zeitensehers«.[105] Dem in solch überzeugender Bildsprache vorgetragenen »hieroglyphischen Ausdruck der umgebenden Natur« entspricht Jürgen Beckers Betrachtereindruck bei der ersten Begegnung mit diesem Bild: »So intensiv es mich sogleich ansprach, es wirkte sehr langsam und lange in mir weiter, indem es an den Imaginationen arbeitete.«[106]

Witz als Schaffenskonzept

»Aggressivität und Erhebung«

Die Bilder von Max Ernst haben auf Ausstellungsbesucher auch heute noch eine zweifache Wirkung, da sie oft gleichermaßen faszinieren und frustrieren. Max Ernst war sich dieses Effekts bewußt und sagte: »Die Malerei spielt sich auf zwei verschiedenen und doch komplementären Ebenen ab. Sie liefert Aggressivität und Erhebung.«[107] Dabei meint der erste Aspekt nicht in erster Linie den Aufruhr, den etwa ein Bild wie *Die Jungfrau züchtigt das Jesuskind vor drei Zeugen: André Breton, Paul*

Eluard und der Maler 1926 in Paris und im Rheinland auslöste. Die typische Wirkung seiner Bilder ist viel subtiler. Der Widerspruch gegen ästhetische Erwartungen und Konvention zeigt sich im Allgemeinen nicht in einer Zumutung unerwarteter Inhalte in unkonventioneller Form. Max Ernst macht vielmehr von seinem »Verwirrungsrecht« Gebrauch, indem er den Betrachter auf inhaltlichen Entzug setzt – bei allem Reiz des Auges. Die Bilder verweigern eindeutige Erklärbarkeit, obwohl – und hierin liegt gerade das Frustrierende – die verwendeten Fragmente in einer Collage etwa einer vertrauten Realität entstammen oder eine solche plausibel machen. In neuen Zusammenhängen sind sie nicht mehr das, was sie ursprünglich waren, und ihre Bedeutung ist bewußt verrätselt. Das gilt für die witzige Verknüpfung in der Collage, aber auch für die halbautomatischen Verfahren Frottage, Grattage und Décalcomanie.
Jegliche Identität der Dinge ist in Frage gestellt, und diese Infragestellung wird erlebbar gemacht durch ein hohes Maß an Verwirrung und Verunsicherung. In seinem Aufsatz *Was ist Surrealismus?* von 1934 zeigt Max Ernst sich bestätigt durch die ebenfalls erkenntnistheoretisch verunsichernden Ergebnisse der modernen Atom- und Quantenphysik. Wie die Romantiker die Untersuchungen der Naturwissenschaften ganz selbstverständlich in ihre philosophischen und poetologischen Reflexionen einbezogen, so gilt dies auch für Max Ernst. Gemeinsam mit Werner Heisenberg gab er 1971 ein bibliophiles Buch heraus, das dessen Aufsatz *Die Bedeutung des Schönen in der exakten Naturwissenschaft* durch drei Original-Lithographien ergänzte (Sp/L 198 und B/V 172). Heisenbergs Unschärferelation von 1927 stellte dar, daß und wie das Bild atomarer Prozesse von der Versuchsanordnung abhängt. Damit war experimentell die Vorstellung widerlegt, »daß in der Außenwelt Tatbestände vorliegen, welche unabhängig vom Beobachtungsprozeß ein objektives Dasein besitzen«,[108] wie Max Ernst Pascual Jordan hierzu zitiert. Entsprechend schreibt Paul Eluard über die Bilder Max Ernsts: »Die wahre Interpretation der materiellen Welt kann denjenigen nicht ausschließen, der über sie referiert.«
Es entspricht also erkenntniskritischer Skepsis und einer philosophisch begründeten »Absage an den Positivismus«,[109] daß Max Ernst auf dem Experimentierfeld seiner Zeichenblätter und Leinwände durch seine halbautomatischen Verfahren eigene Prozeduren der Verunsicherung hervorbrachte. »Hinter aller Erscheinung liegt für ihn eine Mehrdeutigkeit, eine offene Welt: eine Welt, in der nichts endgültig und abgeschlos-

sen ist.«[110] Dieser Grundhaltung entspringt aber zugleich eine Kraft der Befreiung im Spiel des Witzes. Er beschloß nach Paul Eluard, dem befreundeten Dichter, »die alte Ratio – die Ursache von soviel Unordnung und Unheil – zu begraben, nicht unter ihrem eigenen Schutt, sondern unter der freien Darstellung einer befreiten Welt«.[111] In *Der Seher* hatte er sich milanköpfig, mit einem Messer bewaffnet, aber befreit gesehen – in der Haltung »des Sehers von Rimbaud«. Die Befreiung äußert sich nach Werner Spies darin, daß »dem kausalen Denken mythische Verknüpfungen entgegentreten«.[112] Dies ist ein eminent romantisches Vorgehen.

Die Suche nach einer »neuen Mythologie« setzt für die Romantiker voraus, die Verstandesleistungen durch intuitive Kräfte zu kompensieren. Novalis formuliert ihre besondere Bedeutung. Das Gedicht, das für das Ende des unvollendeten zweiten Teils des *Ofterdingen* geplant war, ist geradezu eine »Quintessenz« romantischer Sicht der Welt: »Wenn nicht mehr Zahlen und Figuren / Sind Schlüssel aller Kreaturen / Wenn die so singen, oder küssen, / Mehr als die Tiefgelehrten wissen, / (...) / Und man in Mährchen und Gedichten / Erkennt die wahren Weltgeschichten, / Dann fliegt vor Einem geheimen Wort / Das ganze verkehrte Wesen fort.«[113] Auch für Eichendorff gibt es dieses besondere Wort: »Schläft ein Lied in allen Dingen, / Die da träumen fort und fort, / Und die Welt hebt an zu singen, / triffst du nur das Zauberwort.«[114]

Der Fessel der Ratio sollen die Kräfte der Imagination, der Fantasie entgegengestellt werden. So äußert sich die Kehrseite aller Skepsis bei Max Ernst immer wieder »in dem spielerischen Entwurf von Möglichkeitswelten«.[115] Seine Absagen an die – Sicherheit verbürgende – Welt der Ratio nehmen den Betrachter aber nur deshalb so gefangen, weil sie unter dem äußersten Einsatz von Kalkül und Ratio zustande kamen.

Philosophische Anregungen der Bonner Studienzeit

Die gegensätzlichen, das Werk vorantreibenden philosophischen Impulse bekamen ihren Anstoß schon in der Bonner Studienzeit Max Ernsts. In seinen *Rheinischen Erinnerungen* [Souvenirs rhénans] nennt er in einem Atemzug mit den Freundschaften zu Malern und Dichtern auch einige junge Privatgelehrte der philosophischen Fakultät, die über die Lebensphilosophie mit ihren Denkansätzen in der Tradition des deutschen Idealismus standen.[116] In dem genannten Gespräch mit Edouard Roditi in Seillans bezeichnet er »die Vorlesungen (...) über den philosophischen Idealismus des 19. Jahrhunderts« – neben jenen »über die Dichter (...) der deutschen Romantik« – als die, die ihn »am meisten interessierten«.

Die Belegbögen seiner Studienzeit weisen dreizehn Veranstaltungen bei acht verschiedenen Dozenten in Philosophie und Psychologie auf. Hinsichtlich der Inhalte und des erwähnten Alters beziehen sich die Erinnerungen Max Ernsts vor allem auf Emil Hammacher (1885 – 1916) und Johannes Maria Verweyen (1883 – 1945).[117] Bei Emil Hammacher hörte Max Ernst im Wintersemester 1912 / 13 *Hauptfragen der modernen Kultur*. Nach dem gleichlautenden Buch zu urteilen, befaßte sich die Vorlesung mit Ursachenanalysen für Probleme im Konfliktfeld »Individuum und Gesellschaft«. Er sah sich in einer Gesellschaft, die in Mittelmäßigkeit und Verflachung den Keim des geistigen Todes und des Untergangs in sich trägt. Dagegen stehe das einzelne, zum Selbstbewußtsein erwachte Individuum, das in der Manier des Sehers sich noch gegen die äußerste Katastrophe behaupten würde. Hammacher hatte das Hegelwort »Die Eule von Minerva beginnt erst in der einbrechenden Dämmerung ihren Flug« als Motto gewählt.[118] Er starb 1916 als Opfer des Krieges, zwei Jahre nach der Veröffentlichung seines Buches. Während August Macke im Sommer 1914 die Katastrophe eines Krieges nicht für möglich halten wollte, teilte Max Ernst die bösen Ahnungen der Freunde Hans Arp und Karl Otten: »Die Maschinenmenschen gehen aufeinander los, um zu entdecken, daß sie keinen Geist besitzen, aber sterbend den Geist aufgeben können.«[119] Diese von Karl Otten erinnerte Äußerung Max Ernsts ist sicher auch ein Reflex der Hammacherschen Vorlesung. Das Buch, das den Titel dieser Vorlesung trägt, widmet auch ein ganzes Kapitel der modernen Kunst. »Die jüngste Malerei« – für den Autor Kubismus, Futurismus, Orphismus – sieht er unter dem Gesichtspunkt verschiedener Grenzüberschreitungen. Sie sind ihm »symptomatisches Zeichen einer gänzlichen Unbefriedigtheit (...) mit jeder Art idyllischer Weltanschauung, die (...) jeden Tag langweiliger und unerträglicher wird«.[120] Eine Neubelebung der Kunst steht für ihn allerdings noch aus.

Den Namen des Dozenten Johannes Maria Verweyen erinnert Max Ernst gegenüber John Russell ausdrücklich und mit besonderer Wertschätzung. Er sei durch ihn auf Nietzsches *Fröhliche Wissenschaft* aufmerksam gemacht worden, »ein Buch (...), das ihm heute noch viel bedeutet«. Heute, das meint 1966, also mehr als ein halbes Jahrhundert nach den Bonner Studienjahren. »Der ganze Surrealismus steckt darin, wenn man es zu lesen versteht«, so Max Ernst zu John Russell.[121] Schon im Sommersemester 1910 hörte er bei Verweyen *Das Problem der Willensfreiheit*, ein Thema, das 1913 in dem Buch *Philosophie des Möglichen. Grundzüge einer Erkenntniskritik* weiter entfaltet wurde. Der Titel enthält genau die beiden Pole der philosophischen Grundeinstellung Max Ernsts. Sie entspricht der Tatsache, daß nach Verweyen das Problem der Willensfreiheit »in seinem tiefsten Kerne auf die Möglichkeit des Auchanders führt«. In dem Abschnitt *Das Mögliche und die Kunst* spricht er von dem »Operieren mit Möglichkeiten (...) innerhalb der Kunst«, mit dem wichtigen Zusatz »so lange wenigstens die immanenten Zusammenhänge des Kunstwerks gewahrt bleiben und keine inneren Unmöglichkeiten auftreten«. Die Betrachtung der Max Ernstschen Bilder sollte auch gerade die Stimmigkeit der Kombination des Heterogenen wie der Verwandlungen und Metamorphosen demonstrieren. »Innere Unmöglichkeiten« gibt es in den »Möglichkeitswelten« Max Ernsts nicht. Verweyen zitiert in diesem Zusammenhang Friedrich Nietzsche mit einem Aphorismus aus der *Morgenröte*, der die Reihe der seit der Romantik so wichtigen Sehertexte wieder aufnimmt: »O wollten doch die Dichter wieder werden, was sie einstmals gewesen sein sollen: – Seher, die uns etwas von dem Möglichen erzählen! Jetzt, da ihnen das Wirkliche und das Vergangene immer mehr aus den Händen genommen wird und werden muß – denn die Zeit der harmlosen Falschmünzerei ist zu Ende!«[122] Während seiner Bonner Philosophiestudien hatte Max Ernst also Gelegenheit, Honig saugend, wie er selbst sich ausdrückte,[123] vieles schon zu reflektieren, das später seinen Schaffensprozeß bestimmen sollte: Wichtig wurden so ein erkenntniskritischer und kulturpessimistischer Skeptizismus, verbunden mit einer ungeschminkten Analyse der Zeittendenzen, als Gegenkraft aber auch ein aus großer geistiger Freiheit geborener Impuls zur »Konstruktion von Möglichkeitswelten«. Der Aufsatz *Rheinische Erinnerungen* [Souvenirs rhénans] endet mit einem Bekenntnis, das sich auf die befreundeten Maler, Dichter und die jungen Bonner Philosophen bezieht, gleichzeitig aber viel über Max Ernst selbst aussagt: »Was uns einte, war der Durst nach Leben, nach Poesie, nach Freiheit, nach dem Absoluten und dem Wissen. Mit einem Wort: *es war zu schön*.«[124]

Ein grundlegender Unterschied

Die Verwirklichung des Witzprinzips ist für die Romantiker mit einer philosophischen Grundhaltung verknüpft. Bei Jean Paul gibt es den Ausdruck »Dithyrambus des Witzes«. Dithyrambos ist ein Beiname des Gottes Dionysos und bedeutet dann, ursprünglich auf diesen bezogen, schließlich allgemein ein leidenschaftliches Lied.[125] Die Sprache, welche vom »leidenschaftlichen Gesang des Witzes« reden kann, verrät etwas von der Emphase, mit der dieses Thema angegangen wird. Wenn im »Dithyrambus des Witzes (...) alles sich untereinandermischt, um etwas Neues zu gestalten«,[126] so entsteht Verfremdung. Von der Dingwelt als Material war schon die Rede. Die Freiheit des kombinatorischen Witzes, die sich in Negation und Neugestaltung äußert, ist Spiegel eines rein dualistischen Denkens. Der Gegensatz von Endlichkeit und Unendlichkeit ist für Jean Paul unversöhnbar. Die Körperwelt wird als Kerkerwelt erlebt, in ihrer Endlichkeit »als dürftig, unzulänglich, disharmonisch«.[127] Dagegen beschwört er den »leidenschaftlichen Gesang des Witzes«, der »die im Hohlspiegel eckig und lang auseinandergehende Sinnenwelt gegen die Idee aufrichtet und sie ihr entgegenhält«.[128] Der Witz enthält also bei Jean Paul immer auch einen Verweisungscharakter auf das Unendliche. Entsprechend sprach auch Friedrich Schlegel von den Geistesblitzen des Witzes, die aber bei ihm von einer Qualität sind, die heute niemandem einfallen würde: »Die meisten sind échappées de vue [schmale Durchblicke] ins Unendliche.« Gemeinsam ist diesen Äußerungen der Blick auf eine Idee, auf ein Ideal, das – im Unendlichen zu suchen – unerreichbar, aber dennoch unaufgebbar ist. Die romantischen Reflexionen um das Witzprinzip und ihre poetischen Verwirklichungen beziehen als Blickrichtung die Transzendenz mit ein.

Auch in der Kunst Max Ernsts entspringt die Anwendung des Witzprinzips einer philosophischen Grundüberzeugung. Im Unterschied zu den Romantikern sehen sich die Surrealisten aber in eine »Zeit« gestellt, »in der« ihrer Meinung nach »metaphysische Aussagen nicht mehr möglich sind«.[129] So entsteht das von Christa Lichtenstern auf den Punkt gebrachte Paradoxon, und dies gilt auch für die Bildwelt Max Ernsts, daß ihr Werk »unter Ausschluß jeder Transzendenz (...) praktisch gleichwohl mit allen Mitteln auf Bewußtseinserweiterung und Erschließung des ›merveilleux‹« – des »Wunderbaren« – »drängt«.[130]

In einem Radio-Interview *Unterhaltung mit Max Ernst* [Entretien avec Max Ernst] zielt eine Frage George Charbonniers genau in diese Richtung: »Kann man nicht folgern, daß der surrealistische Weg ein mystischer Weg ist, besser gesagt, daß er *der* mystische Weg ist?« Max Ernst gesteht die Schwierigkeit ein, »auf eine Frage von solcher Tragweite kurz zu antworten«. Er sieht hier eine Anspielung auf die berühmte utopische Ausprägung der Bretonschen Surrealismus-Bestimmung, die er im vollen Wortlaut nach dem Zweiten Manifest zitiert: »Alles läßt uns glauben, daß es einen bestimmten geistigen Standort gibt, von dem aus Leben und Tod, Reales und Imaginäres, Vergangenes und Zukünftiges, Mitteilbares und Nicht-Mitteilbares, Oben und Unten nicht mehr als widersprüchlich empfunden werden. Indessen wird man in den Bemühungen des Surrealismus vergeblich einen anderen Beweggrund suchen als die Hoffnung, eben diesen Standort zu bestimmen.« Max Ernst unterstreicht dann die Analogie dieser Bemühungen zu den geistigen Übungen der großen Mystiker: »Diese Beurteilung schließt scheinbar an die hermetische Tradition an und enthüllt einige Ähnlichkeiten mit den spirituellen Erfahrungen der bedeutenden Mystiker.« Sich in diesen Bereich zu verlieren, nennt er, und dies ist hier hervorzuheben, eine immerwährende Versuchung: »Die Versuchung, sich in einen durch das Göttliche inspirierten Mystizismus hineingleiten zu lassen, ist permanent, und um dem nicht zu erliegen, ist eine kontinuierliche Kontrolle geboten.« Er beschließt seine Antwort mit einer Aufzählung der Fähigkeiten, die derjenige mitbringen sollte, der »gleichwohl (...) auf Bewußtseinserweiterung und Erschließung des ›merveilleux‹ drängt«: »Der Zugang zu den intuitiven Erkenntnissen erfordert ein Herz aus Feuer und einen Verstand aus Eis. Er erfordert einen klaren Blick, der unermüdlich auf die Phänomene der Welten gerichtet ist. Er erfordert Methoden, die rigoros, rational, irrational und überrational sind. Er erfordert Geschmack am Risiko und am Spiel.«[131]

II. Kapitel

»Die Hochzeit von Himmel und Erde«

– Romantisierung –

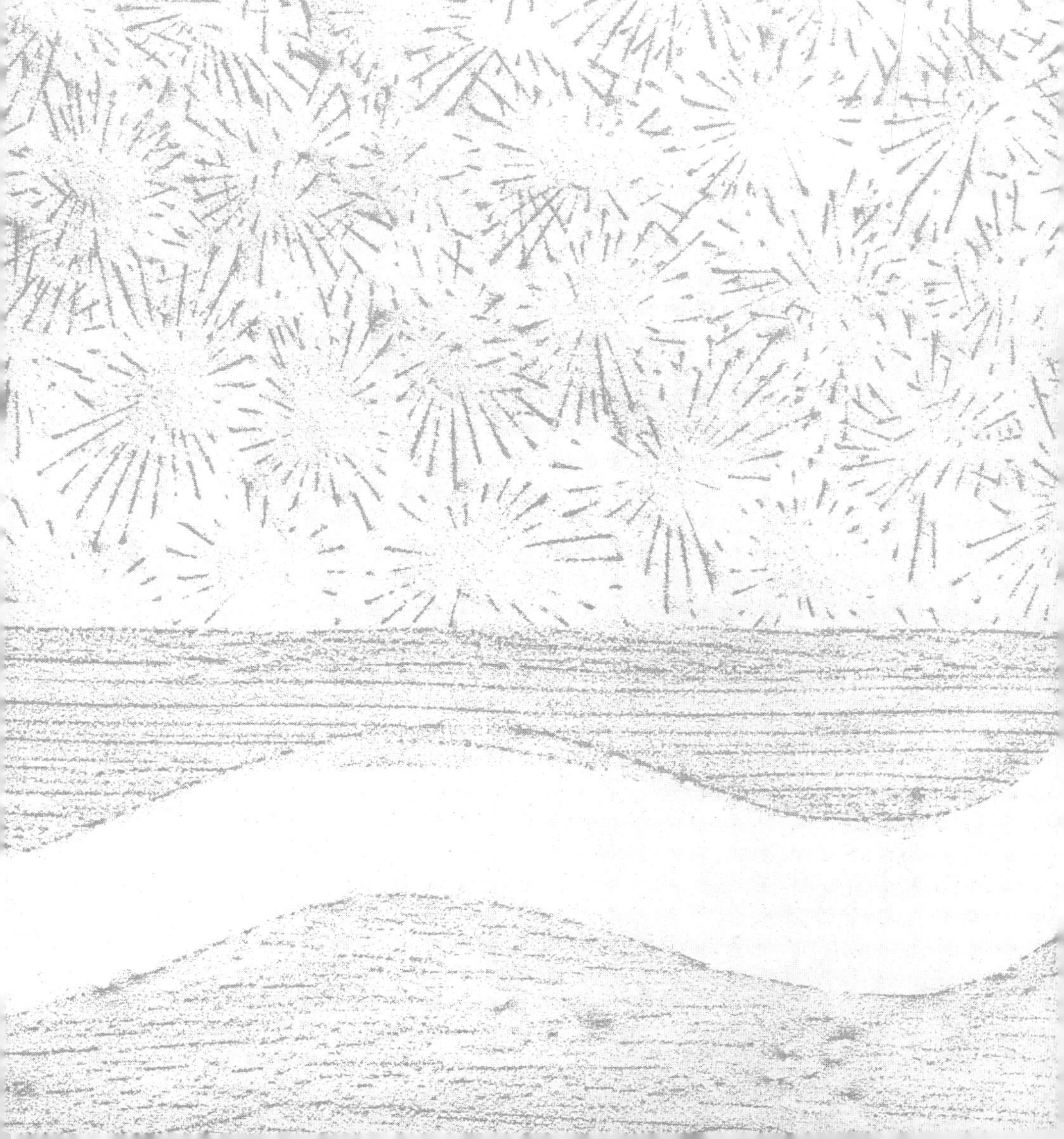

Die Hochzeit von Himmel und Erde

Wie die *Vermählung der Jahreszeiten* ist auch *Die Hochzeit von Himmel und Erde* ein Bildtitel Max Ernsts, der auf die Romantik anspielt. Wem fällt dabei nicht die erste Strophe von Eichendorffs *Mondnacht* ein?

»Es war, als hätt' der Himmel / Die Erde still geküßt, / Daß sie im Blüthen-Schimmer / Von ihm nur träumen müßt'.« Gibt es für Jean Paul keine Versöhnung zwischen Endlichkeit und Unendlichkeit, so sehen Novalis und in seiner Nachfolge Eichendorff (seit der Studienzeit in Halle mit dessen Anliegen vertraut) in der Poesie das Instrument, als Postulat der »Hochzeit von Himmel und Erde« die verlorene Ordnung wiederherzustellen.

In Max Ernsts Bild der Menil Collection, Houston / Texas [Abb. 32], verbinden sich Kosmisches und Anthropomorphes. Der gelbe Grund bezieht den terrestrischen Bereich mit ein, verwandelt ihn durch seitliche Linienführung aber zugleich in das Oberteil eines Festgewandes mit Weißhöhungen vom Anblick knitternden Damasts. Darüber leuchtet an der Stelle des Kopfes ein Gestirn mit einer Innenwelt in Blau, die Himmel und Erde vereinigt – mit einer Aura in der Vermittlung von Blau und Gelb.
Wegen dieser Verwandlungen wurde Max Ernst oft als Magier bezeichnet. Man könnte ihn aber auch einen Zauberlehrling des Novalis nennen, der für die Verschmelzung der einander ausschließenden Seinsbereiche eine »Operation« ersonnen hat. Ein Teil dieser »Operation« der Romantisierung wird gern zitiert, nämlich »dem Gemeinen einen hohen Sinn, dem Gewöhnlichen ein geheimnisvolles Ansehn, dem Bekannten die Würde des Unbekannten« zu geben. Diese Formulierung (sie steht bei Novalis in *Fragment 105* der *Poëticismen*) »klingt« für den modernen Leser »fast wie das Manifest eines zeitgenössischen Künstlers«.[132] Erstaunen wird dann aber wieder der gedankliche Hintergrund des Verfahrens. Geradezu spannend ist darüber hinaus der – in zeitlebens verwahrten Texten nachzuvollziehende – spezielle Zugang Max Ernsts zu diesen Reflexionen des Novalis.

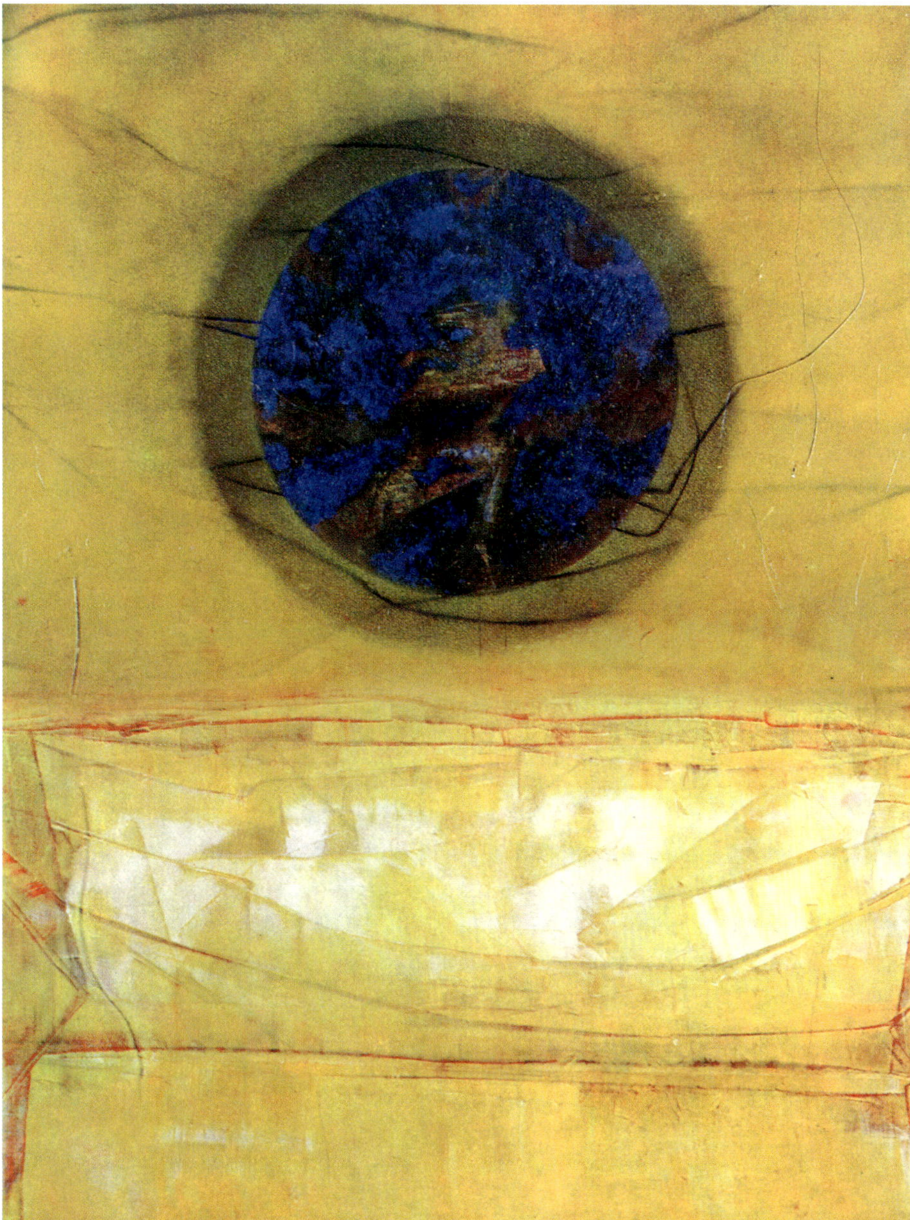

32 *Die Hochzeit von Himmel und Erde*, 1962

Überraschendes in der Bibliothek des Malers

Max Ernst bewahrte zwischen seinen Büchern einen zweiseitigen, Novalis gewidmeten Zeitungsausschnitt der amerikanischen Zeitschrift *Instead* vom Juni 1948. Er enthält die Übersetzung eines Aufsatzes des französischen Philosophen Jean Wahl mit dem Titel *Novalis und das Prinzip des Widerspruchs* [Novalis and the principle of contradiction], auf der zweiten Seite eine Auswahl von Fragmenten und das bekannte Novalis-Porträt nach dem Stahlstich E. Eichens von 1845. In der unteren rechten Ecke wird mit auf dem Kopf stehender Schrift in der Art eines Leserbriefes auf einen Aufsatz der *New York Times* vom Vormonat Bezug genommen, der über Utopie und Enttäuschung handelt. Wörtlich zitiert wird der Satz: »Sie (die ›ernüchterten Intellektuellen‹) waren zu ungeduldig, die seit der Jahrhundertwende erzielten substantiellen Fortschritte zu beobachten.« Das Zitat wird dann ironisch kommentiert durch die Aufzählung von Jahrhundertereignissen, die von zwei Weltkriegen über das zusammengebrochene Europa bis zu Nagasaki und Palästina reichen. Unterschrift: »Ungeduldig«.[133] Ob zu den vorangegangenen zwei Novalis-Seiten ein Zusammenhang besteht, bleibt dem Leser überlassen. Dieser Zeitungsausschnitt war Max Ernst immerhin so wichtig, daß er ihn mit nach Europa brachte und ihn ein Leben lang aufbewahrte.

Jean Wahl setzt sich in dem Aufsatz *Novalis und das Prinzip des Widerspruchs* mit den philosophischen Studien des Romantikers auseinander. Er findet dabei überraschenderweise zu dem Grundanliegen des Novalis einen Zugang über das Prinzip des Witzes. »Wenn Novalis philosophiert«, beginnt Jean Wahl, »ist er nicht« primär »auf eine Lösung«, auf ein Ergebnis »aus«, sondern sein Anliegen ist der Fluß der Gedanken. Wenn gegensätzliche Positionen in ein Problem eingebracht werden können, ist das schon ein Fortschritt. Es gibt »keine Belebung des Geistes, außer wenn Extreme miteinander kommunizieren« [no animation of thought except when extremes communicate with one another]. Der Philosoph Jean Wahl sieht in dieser Fähigkeit die Bedeutung des romantischen Witzes (»The activity of this faculty is what the Romantics called *Witz*«). Er zitiert Novalis mit der Übersetzung des Fragments: »Den Satz des Widerspruchs zu vernichten ist vielleicht die höchste Aufgabe der höhern Logik.«[134] Als künstlerisches Beispiel für die von Novalis geforderte »Vereinigung der

Widersprüche« [union of contradictions] nennt er das Gedicht *Die Vermählung der Jahreszeiten*.

Die Frühromantiker waren durch die philosophische Schulung Kants und Fichtes gegangen. Sie mußten intellektuell nachvollziehen, daß »das erkennende Ich durch seine a priori gegebenen Erkenntnisformen jeden Gegenstand von vorn herein modifiziert«, daß also »Anschauung« und »›Wesen eines Objects‹ (...) nicht identisch« sind. Zu dieser philosophisch begründeten Trennung von Ich und Welt kam die metaphysische Entgegensetzung zwischen dem empirischen Ich und dem Absoluten, zwischen dem Bedingten und dem Unbedingten. Methodisches Allgemeingut war zudem die Schulung in dialektischem Denken, das über These und Antithese, Satz und Gegensatz, zur Synthese führt, in der der Denkvorgang aber nicht zur Ruhe kommt, da diese ihrerseits als These eine neue Antithese hervorruft, usw. Diese vor allem den Frühromantikern gemeinsame philosophische Grundbildung war Ausgangspunkt für ausgedehnte poetologische Theorien. Jean Paul und Friedrich Schlegel betonten den Gegensatz von Bedingtem und Unbedingtem. Bei Novalis dagegen mündet derselbe gedankliche Ansatz in die Position der Vermittlung. Nach Jurij Striedter sieht Novalis »das Ich (...) als Mittler zwischen der irdischen Welt und der Welt der Ideale; Aufgabe der Dichtung wird es, im Menschen das Zusammenspielen beider Welten zu demonstrieren.«[135]

Eine besondere Möglichkeit hierzu bietet sich in der Utopie der Goldenen Zeit, deren Kernpunkt die Einheit von Ich und Welt ist, die Verbundenheit von Mensch und Natur, von Irdischem und Göttlichem. Die Erfahrung des Verlustes in der gegenwärtigen Zeit ruft in Novalis den Dichter auf den Plan. Durch seine »Verkettung des Ehemaligen und Künftigen« weckt die Erinnerung an eine postulierte goldene Urzeit die Ahnung einer goldenen Endzeit – mit dem Ziel, der Gegenwart eine neue Qualität zu geben. So erinnert sich Heinrich zu Beginn des *Ofterdingen*: »Ich hörte einst von alten Zeiten reden; wie da die Thiere und Bäume und Felsen mit den Menschen gesprochen hätten.« In den Entwürfen zum zweiten Teil des Romans heißt es: »Das ganze Menschengeschlecht wird am Ende poëtisch. Neue goldne Zeit. (...) Menschen, Thiere, Pflanzen, Steine und Gestirne, Flammen, Töne, Farben müssen hinten [am Romanende, U. L.] zusammen, wie eine Familie (...) oder (...) ein Geschlecht handeln und sprechen.« Das Gedicht *Es färbte sich die Wiese grün* sucht hinter dem Neubeginn des Frühlings das Erwachen eines ganz neuen Geistes: »Vielleicht beginnt ein neues Reich – / Der lockre Staub wird zum Gesträuch /

Der Baum nimmt thierische Gebehrden / Das Thier soll gar zum Menschen werden.«[136] Unter Aufbietung magischen Postulierens sucht Novalis allenthalben die Vereinigung des sich Widersprechenden, des sich realiter Ausschließenden, wie Vergangenheit und Zukunft, Sommer und Winter, Leben und Tod, und die Metamorphose verschiedener Seinsbereiche zum Ausweis ihrer inneren Verwandtschaft. Das ist seine dichterische Außerkraftsetzung des *Satzes vom Widerspruch*. Wenn sich für Friedrich Schlegel der Witz inhaltlich als eine »Symmetrie von Widersprüchen« darstellt, so ist auch Novalis' Suche nach der »poetischen Synthesis«[137] auf den sehenden Witz angewiesen.

Die Assemblage *Der Frühling als Erlöser und Erlöster* [Abb. 4] spiegelte Max Ernsts Vergnügen, mit der Identität der Dinge zu spielen, das Identitätsgesetz visuell in Frage zu stellen. Der aufgehobene Jean-Wahl-Artikel spricht dafür, daß er sich dabei in der Nachfolge des von ihm so geschätzten Romantikers Novalis sah. Die Vermittlung zu diesem deutschen Erbe fand ihren Niederschlag sicher auch in André Bretons Surrealismus-Bestimmumg, nach der es einen »geistigen Standort gibt, von dem aus Leben und Tod, Reales und Imaginäres, Vergangenes und Zukünftiges (...) nicht mehr als widersprüchlich empfunden werden«. Von der anvisierten Aufhebung des Satzes vom Widerspruch ist der Gedanke zur Magie nicht weit. Novalis selbst bezieht denn auch die Frage nach der Magie in seine poetologischen Überlegungen mit ein. Max Ernst bewahrte in seiner Bibliothek, ebenfalls zeitlebens, die Sondernummer *Magie et Poésie* der Zeitschrift *Hémisphères* mit dem Aufsatz *Novalis: Magier und Sucher* [Novalis: Magician and Seeker] von H. E. Jacob.[138] Der Aufsatz erschien 1945, genau in der Zeit der Begegnung Max Ernsts und der Exilsurrealisten mit der amerikanischen Indianerkultur. Die Faszination durch deren das alltägliche Leben durchwirkenden Mythen und magische Praktiken ließ sie nicht nur Kachina-Puppen und Zeremonialmasken sammeln, sondern vertiefte über die Bekanntschaft mit Claude Lévi-Strauss und Kurt Seligmann die theoretische Auseinandersetzung mit den Phänomenen Mythos und Magie.[139]
Ein Jahr später, als er in Arizona in der Nachbarschaft der Hopi-Indianer ein Haus errichtet und Dorothea Tanning geheiratet hatte, beschwört Max Ernst in dem großformatigen Werk *Die Phasen der Nacht* [Abb. 33] zeichenhaft und, wie die Buchstaben M und D andeuten, sehr persönlich die Kräfte der Magie. Dies geschieht in der Selbstidentifikation mit

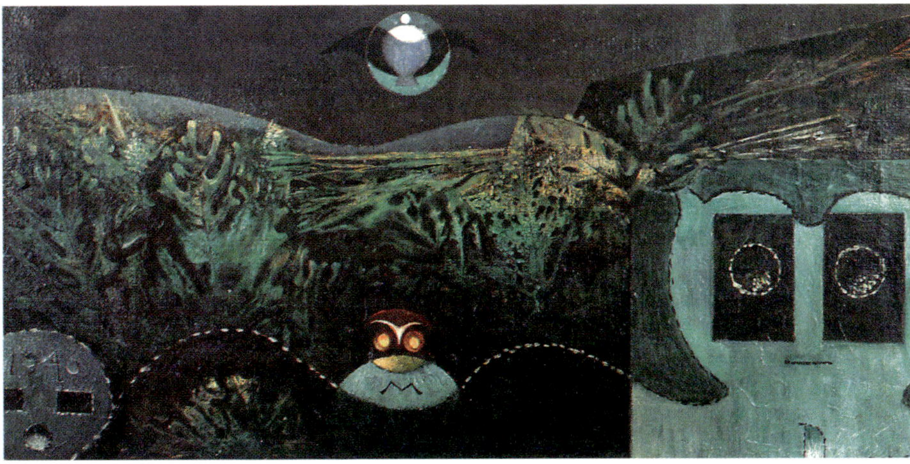

33 *Die Phasen der Nacht*, 1946

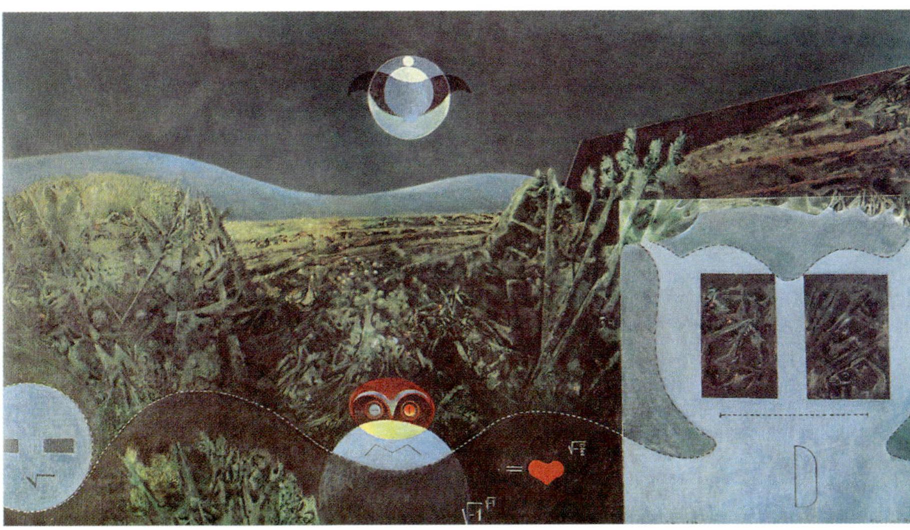

34 *Die Phasen der Nacht*, 1946

einer Eule, dem Sinnbild der Weisheit und Begleittier von Hexen und Zauberern. Am vorderen Bildrand führt eine mehrdeutige, punktierte Wellenlinie von einer Maske, die mit ihren Rechteckaugen an die Kachina-Puppen erinnert, über die Eule mit einem großen M auf der Brust zu einer Symbiose aus Haus, Gesicht und Nachtvogel mit dem Buchstaben D unter den hochgestellten, fensterartigen Augen. Die Linie deutet als gedämpfte Sinuskurve auf die Phasen der Nacht, die hineinzieht in das Reich des Schlafs, des Traums – und der Liebe. Das Hineingleitenkönnen in diesen anderen Wirklichkeitsbereich zeigt unter der abtrennenden Wellenlinie die blauschwarze Übermalung der Vegetation und die abgedunkelte Brust der halb eingetauchten Eule. Simulieren in der kleinen Version zu den *Phasen der Nacht* [Abb. 34] die Pinselstrichlagen am unteren Bildrand eine fließende Zone, so spricht hier verschmitzt die Formelsprache: Der Mund der Hopi-Maske erhält ein Wurzelzeichen, welches das Irrationale anspricht, und die übermütige Gleichung zwischen M(ax) und D(orothea) zeigt ein Herz und in die Potenz erhoben – gleich mehrfach – in der Wurzel aus –1 die Einheit des Imaginären. Rechts steht ein schlichtes, rotes Herz als Basis. Die Nacht, die Liebe, der Traum: Sie empfangen die Kräfte des Irrationalen und Imaginären. Zur gleichen Zeit aber verfügt die Eule über ein sehendes und ein nach innen gekehrtes Nachtauge, und über ihr wacht ein Gestirn als Verschmelzung von Vogel und Mond. *Die Phasen der Nacht* gehören zu den von Max Ernst so genannten D-Bildern, die er Dorothea Tanning jeweils zu gemeinsamen persönlichen Anlässen widmete. Das kleinere Bild ist nach wie vor in ihrem Besitz. Sie liebt es sehr, und sie läßt sich täglich (es hängt an entsprechendem Ort ihrer New Yorker Wohnung) von ihm in ihre eigenen *Phasen der Nacht* führen.[140]

Die Frage nach der Magie

Bei Novalis ergibt sich die Frage nach der Magie im Unterschied zu den Surrealisten aus der Frage nach dem Absoluten. So lautet z. B. das *1. Blüthenstaub-Fragment*: »Wir suchen überall das Unbedingte, und finden immer nur Dinge.« In den Fichte-Studien der Jahre 1795/96 kommt Novalis zu der Erkenntnis: »Das uns gegebne Absolute läßt sich nur negativ erkennen, indem wir handeln und finden, daß durch kein Handeln das erreicht wird, was wir suchen.«[141] Für ihn ist dann allenfalls

das nicht zu erreichende »Absolute (...) ein absolutes Postulat«, das »zu setzen und festzuhalten«[142] wäre. Wenn »Postulieren« als »Setzen und Festhalten« des Absoluten charakterisiert wird, so ist der Gedanke nicht weit, daß »das ächte Denken (...) wie ein Machen« anzusehen sei. Damit ergibt sich aus der Frage nach dem Absoluten die Frage nach der Magie, die Novalis auch »absolute Erfindungskunst« nennt.[143] Im absoluten Sinne bedeutet Magie den Machtanspruch, »die Dinge selber nach Maßgabe« eigener »Willkür (...) lenken, umschaffen, (...) womöglich vollständig aufheben« zu können.[144] »Magie ist = Kunst, die Sinnenwelt willkührlich zu gebrauchen.« Der Satz wird auch in dem genannten Aufsatz *Novalis: Magier und Sucher* zitiert. Ein weiterer Ausspruch: »Magie. Wahnsinn nach Regeln und mit vollem Bewußtseyn.«[145] Gedankenexperimente in diese Richtung klingen phantastisch, aber es ist bezeichnend für Novalis und die Zeit der Fichterezeption (mit dem zu verarbeitenden Gedanken des sich selbst wie die Welt setzenden Ichs), die Möglichkeiten der Magie in die philosophischen Reflexionen über das Absolute mit einbezogen zu haben. »Die Magie eliminiert« dabei, wie Manfred Frank feststellt, »die Kantische Rede vom ›schlechthin Gegebenen‹ und eröffnet die Fraglichkeit alles dessen, was ist, indem sie mit der Gegenmöglichkeit spielt.«
Bleibt die absolute Magie auch ein Gedankenspiel, so gibt es doch abgeleitete Formen derselben, die dem Menschen erreichbar sind. Für die Kunst bedeutsam ist dabei die »illusionistische Magie«,[146] die nach Novalis durch die »Wunderkraft der *Fiction*« das »Gegenwärtig machen – des Nicht Gegenwärtigen« leistet. In diesem magischen Vergegenwärtigen des Nicht-Vorhandenen hat die Kunst ihren Ort. Die Poesie verwirklicht sich in ihrem »Vermögen, von eingebildeten Gegenständen, wie von Wirklichkeiten zu handeln«.[147]

Die »Operation« der Romantisierung

Bei Novalis begegnet uns das »Gegenwärtig machen – des Nicht Gegenwärtigen« im Roman und in seinen Gedichten und Märchen. Wie sehr Novalis sich seiner Verfahren bewußt war, zeigt der Text über die »Operation« der Romantisierung, der für den Kunstauftrag der Vermittlung eine Methode angibt, nicht ohne einleitend mit Nachdruck ihre Dringlichkeit zu betonen. Das wichtige *Fragment 105* der *Poëticismen* lautet: »Die Welt muß romantisirt werden. So findet man den ursprünglichen Sinn wieder.

Romantisieren ist nichts, als eine qualitative Potenzirung. (...) Diese Operation ist noch ganz unbekannt. Indem ich dem Gemeinen einen hohen Sinn, dem Gewöhnlichen ein geheimnißvolles Ansehn, dem Bekannten die Würde des Unbekannten, dem Endlichen einen unendlichen Schein gebe so romantisire ich es – Umgekehrt ist die Operation für das Höhere, Unbekannte, Mystische, Unendliche – dies wird durch diese Verknüpfung logarythmisirt – Es bekommt einen geläufigen Ausdruck. (...) Wechselerhöhung und Erniedrigung.«[148]

Wie Potenzieren und Logarithmieren umgekehrte Rechenoperationen sind, so verlaufen auch die Operationen der Romantisierung in entgegengesetzte Richtungen, die Novalis in seinem Fragment zusammenfassend als »Wechselerhöhung und Erniedrigung« bezeichnet. Das Potenzieren führt gewissermaßen hinauf, die 3. Potenz von 10 z. B. ergibt 1 000, während das Logarithmieren von der Potenz zum Exponenten zurückführt, der Logarithmus von 1 000 zur Basis 10 ergibt wieder 3. Potenzieren steht also für die »Erhöhung« – des Gemeinen, Gewöhnlichen, des Bekannten und des Endlichen. Diese verleiht ihm »einen hohen Sinn, (...) ein geheimnißvolles Ansehn, (...) die Würde des Unbekannten«. Logarithmieren verdeutlicht die »Erniedrigung«, die dem Höheren, Unbekannten (...) »einen geläufigen Ausdruck« verleiht und so das »Gegenwärtig machen – des Nicht Gegenwärtigen« bewirkt. Die Romantisierung zielt also auf die Vermittlung zwischen der prosaischen, alltäglichen, gemeinen Welt und einer anderen, sie geheimnisvoll umgreifenden, unbekannten, höheren Welt, einer Welt des Wunderbaren. Ihre wechselseitige Zuordnung und Durchdringung ermöglicht ein neues Sehen und soll dadurch helfen, den »ursprünglichen Sinn«, der auf Einheit und Ganzheit zielt, wiederzufinden.

Es gibt einen geradezu ärgerniserregenden Ausspruch des Novalis, welcher lautet: »Der Tod ist das romantisirende Princip unseres Lebens.«[149] Seinen Gedanken folgend läßt sich der provozierende Satz aber verstehen: Das Leben erfährt durch den Tod den »hohen Sinn« der Einmaligkeit, und umgekehrt wird durch ihn etwas ganz Anderes, nicht mehr Verfügbares in extrem drastischer Weise sichtbar gemacht. Zielt die Romantisierung immer auch auf Grenzüberschreitungen, so bedeutet Tod die Grenzaufhebung schlechthin. Auch hier stellt sich – ganz existenziell – die Frage nach Einheit und Ganzheit.

»Neue, nie gesehene Bilder«

Das tertium comparationis zwischen der »poetischen Synthesis« des Romantikers und des Surrealisten liegt in dem Anliegen, im Kunstwerk zwei verschiedene Wirklichkeitsbereiche aufeinander zu beziehen. Der Surrealist möchte dabei die Welt der äußeren Realität mit der inneren Welt des Unbewußten und der Träume verknüpfen, in der er einen reichen Schatz archetypischer Bilder verborgen weiß. Es soll nun an konkreten Beispielen von Frottagen, Grattagen und Décalcomanien untersucht werden, wie sich die spannende Koppelung und Rückkopplung zwischen diesen beiden Realitätsebenen verwirklicht, so daß »neue, niegesehene Bilder« entstehen. Der Kontext dieses Novalis-Wortes wird noch von Bedeutung sein. Dabei kann an vielen Stellen auch auf romantische Motive und Reflexionen zurückgegriffen werden. Es wird sich zeigen, daß bei der Handhabung der von Max Ernst entwickelten Zufallsverfahren alle Bedingungen der Romantisierung erfüllt sind. So kann die Behauptung gewagt werden, daß die halbautomatischen Techniken in der Hand Max Ernsts letztlich Instrumentarien der Romantisierung sind. Sollte ihm der Begriff nicht geläufig gewesen sein, so war ihm aus seiner Novalis-Lektüre das Phänomen mit Sicherheit bekannt. In jedem Fall gelang es ihm, mit Hilfe dieser Verfahren die Operation der Romantisierung aus dem ihm von der Dichtung her zutiefst vertrauten sprachlichen in den visuellen Bereich zu übertragen. Vielleicht liegt gerade in der von Max Ernst vorgenommenen Romantisierung das Geheimnis der bleibenden Faszination seiner Bildwelt.

Fremde Welten von Bastgeflecht
Frottagen

Metamorphosen

Das Ereignishafte der »Entdeckung« des Verfahrens im Sommer 1925 kam bereits in Max Ernsts Erinnerungen zum Ausdruck. Von den vielen Frottagen, die in schneller Folge unter der »Intensivierung (...) der visionären Fähigkeiten« entstanden, wurden vierunddreißig Blätter für eine Mappenausgabe ausgewählt, die 1926 bei Jeanne Bucher unter dem Titel *Naturgeschichte* [Histoire Naturelle] erschien. In diesem Frottagezyklus kreiert Max Ernst eine eigene Schöpfungsgeschichte. Das erste Bild beginnt mit einer Urflut: *Meer und Regen*[150] [Abb. 35]. In der unteren Hälfte umfaßt ein Trapez wie eine Bühne vergrößerte Wellenformen, die zugleich wie Berge wirken. So entsteht, gerahmt durch einen Kreis, eine neue Welt. Vor der Bühne deutet nur noch der obere Teil eines versinkenden Kreises einen vorausgegangenen Untergang an. Es hat sich ein vom Künstler beschnittenes Original der unteren Bildhälfte erhalten. Offensichtlich war Max Ernst dieses zyklische Geschehen sehr wichtig. Von kosmischen Motiven über Pflanzen- und Tierdarstellungen entfaltet sich die Naturgeschichte bis hin zu *Eva, die einzige, die uns bleibt* als Krönung. Die Evolution, das Wunder des Werdens und der Verwandlung, wird dabei auf verschiedene Weise einer Romantisierung unterzogen.

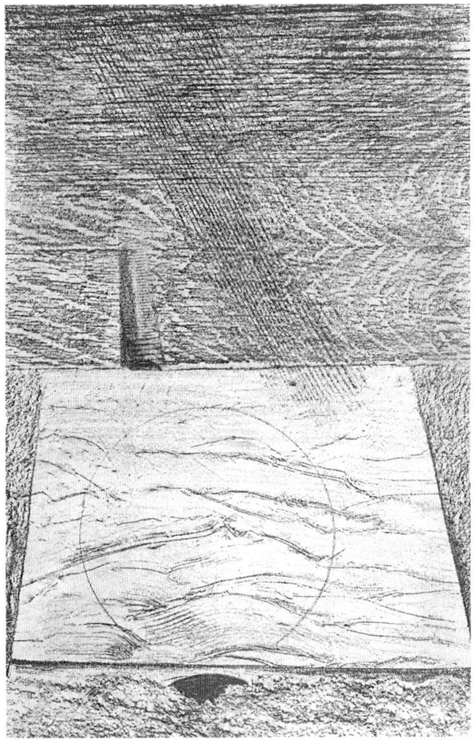

35 *Meer und Regen, Naturgeschichte*, Blatt I, 1925

Ein wichtiges Mittel ist die Metamorphose, etwa in Blättern wie *Vogelscheuchen* [Abb. 36] oder *Aufbruch des Kastanienbaums* [Abb. 37]. Ihre Gestaltumwandlungen erinnern an die Zeilen: »Der lockre Staub wird zum Gesträuch / Der Baum nimmt thierische Gebehrden« aus dem Novalis-Gedicht *Es färbte sich die Wiese grün*. Die Metamorphose zwischen Mensch und Tier, gemäß der Stelle »Das Thier soll gar zum Menschen werden«, verwirklicht in einmaliger Weise das Brustbild des Pferdes in dem Décalcomanie-Gemälde *Der polnische Reiter* von 1954 [Abb. 38].

Als Metamorphose gibt es in den Frottagen auch die Rückverwandlung in paläontologische Formen der Verholzung, z. B. in der *Grabbeigabe* [Abb. 39]. Allein schon durch die frottierten Strukturen wirken diese Schöpfungen vertraut und fremd zugleich. Auf einen oben zitierten Ausspruch aus Rimbauds *Seher-Brief* anspielend wird nach Werner Spies in diesen Blättern »das Bekannte monströs«,[151] mit Novalis erhält es »die Würde des Unbekannten«.

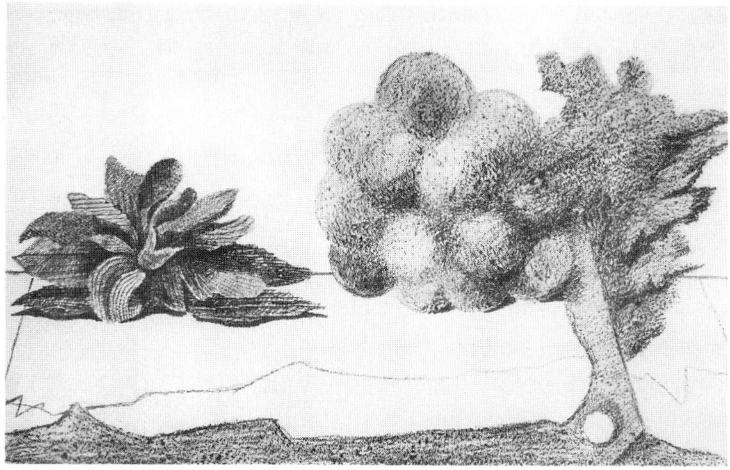

36 *Vogelscheuchen, Naturgeschichte*, Blatt 13, 1925

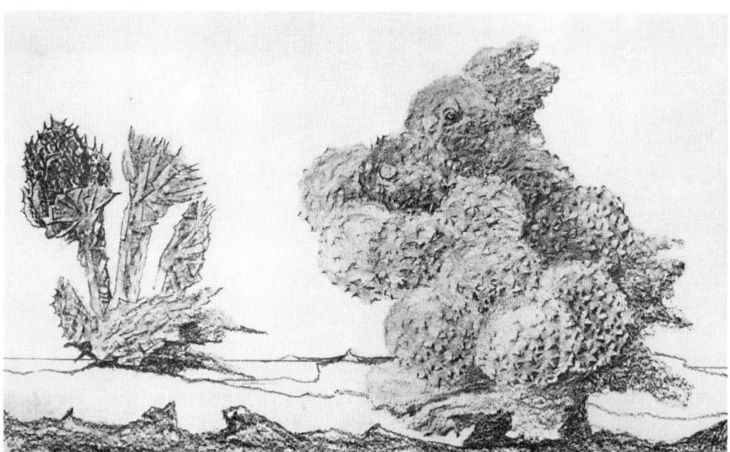

37 *Aufbruch des Kastanienbaums, Naturgeschichte*, Blatt 14, 1925

Eine besondere Gestaltumwandlung ist in dem Blatt *Der Ausbrecher* [Abb. 40] ein Vogel-Fisch-Zwitter, der weit geöffneten Auges durch die Luft segelt, aus seinem ursprünglichen Element »ausgebrochen« und Neuland suchend. Dabei vollzieht sich seine einsame Revolution ganz unaufgeregt, im Gleiten und Schauen. Es sind die kaum merklichen Veränderungen, die auch im Detail »dem Gewöhnlichen ein geheimnißvolles Ansehn« geben. Der Vogelkopf hat kein Gefieder, der Fischkörper keine Schuppen. Die zum Durchreiben verwendeten Strukturen deuten vielmehr auf andere, beim Betrachten des Zyklus schon wahrgenommene Ontologien hin. So ist der Fischkörper an anderer Stelle noch die Haut des »Urtiers« [Abb. 39], aber auch der Kopf des *Blitzes unter vierzehn Jahren* [Abb. 41] oder der Laib eines *geimpften Brotes* [Abb. 42]. Die Fläche des rautierten Bodens taucht auch in anderen Blättern auf; in *Er wird weit von hier niederfallen* [Abb. 44] ist sie ein Baumstamm oder ein Turm. Das große Auge, ein durchgeriebenes Rädchen, begegnet uns noch in der kosmologischen Frottage *Ein kurzer Blick* [Abb. 45] als Zentrum des doppelt beringten Gestirns. Auf diese Weise entsteht eine Sicht der Welt, die nicht nur andere Kosmen ahnen läßt, sondern der geläufigen, bekannten Welt unserer alltäglichen Umgebung die Eindeutigkeit des Seins abspricht durch die Ineinssetzung des einander Widersprechenden. So kommt – wenigstens innerhalb der Bildrealität – zur Annullierung des Identitätsprinzips die Aufhebung des Satzes vom Widerspruch. Diese ist aber nach Albrecht Fabri nur die Kehrseite der von Max Ernst angestrebten »Wiederherstellung der ursprünglichen Einheit des Seins«.[152] Vermittelt

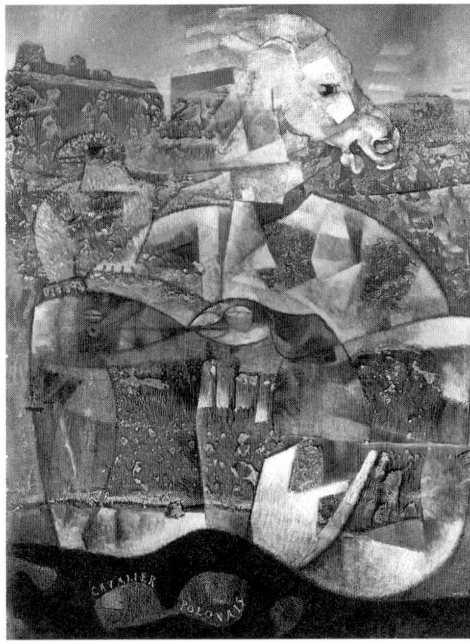

38 *Der polnische Reiter*, 1954

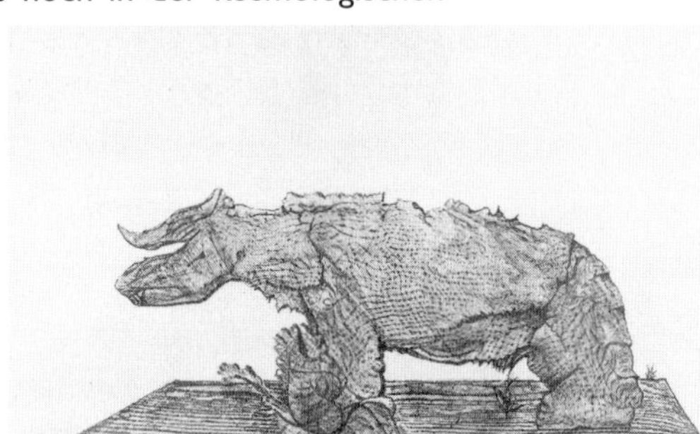

39 *Grabbeigabe, Naturgeschichte*, Blatt 28, 1925

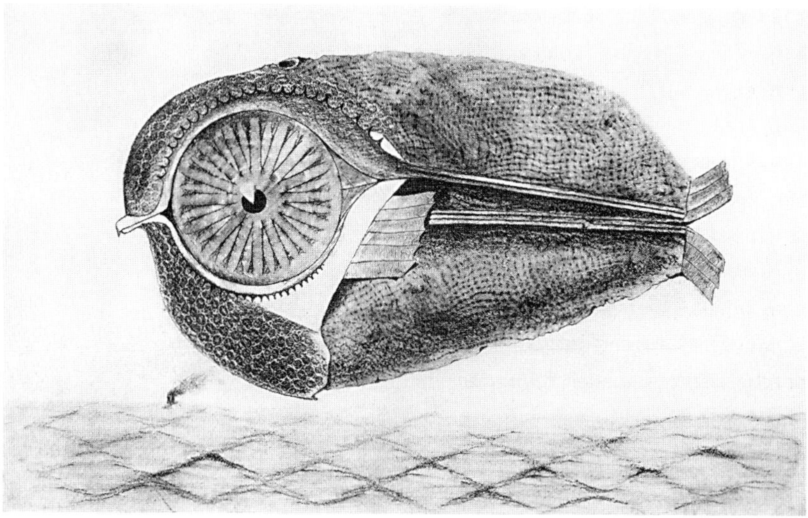

40 *Der Ausbrecher, Naturgeschichte*, Blatt 30, 1925

wird diese Vorstellung als ästhetische Wirklichkeit auf dem Weg der Romantisierung, die über die Verwandlung die Gegensätze aufhebt.

Isolierung

Die Metamorphosen sind in vielen Fällen gekoppelt mit der isolierten Sicht auf einen einzelnen Bildgegenstand, einen Apfel, ein Blatt, eine Meereswoge oder ein Gestirn. Durch die Romantisierung wird er aber »aufgeladen« mit Aspekten, die über den Gegenstand weit hinausgehen. Von geradezu magischer Wirkung ist die Frottage *Lichtrad* [Abb. 46]. Ein einzelnes großes Auge in einem rechteckigen, unregelmäßig ausgegrenzten Stück Haut reicht allseitig bis zum Bildrand und wird unten von diesem beschnitten. Dieser Ausschnitt wirkt nicht verletzt oder verletzend wie eine Körperfragmentur, sondern eher wie ein Monument.[153] Es steht auf einem Untergrund, vor einem freien Raum. Lider und Wimpern des Auges bestechen durch ihre perfekte Zeichnung, die Iris entstand durch radial geordnete Schraffuren um eine kleingestellte, also starkem Licht ausgesetzte Pupille. Dieses *Lichtrad* ist umgeben von dem zarten Geäder eines durchgeriebenen Blattes. Das so gestaltete Auge gibt dem Betrachter nicht den Eindruck, angeschaut zu werden. Vor einen unendlichen Raum gestellt, hat dieses Auge vor sich nicht den Betrachter, sondern eine weitere Unendlichkeit. Hier wurde das Sehen an sich thematisiert.

Die Hautoberfläche des Monumentes entspricht dem Fischkörper des »Ausbrechers« und mit ihm dem schon genannten »Urtier«, dem jugendlichen »Blitz« und dem »Brot«. Der Untergrund ist von der Schlangenlederunterlage durchgerieben, die auch schon für den Vogelkopf des »Ausbrechers« verwendet wurde. Jetzt reflektiert die Frottage in einem tieferen Sinne auch auf sich selbst. Sie demonstriert das die Vereinigung aller Gegensätze ermöglichende Sehen, welches hier aus der Metamorphose der getrennten Seinsbereiche entsteht.

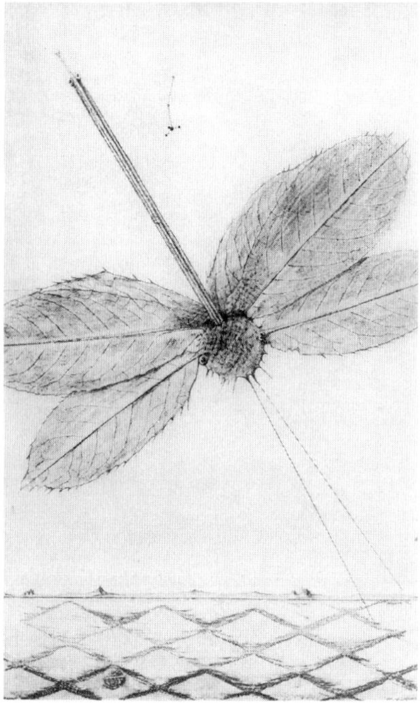

41 *Blitze unter vierzehn Jahren, Naturgeschichte*, Blatt 28, 1925

Kosmische Weiten

Die Frottagen mit kosmischen Ansichten zu Beginn der *Naturgeschichte* geben dem Betrachter den Eindruck einer unendlichen Weite. Dabei wird die übereinandergestellte, vom Bildrand überschnittene Anordnung verschiedener Strukturen zur Chiffre der Unendlichkeit. Diese reduzierte Form einer Landschaft findet sich schon in dem Ölbild *Landschaft mit Sonne* von 1909 (Sp/M 10) mit seinen horizontal angeordneten Farbstreifen um ein zentrales Gestirn. Auch das Gemälde *Ein schöner Morgen* [Abb. 1] erhielt durch diese Gliederung seine kosmische Dimension.

In den Frottagen schaffen die Menschenleere und das Fehlen des Uferstreifens den Eindruck von Unbegehbarkeit. Statt zum Begehen sind es fremde Welten zum Sehen [Abb. 45, 48, 51]. Sind diese Welten (in seltenen Fällen) anthropomorph belebt, so erfolgt dies im Flug, in Signalen der Freiheit. Das Blatt *Hengst und Windsbraut* [Abb. 47] ist in dieser Hin-

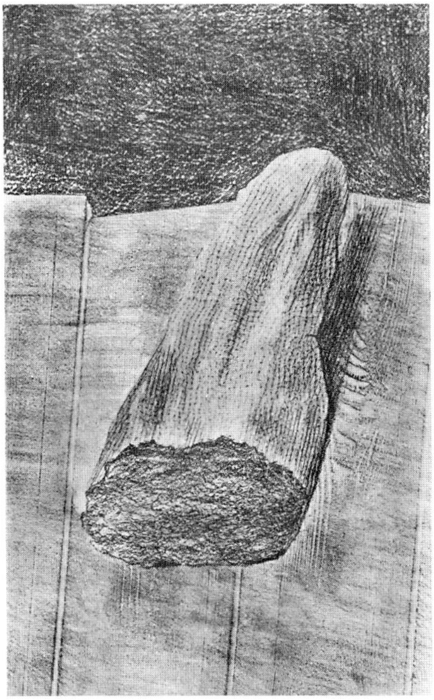

42 *Das geimpfte Brot, Naturgeschichte*, Blatt 23, 1925

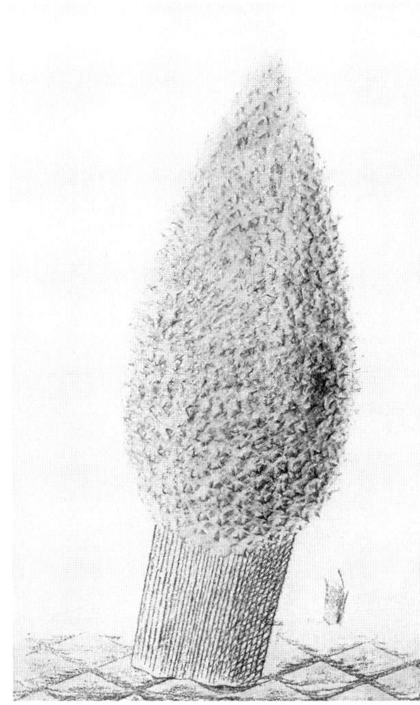

43 *Die faszienierende Zypresse, Naturgeschichte*, Blatt 9, 1925

sicht eine ganz besondere Bild(er)findung. Nur durch vertikale und horizontale Schraffuren ist ein hoher Himmel über einer unbegrenzten mauerartigen Barriere gegeben. Die Überschneidung durch den Bildrand seitlich und unten läßt die Ausdehnung auch in die Tiefe unermeßlich erscheinen. Ungeachtet dieser Gegebenheiten vollzieht sich oberhalb dieser Mauer das Unmögliche: Im Flug des Hinüber und Herüber küssen sich Hengst und Windsbraut. Durch die Dynamik der Bewegung, man betrachte nur die fliegende Mähne und die Hinterhand der Stute, müßte sich das Aufeinanderzu in Aufprall und Absturz verwandeln. Aber hier scheinen die Gesetze der klassischen Physik außer Kraft gesetzt. In diesem Grenzen überwindenden Kuß scheinen im Flug die Zeit und ihre Gesetze aufzuhören.

Winfried Konnertz verweist – außer auf Max Ernsts Antwort auf Oskar Kokoschkas *Windsbraut* von 1914 – noch auf das mögliche »Vor-Bild (...) des durch ein Fenster davonstiebenden Alp in Johann Füsslis Zeichnung *Der Alp verläßt das Lager zweier schlafender Frauen*, 1810«.[154]
So entsteigt diese Traum-Geburt gewissermaßen dem Unbewußten, wie

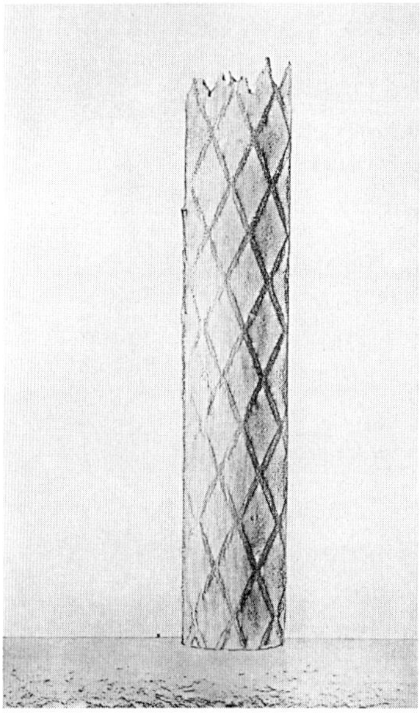

44 *Er wird weit von hier niederfallen, Naturgeschichte*, Blatt 7, 1925

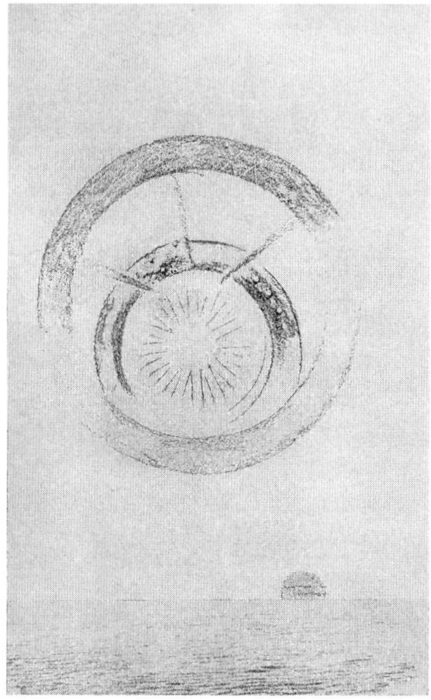

45 *Ein kurzer Blick, Naturgeschichte*, Blatt 2, 1925

die Bilder der Frottage überhaupt. Nach Werner Spies kam das Blatt *Hengst und Windsbraut* »ohne einen Bleistiftstrich zustande«, es entstand als »raffinierteste Synthese aus durchgeriebenen Bindfäden«.[155] Auf diese Weise bekamen die Pferde »ein geheimnißvolles Ansehn«, und durch die oben beschriebene Komposition erhielt ein Vorgang des Wunderbaren »einen geläufigen Ausdruck«.

Blick nach draußen

Neben den Bildern der Weite und Unermeßlichkeit gibt es unter den Frottagen solche der Verengung und der Ausgrenzung. Sie entstehen dadurch, daß sich von rechts und links vorhangartig zwei Bretter oder Wände in den Bildraum schieben und die Weite des Horizonts oder des Himmels bis auf einen schmalen Durchblick verstellen. Diese räumliche Konstellation wird auf verschiedene Weise zur erfahrenen Situation.
Das Blatt *Der Ursprung der Wanduhr* [Abb. 49] (vgl. zweite Fassung Sp / M 894) zeigt den einsamen Kampf eines Vogels gegen die Verhinderung seiner ureigensten Bestimmung. Seine Flügel schlagen gegen die Gefäng-

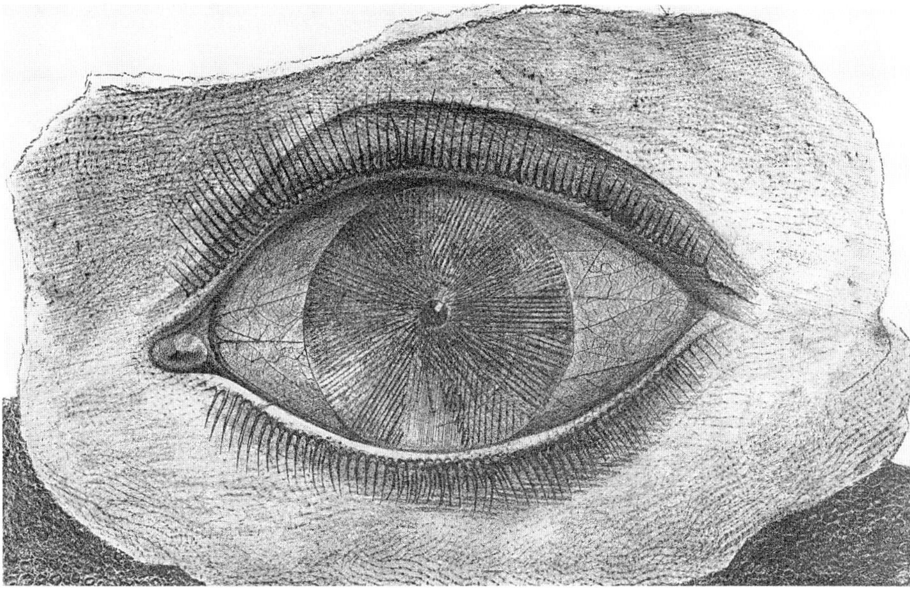

46 *Lichtrad, Naturgeschichte*, Blatt 29, 1925

nisbretter, und seine verkrampften Krallen finden keinen Halt. Eines der wichtigsten Bildmotive Max Ernsts, der gefangene Vogel, wird hier mit dem Aspekt der Zeit verbunden. Während der Kuß von Hengst und Windsbraut die Zeit gewissermaßen aufhob, wird hier die Zeit gemessen an Unfreiheit und Angst. Der Schlag der Flügel und des zitternden Herzens gibt der Zeit den Takt. Worüber schon viele Philosophen und Dichter reflektiert haben, bekommt in diesem Bild »einen geläufigen Ausdruck«. So kann von einer Romantisierung des Phänomens Zeit gesprochen werden. Daß dieser Prozeß mehr als die Verkörperung eines abstrakten Gedankens ist, liegt an dessen Koppelung mit der »Potenzierung«, die dabei dem Gewöhnlichen und Bekannten, wie hier Brett und Vogel, zuvor »einen hohen Sinn« gab.

In *Blättersitten* [Abb. 50] übernimmt ein Blatt die Position zwischen zwei Bretterwänden. Blätter werden meist in der Masse des Laubes oder abgefallen am Boden wahrgenommen. Hier aber wird ein schlankes, hohes Blatt durch seine Größe, seine aufrechte Stellung und seine frottierte Gestaltung zum Individuum und Träger des Bildinhaltes. Es erhält auf diese Weise die schon mehrfach zitierte »Würde des Unbekannten« – in vollendeter Romantisierung durch Isolierung. Das Blatt wirkt nicht

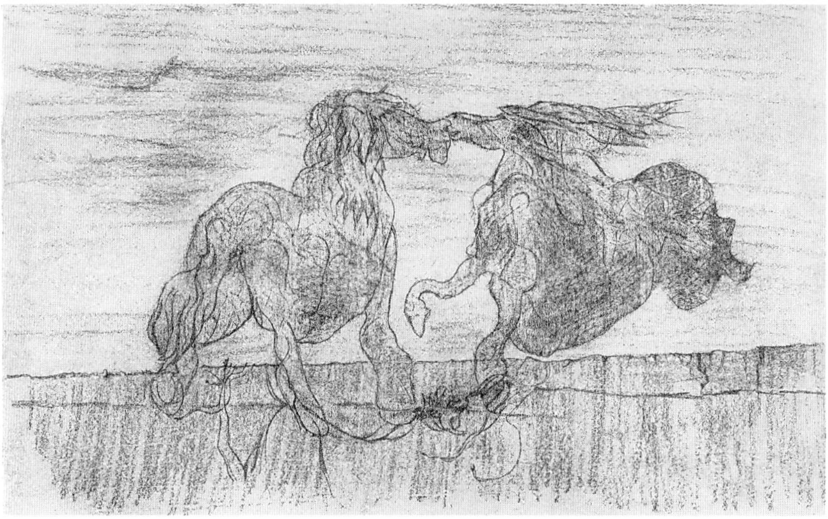

47 *Hengst und Windsbraut*, *Naturgeschichte*, Blatt 33, 1925

gefangen, sondern so »gelöst«, daß es auf das rechte Begrenzungsbrett einen Schatten werfen kann. Es führt den Blick des Betrachters auf eine tief unten liegende, weite Landschaft. In einer anderen Fassung (Sp / M 867, nicht in die Mappe der *Naturgeschichte* aufgenommen) entsteht durch eine holzartige, querlaufende Schraffur am unteren Bildrand der Eindruck eines Fensters, so daß das Blatt den für die romantische Malerei so bezeichnenden Blick aus dem Fenster vorführt. Die Position des Blattes übernimmt in der Frottage *tête des feuilles* [Blätterkopf] (auch nicht in die *Naturgeschichte* aufgenommen) ein Baum, dessen Krone wie Frauenhaar gebildet ist und dessen vom unteren Bildrand überschnittener Stamm auch als schlanker Hals gelesen werden kann. Hier sind die seitlichen Begrenzungen Mauern, die ins Bildinnere weisen, auf einen extrem tiefen Horizont.

Was die zuletzt besprochenen Frottagen metaphorisch verhüllten, erschließt das Schlußbild der *Naturgeschichte*. An die Stelle des Baumes tritt jetzt *Eva, die einzige, die uns bleibt* [Abb. 52]. Daß Max Ernst das Motiv noch fünfmal in Öl auf Leinwand bzw. Karton oder bemaltem Gips variierte [Abb. 53], belegt die Wichtigkeit dieses Themas für den Künstler. Eva ist das Ziel der Max Ernstschen Naturgeschichte als die Sehende, als die, die hinaussieht und das Universum mit ihrer inneren Unendlichkeit zur Verschmelzung bringt. Mit seinem Bekenntnis: »Indem es sich seiner Undurchsichtigkeit entledigt, verschmilzt das Uni-

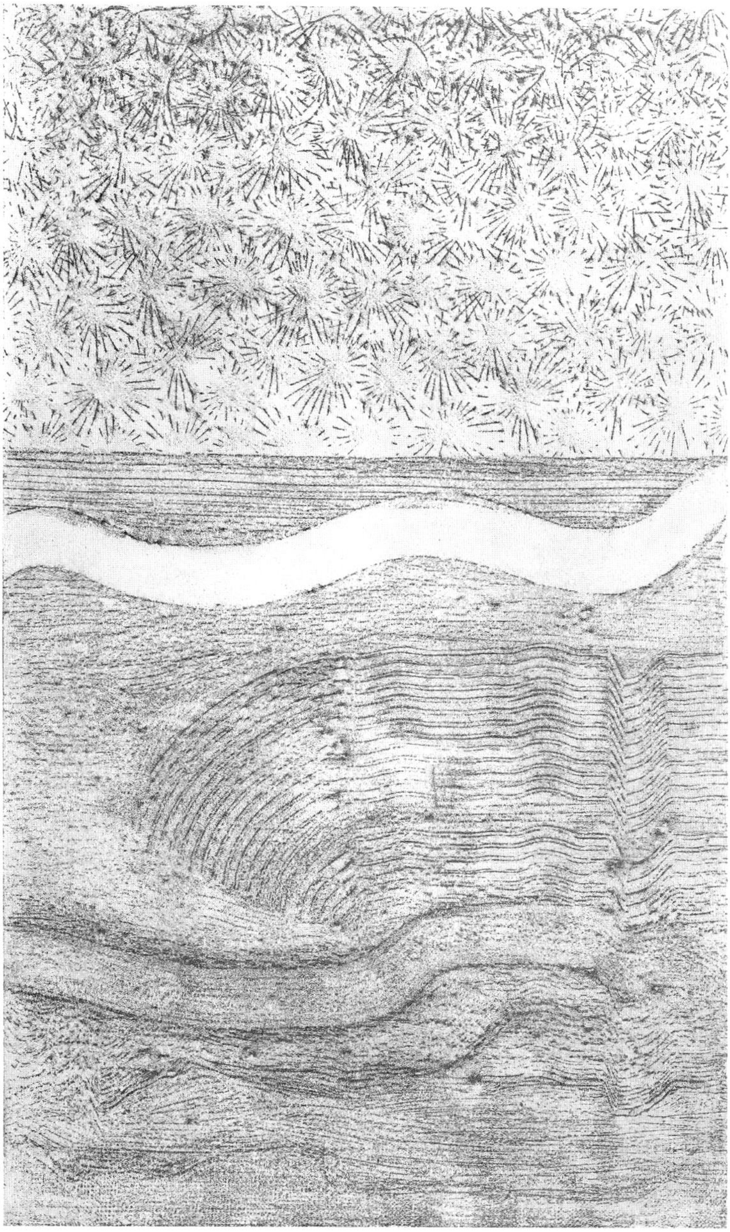

48 *Eisblumenschal über dem Golfstrom, Naturgeschichte*, Blatt 4, 1925

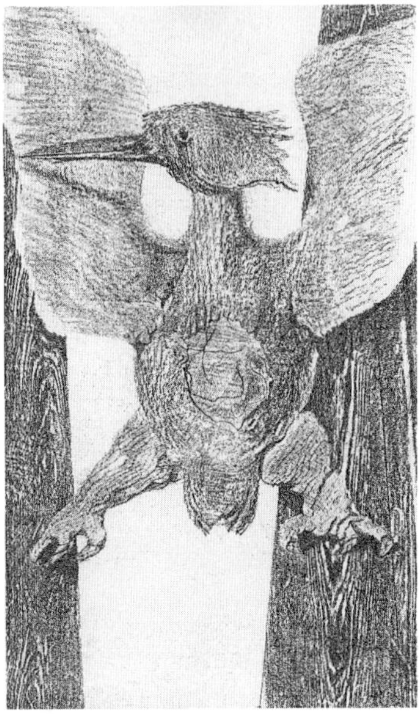

49 *Der Ursprung der Wanduhr, Naturgeschichte*, Blatt 26, 1925

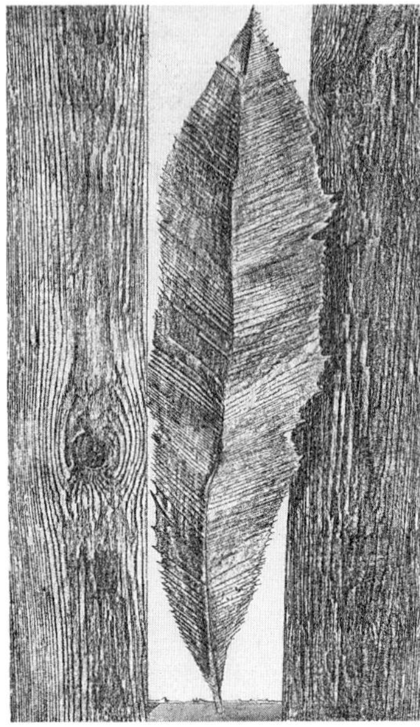

50 *Blättersitten, Naturgeschichte*, Blatt 18, 1925

versum im Menschen. Sich seiner Blindheit zu entledigen, wird so des Menschen Berufung.«[156] bezieht sich Max Ernst auf die Frottage als Inspirationsquelle, die sehend machen soll. Es ist beeindruckend, in den Erinnerungen Dorothea Tannings zu lesen, daß Max Ernst am Tag vor seinem Tod den ihn besuchenden Freund (nach Auskunft von Frau Henrike Pretzell war dies Robert Lebel) gerade nach dem *Seher-Brief* von Rimbaud befragte.[157] So umkreist er nicht nur bis zum Ende seiner Naturgeschichte, sondern auch bis zum Ende seiner persönlichen Lebensgeschichte das Thema der Berufung zum Sehen, zum Seher.

In diesem Sinne erhalten die Frottagen *Blättersitten* [Abb. 50] und *tête de feuilles* ihren eminent romantisierenden Effekt. Das Gemeine bekam »einen hohen Sinn«, das Gewöhnliche »ein geheimnißvolles Ansehn«, das Bekannte »die Würde des Unbekannten«, das Endliche »einen unendlichen Schein« und dadurch umgekehrt »das Höhere, Unbekannte, Mystische, Unendliche (...) einen geläufigen Ausdruck«. In seinem Schlußbild steht Eva für den Künstler, im Idealfall auch für uns, die Betrachter seiner Bilder. Nach Wieland Schmied möchte Max Ernst »in uns die Bereitschaft« zu unverstelltem Sehen fördern, die »aufgeladene Wirklichkeit, diese potenzierte Realität, diese vervielfachten Bilder zu

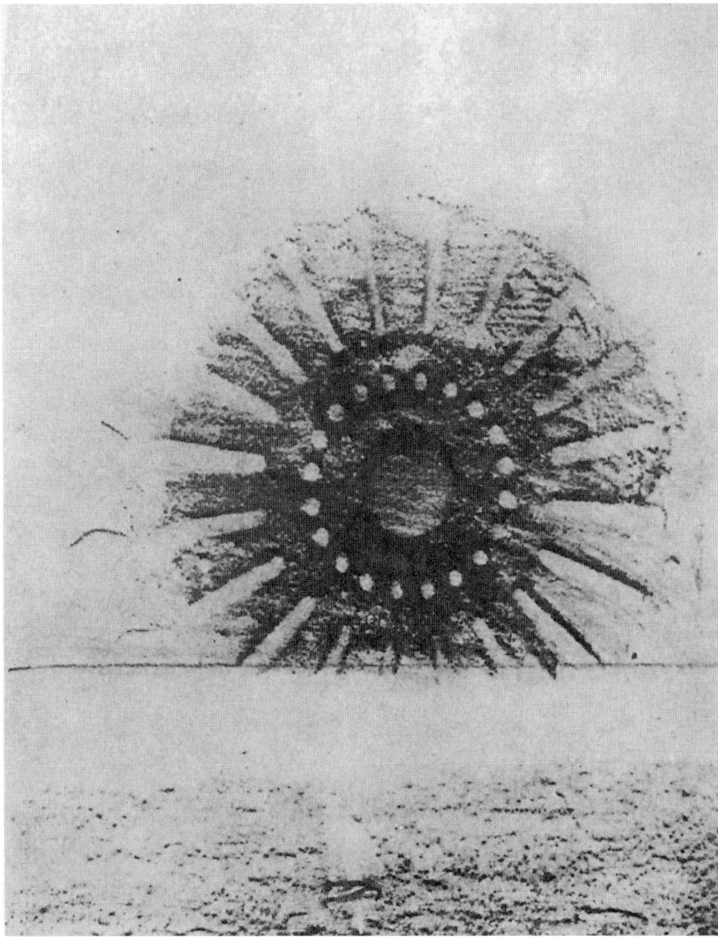

51 *Wenn das Licht das Rad schlägt*, 1925

sehen, (...) sie immer wieder neu heraufzurufen aus unserer Anschauung der Welt«.[158] Es ist dies im Sinne der Romantik ein Sehen, das äußere und innere Unendlichkeiten einander durchdringen läßt.

Max Ernst erweist sich in diesen Frottagewerken als ein Magier im Sinne des Novalis: »Magie ist = Kunst, die Sinnenwelt willkürlich zu gebrauchen«. Hingeworfene Schnüre wurden z. B. zu »Hengst und Windsbraut«, zugleich unwirklich und von neuer, vollkommener Wirklichkeitsdichte. Das Schlangenleder geht ein in den Vogelkopf des »Ausbrechers« und in das Fundament für das Augen-Monument *Lichtrad* usw. Wenn die Magie dieser Bilder darin besteht, »von eingebildeten Gegenständen, wie von Wirklichkeiten zu handeln« (Novalis), so ist bei Max Ernsts Einbildungen das »Bilden« hervorzuheben. Es liegt im Wesen seiner halbautomatischen Verfahren, daß nicht ein vorgegebenes Thema romantisierend gestaltet wird, sondern während des Werkvorgangs das Thema und zugleich dessen Romantisierung sich aus*bildet*. Auf einer weiteren Bildfindungsstufe kann die Betrachtung des fertigen Blattes noch einen Titel evozieren, der das Motiv an einen weiterführenden Gedanken koppelt, wie z. B. der Flügelschlag des gefangenen Vogels in *Der Ursprung der Wanduhr* mit dem Takt der Zeit verknüpft wurde. In einem potenzierten Hineinsehen, im Sichten des Hineingesehenen, war die Romantisierung des Phänomens Zeit somit nicht a priori Ziel, sondern Ergebnis eines Entstehungsprozesses des Bildes aus frottierten Strukturen. Diese Art der Titel(er)findung gibt uns zudem eine Gebrauchsanweisung für den Umgang mit den Bildern Max Ernsts. Sie wollen die Phantasie des Betrachters so anregen, daß sich im Hinsehen Assoziationen zu neuen Gedanken und Bildern verdichten.

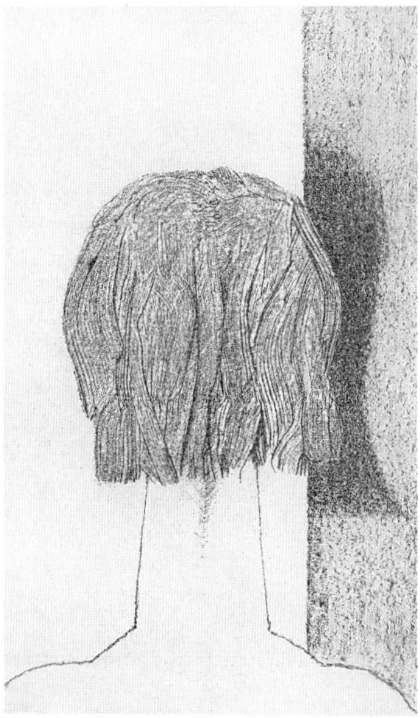

52 *Eva, die einzige, die uns bleibt, Naturgeschichte*, Blatt 34, 1925

Neben voneinander unabhängig entstandenen Einzelblättern gibt es jedoch auch inhaltlich zusammenhängende Bildfolgen wie Meeransichten, Baumgruppen oder auch die besprochene Reihe, in der Blatt, Baum und Eva ihre Positionen tauschten. Hier mag Max Ernst »von vornherein bewußter« vorgegangen sein. Christa Lichtenstern verweist im Vergleich mit Masson auf diesen Aspekt: »Schon durch die Auswahl der durchzureibenden Dinge (...) dirigiert er, dies wird oft übersehen, die Frottage und legt den Grund zur Evokation seiner halluzinatorischen Bilder.«[159] Die Themen und Motive entstehen also in einer komplexen Wechselwirkung von Steuerung und Hineinsehen. In jedem Fall aber, und dies ist der hier interessierende Aspekt, gebiert der Schaffensprozeß mit dem Motiv zugleich dessen Romantisierung, stellen sich doch durch den Akt der Frottage Bilder ein, die naturgemäß »ein geheimnißvolles Ansehn« oder »die Würde des Unbekannten« mitbringen und dadurch »das Höhere, Unbekannte, Mystische, Unendliche« im Bild sichtbar zu machen vermögen.

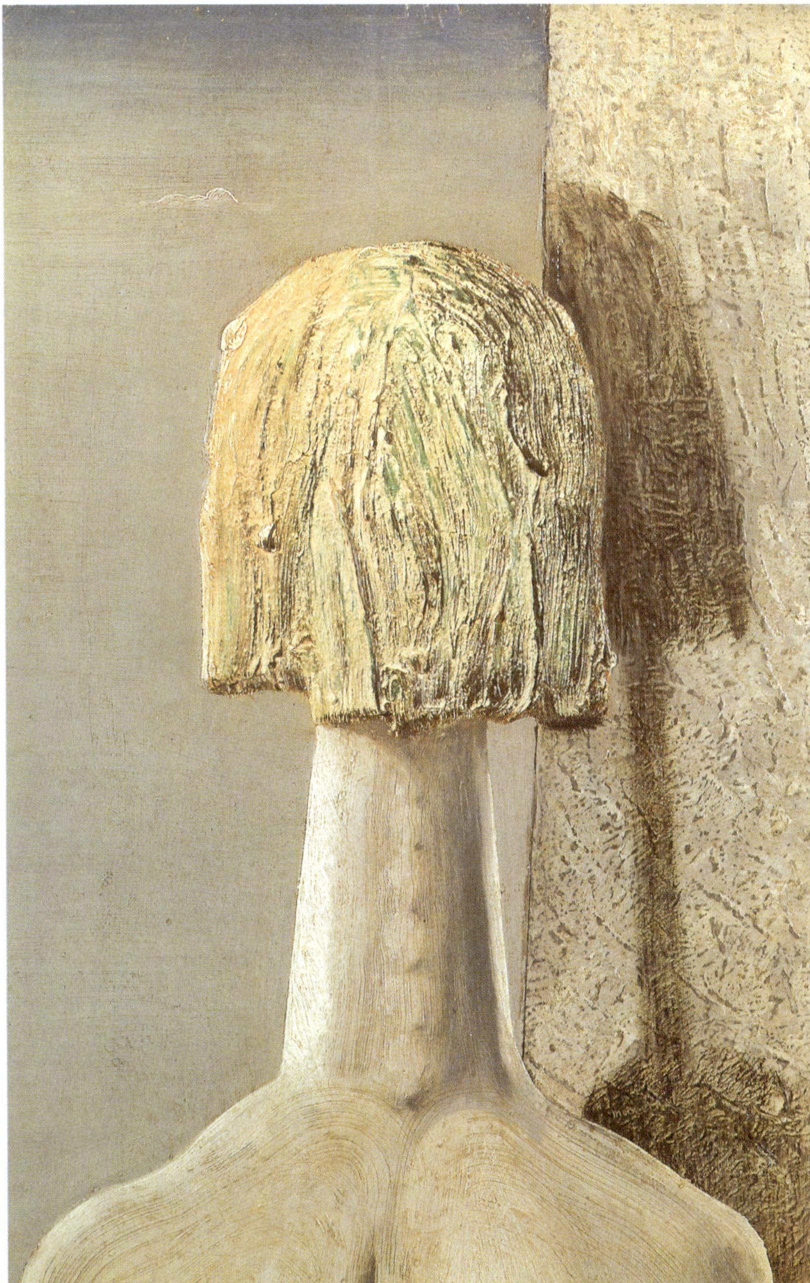

53 *Eva, die einzige, die uns bleibt*, 1925

»Ergebnis einer Berührung« Grattagen

Nach der Bedeutung, die der Frottage für die Kunst der Bildfindung zukam, war es nur folgerichtig, daß Max Ernst Entsprechungen in der Ölmalerei erprobte. Diese Technik der Grattage erhielt ihren Namen von dem Verb *gratter* für *schaben, kratzen, radieren*. Auch hier kann der Künstler dem Bildträger Dinge unterlegen und deren Strukturen auf diesen übertragen. Dazu wird die Leinwand mit mehreren Farbschichten grundiert. Wenn er dann mit der Spachtel darüberschabt, werden an den erhabenen Stellen nach Art der unterlegten Gegenstände tiefere Farbschichten, mitunter sogar die Gitterstruktur der Leinwand sichtbar. *Eva, die einzige, die uns bleibt*, wurde schon als Beispiel dieser Übertragung genannt. Mitunter arbeitet Max Ernst auch ohne Zuhilfenahme von Gegenständen, indem er einen Schaber als Griffel benutzt, der eine Darstellung aus tiefer liegenden Farbschichten herausritzt. Schließlich gibt es auch Beispiele, bei denen eine Struktur von oben in die noch feuchten Farben gedrückt wird. Hier liegt der Gedanke nahe, daß sich mit dem von der Frottage ausgehenden Verfahren auch der Effekt der Romantisierung überträgt.

Wald-Bilder

Das Bild *Der große Wald* [Abb. 54] ahmt den Frottageeffekt nach, ohne daß Gegenstände unter die Leinwand gelegt wurden. Über größere, nebeneinander aufgetragene Farbflecken in Rostrot und Hellgrün sind in einer zweiten Schicht Dunkelbraun und Schwarz so hauchdünn aufgespachtelt, daß die unteren Farben durchschimmern können. Aus der noch feuchten Farbfläche, in der Ausdehnung des gedachten Waldes, wurde dieser nun herausgeschabt, also die Kontur der Pfähle, der Baumstümpfe und des flachen Sockels, ebenso deren Binnenzeichnung mit den »Bohrgängen« und der borkigen Rindenstruktur, mit dem moosigen und pilzartigen Bewuchs, aber auch der aufflatternde Vogel mit dem großen Auge. Danach wurden der Himmel und das fremde Gestirn gemalt.[160]

Der so entstandene Wald erhebt sich auf einem niedrigen, von einem Bildrand zum anderen reichenden Sockel. Auf diesem kann ihn der

Himmel völlig umgreifen, auch an den Rändern. So ist er herausgelöst, um als eigener Kosmos begriffen zu werden; er steht für eine Natur, zu der Chaos und Zerstörung gehören, aber auch das Leben über dem Abgestorbenen und, symbolisiert durch den aufrechten, kräftigen Pfahl in der Mitte, das einsame Sichbehaupten. Unter dem hellen Auge des Gestirns stellen sich wieder die Fragen von Zeit und Dauer. Wenn so das Waldbild einen kosmischen Bedeutungsgehalt gewinnt, wird dies möglich durch die Operation der Romantisierung, die durch die Verfremdung hierfür Symbole schafft.
Im Jahr 1953, als der *Vater Rhein* gemalt wurde, entstand auch das Gemälde, *Mutter und Kind im nächtlichen Wald* [Abb. 55], eine Décalcomanie. Wie in jenem Bild sind die beiden Personen phantomhaft mittels kreisender Umrißlinien gegeben, durch die sich das Erlebnis »Wald« direkt und unmittelbar äußern kann. Auf eine poröse Bretterwand reduziert, feuer- und fleischfarben vor schwarzblauem Himmel, reicht dieser Wald rechts und links und zum Teil auch oben bis an die Bildränder. Mit seiner Epidermis aus aufsteigenden Fasern und seitlichen Vernetzungen wird er zum Angsttraum, aus dem es kein Entrinnen gibt. Die offenen Münder und wimpernlos starrenden Augensignalisieren dies einem Betrachter, den sie in frontaler Nahsichtigkeit fast bedrängen. Wo vor der Brust des Kindes die schützende Hand der Mutter erwartet wird, reißt ein wolfartiges Tier sein Maul auf. Hier fanden Bedrohung und Übermacht ihre einprägsamen Zeichen.

Die ganze Stadt

Es hatte sich gezeigt, daß die Romantisierung in Max Ernsts Werk ohne seine stets neu variierten halbautomatischen Verfahren nicht zu verstehen ist, da diese Techniken gerade den Potenzierungs- oder Erhöhungsanteil der »Operation« zustande bringen. Aus »der gegenständlichen Umdeutung von Strukturen, die Max Ernst mit Hilfe von Grattagen auf die Leinwand übertragen hat«, entstanden Gemälde mit »visionäre[n] Themen« wie die meisten *Wald*- und *Ganze-Stadt*-Bilder.[161] Mit ausgestanzten Blechen, die er in die feuchte, geschichtete Farbgrundierung drückte, entwickelte er 1927/28 seine aufragenden Grätenwälder. Die Drehung der motivgebenden Bleche um 90° führte 1935 zu einem horizontal geschichteten, durchlöcherten Formenbestand, der nach Er-

gänzung durch einen gemalten Himmel mit oder ohne Gestirn erst die Ausdeutung zu Berghügeln bzw. Burgbergen erhält (Sp / M 2208 – 2213, alle in Öl auf Papier). Im Unterschied zu den *Grätenwäldern* wurde hier, wie bei den Frottagen, das gestanzte Material dem Bildträger unterlegt. In weiteren Versionen wird vom unteren Bildrand her eine Vegetation hinzugefügt (Sp / M 2214 – 2219). Diese Bilder ohne menschliches Leben heißen erstaunlicherweise *Stadt* oder *Die ganze Stadt*, *Die imaginäre Stadt*, *Chinesische Mauer*.
Nachdem sich Max Ernst in den genannten zwölf Versionen des Themas von 1935 das Vokabular erarbeitet hat, kommt es 1936 zu der beeindruckenden Verdichtung in der Züricher Ausprägung der *Ganzen Stadt* [Abb. 56]. Zur größeren Fernsicht gegenüber den Arbeiten von 1935 kommt nun eine größere formale Ausgewogenheit. Entstanden die Schichtungen in den früheren Bildern durch häufigen Neuansatz von neben- und übereinandergestellten Grattagen, lagern sich hier die Terrassen in durchgehenden Streifen mit geradem Abschluß und gleichbleibender Struktur in zunehmender Steigung übereinander, um oben in einer ruinenartigen Auftürmung mit großer Eingangsöffnung zu gipfeln. Das Material, welches der beschichteten Leinwand unterlegt wurde, ist weicher als in den vorhergehenden Versionen. Vermutlich fanden statt gestanzter Bleche Bast- und Strohmatten Verwendung, was auch das Spitzenmuster der letzten hohen Mauer unter der Gipfelruine erklären würde. Terrassenränder und erhabene Strukturen des Gesteins bilden ein gleichmäßiges gelbliches Gefüge innerhalb des umgebenden warmen Rotbraun. Die starke Abschabung der Farbe läßt besonders in den unteren Terrassen, im Unterschied zu den vorausgegangenen Papierbildern, das Gewebe der Leinwand als vereinheitlichende Struktur mitsprechen. Während die unteren Terrassen rechts vom Rand überschnitten sind, fällt der Berg links parallel in unermeßliche Tiefen ab.
Ein Pflanzendickicht, das wiederum von unten und den seitlichen Rändern überschnitten ist, macht den Berg trotz der sanft ansteigenden Terrassen unbetretbar. Wie bei dem Gemälde *Die Lebensfreude* wird der Betrachter durch die bodenlose Vegetation von dieser Welt ausgeschlossen. Reizvoll ist bei den Grattagen die Kombination von Abschabung und Malerei. Was sonst den Wechsel der Bildzonen ausmacht, gilt hier auch für den Innenbereich der Vegetation. Während die dornig gezähnten Blätter und die breiten, flachen Halme wohl der Leinwand unterlegt waren und ihre Entstehung im Bild der Abschabung verdan-

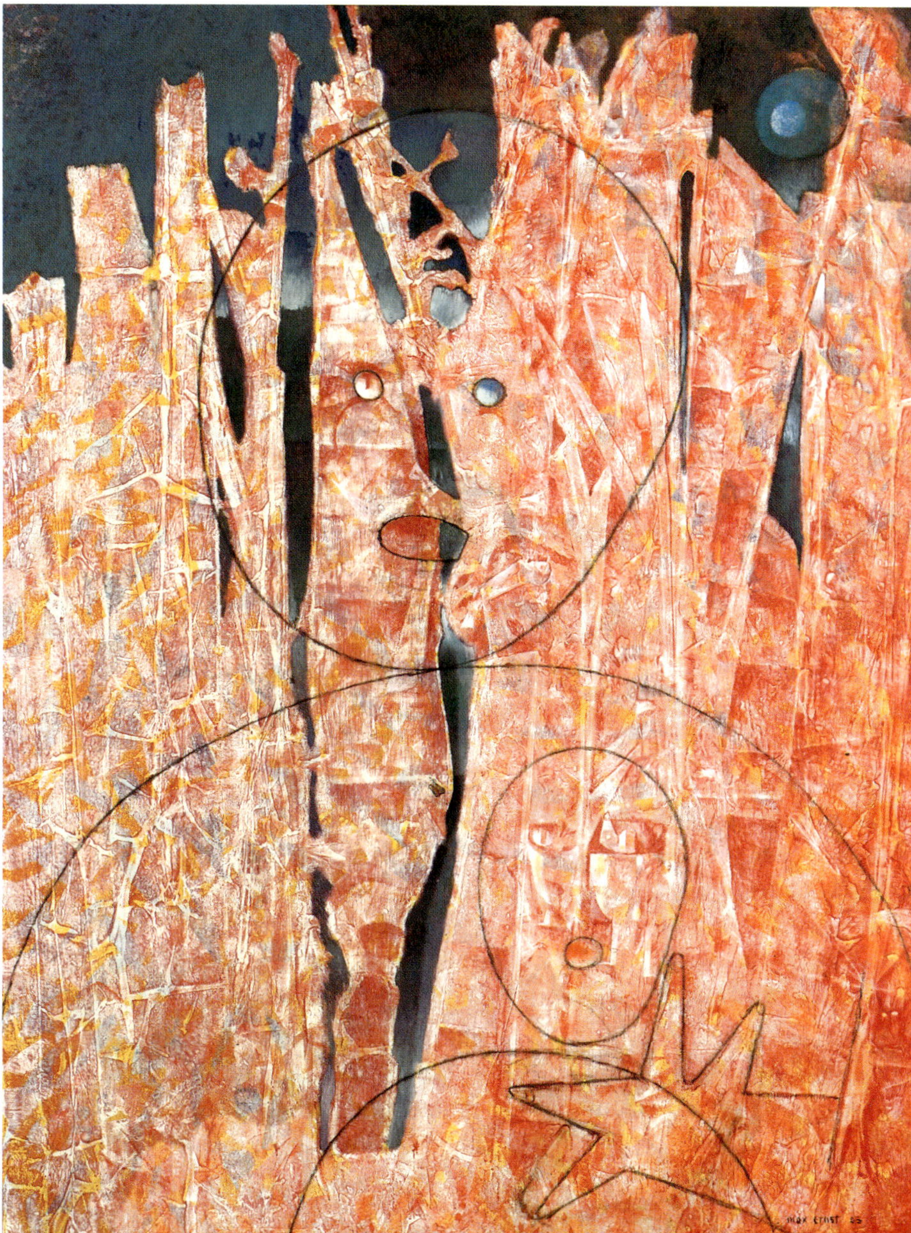

55 *Mutter und Kind im nächtlichen Wald*, 1953

ken, sind die Knospen, Früchte, Rispen und Blüten mit feinster Akribie gemalt. Wie eine Wellenbewegung legen sich von links aus niedergewehte, riesige Halme über die Vegetation, in welcher durch Metamorphosen Entwicklungen evoziert werden. In der Mitte geht eine Halmspitze in den Kopf eines Reihers über, rechts daneben entsteht aus einem Blatt ein kauerndes Urtier, dessen offenes, gezahntes Maul den dornigen Blatträndern seiner Umgebung abgezeichnet scheint. Unterhalb und zwischen beiden knickt ein Halm so nach unten ab, daß durch seine fingrig eingerissenen und nochmals nach unten und hinten abgeknickten Halmspitzen die Gestalt einer herabgesunkenen, sterbenden Hand entsteht, teilweise vom unteren Bildrand angeschnitten [Abb. 57]. Es zeugt von der kompositionellen Bewußtheit Max Ernsts, daß diese Hand sich genau unter der Ruine und dem Gestirn befindet.

Vertraut und fremd zugleich, wie die Vegetation und die Bergaufschichtung, zeigt sich auch der pastos gemalte grünlichblaue, dunkle Himmel mit seinem helleren Widerschein hinter den Konturen des Berges. Während dieser die glühend warmen Farben des Abendlichtes aufweist, zeigt der Himmel schon die Farben der Nacht. Ein »übergroßer grünlichgelber Mond« weist, wie Felix Andreas Baumann bemerkt, eine solch »körperhaft dicke Farbschicht« auf, daß er »in seiner leuchtenden Präsenz beinahe aus der Fläche herauszutreten scheint: Was in Wirklichkeit als entfernte Transparenz nur wahrgenommen werden kann, verdichtet sich im Bilde zu handgreiflicher Gegenwärtigkeit.«[162] Unter dieser bedrückenden Nähe behauptet sich die Ruine, aber auch – und dies sieht man erst bei genauerem Hinsehen – eine feierliche Aufreihung mit feinem Pinsel gemalter zypressenartiger Bäume, die rechts und links des großen Ruineneingangs den obersten Terrassenabsatz säumen. Eine zweite Baumgruppe steht weiter unten über der Stelle, von wo aus der Berg links vom Bildrand steil in die Tiefe abfällt. Dieses Wenige ist das einzig Lebendige zwischen den aufragenden Terrassen.

Es fragt sich nun, wie diese Hieroglyphe aus Tafelberg zwischen undurchdringlicher Vegetation und bewegungslosem Himmel die Vision einer *Ganzen Stadt* sein kann. Dies erschließt sich aus den Zeitvorstellungen der deutschen Romantik.

Der Geschichtsentwurf des Novalis entspricht einer Trias: goldene Urzeit, zu verwandelnde Gegenwart, goldene Endzeit. Dazu kommt eine räumliche Darstellung der Zeit. Nur so kann er sie sichtbar machen. Christel

Gallant verweist auf die Bedeutung des Berges als ein die Erde überragendes plastisches »Denkmal« der Naturgeschichte. Novalis nennt die Natur in seinen Aufzeichnungen von 1799 bis 1800 »eine versteinerte Zauberstadt«, in den *Lehrlingen zu Saïs* »eine große Ruine ehemaliger Herrlichkeit«.[163] Die Gebirge werden auch »zu Ausgangspunkten einer Verbindung mit dem kosmischen Raum«.[164] »Wer oben stand auf dem Grenzgebürge der Welt...«, heißt es in der vierten Strophe der *Hymnen an die Nacht*. Es ermöglicht ihm den Blick in »das neue Land«, das ihm als »eine neue, unergründliche Welt«[165] aufgegangen war.

In einer Betrachtungsweise, die »Ahnung und Erinnerung« zusammenschaut, gerät das Ganze der Stadt, der menschlichen Daseinsform, erst in den Blick, wenn die Zeitachse sich in ferne Vergangenheit und Zukunft erstreckt. So wird auch die bildliche Koppelung an den aufgeschichteten Berg verständlich. Die Naturgeschichte, die der Berg plastisch darstellt, zeigt sich in dem Werk *Die ganze Stadt* in den Metamorphosen des Lebendigen im Pflanzendickicht, in den Gesteinsaufschichtungen darüber, aber auch in deren Erstarrung, in der Ruine als Aufgipfelung und in dem Fragment der sterbenden Hand am Fuß des Berges. Zur kosmischen Darstellung wird *Die ganze Stadt* durch den unbewegten Himmel mit dem großen Gestirn. Während sich für Novalis der Blick in eine Welt auftut, in der alle Erstarrung aufgehoben wird, beharrt der Seherblick des Surrealisten auf geschichtsphilosophischer Immanenz. In der Betrachtung kosmischer Dimensionen folgt für ihn aus der »Erinnerung«, daß die Welt einst ohne den Menschen existierte, die »Ahnung«, daß sie auch in Zukunft wieder ohne ihn sein kann. *Die ganze Stadt* zeigt diese Welt ohne den Menschen durchaus nicht ohne Schönheit, wie die feine Struktur des Tafelberges bis hin zum Spitzenornament und die aufragenden festlichen Lilienblüten verdeutlichen. Da das Bild zugleich Vor- und Spätzeit sein kann, wird *die Stadt* für den »Zeitenseher« Max Ernst offensichtlich erst dadurch *in ihrer Ganzheit* erfaßt, daß die Vorstellung ihrer momentanen Existenz durch das Bild ihrer ehemaligen und zukünftigen Nicht-Existenz überblendet wird. Was sich in dem Bild *Der große Wald* als Prozeß andeutete, ist zur Chiffre geworden.
Wie schon öfter beobachtet, wurde auch hier aus Grattagestrukturen im Hineinsehen und Steuern die gebannte Form, aus der Form nach weiterem Assoziieren zusammen mit dem Titel die Chiffre »Ganze Stadt«. Ähnlich wie bei der Frottage *Der Ursprung der Wanduhr* geht auch in dem

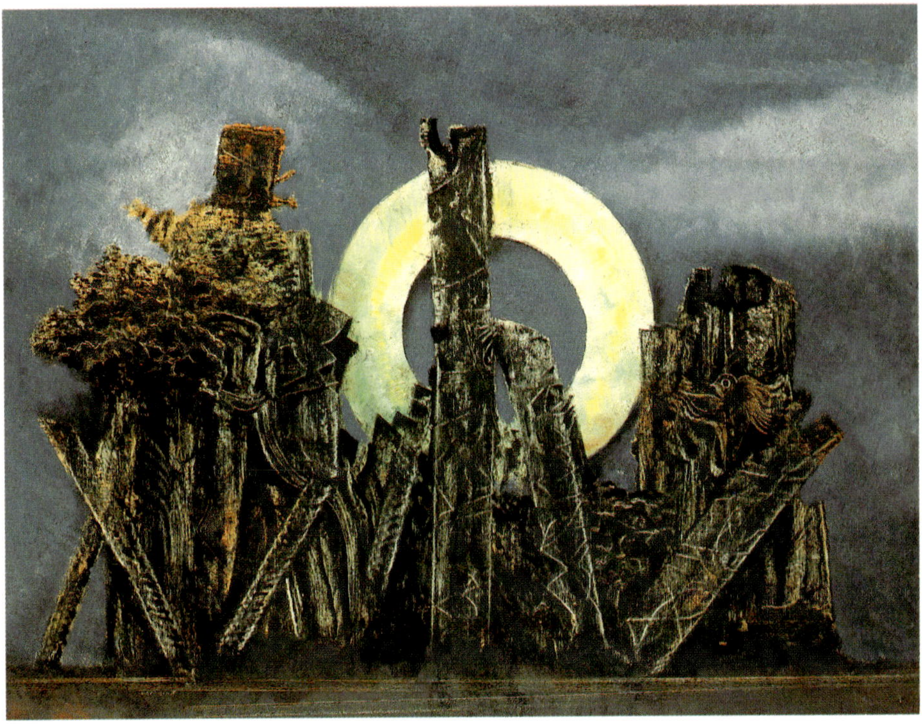

54 *Der große Wald*, 1927

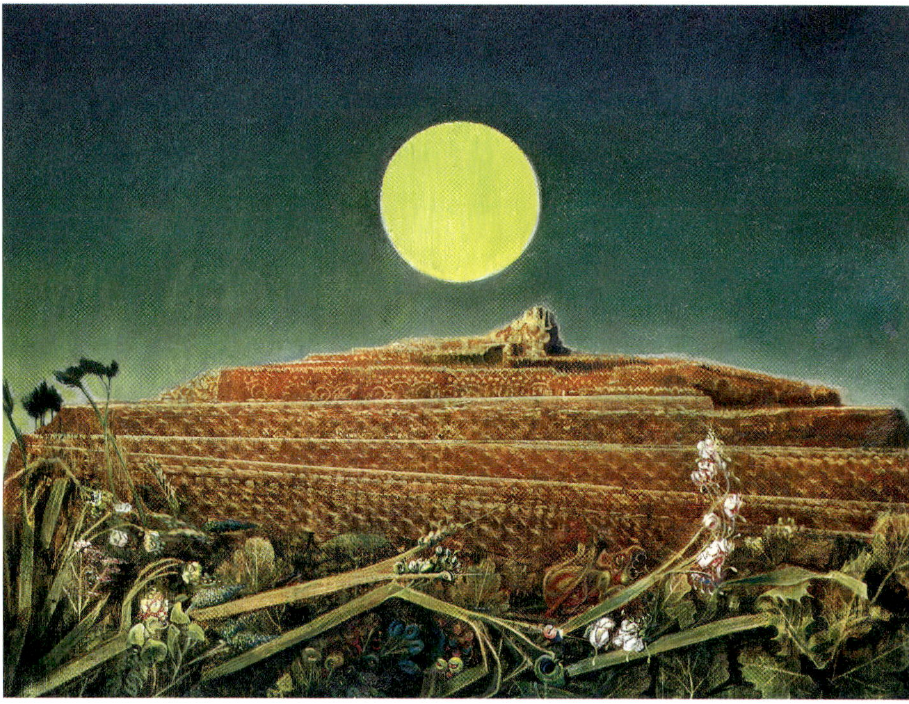

56 *Die ganze Stadt*, 1935 / 36

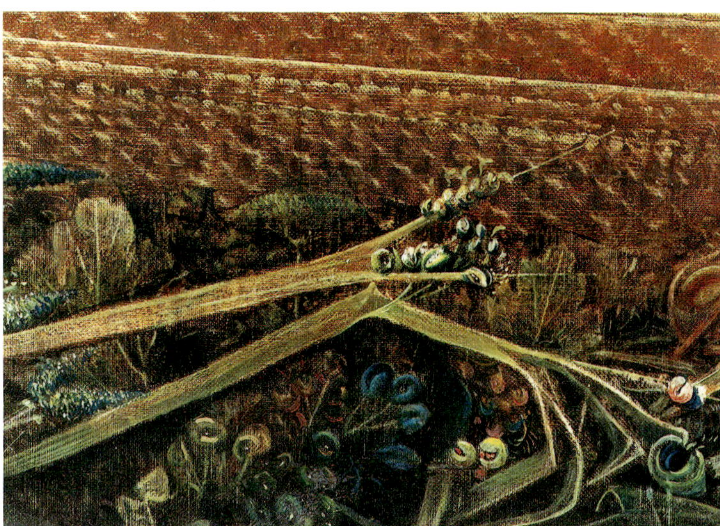

57 *Die ganze Stadt*, Detail

Werk *Die ganze Stadt* der Titel während des schon beschriebenen potenzierten Hineinsehens noch über das Dargestellte hinaus, indem der gefangene Vogel mit der Zeit, der Ruinenberg mit der Stadt verknüpft wird. In beiden Fällen wird durch den Titel das Phänomen Zeit ins Spiel gebracht, bei der Frottage in der Angst als Taktgeber erlebter Zeit, bei der Grattage in der Projektion eben dieser Zeit auf ihre Aufhebung in einer Welt, in der der Mensch noch nicht oder nicht mehr existiert. Die Bilder verdanken ihre Eindringlichkeit der Operation der Romantisierung, in deren Folge Unbekanntes, nämlich Phänomene wie »Zeit« und die Frage »Sein oder Nicht-Sein«, »einen geläufigen Ausdruck« erhält.

Blinder Schwimmer: Ergebnis einer Berührung

Im Jahr 1934 entsteht eine Folge von sieben Grattagen zum Thema *Blinder Schwimmer*, die an einer Fotoserie zu Strömungs- und Feldlinienbildern zweier Artikel der Zeitschrift *Nature* von 1901 inspiriert sind.[166] Max Ernst verknüpft in dieser Folge Bilder über physikalische Versuche mit einem Text, der zum Inbegriff der Romantik wurde, und verdichtet beide noch zu einem Emblem seiner Kunsttheorie. Schon das erste Werk, *Blinder Schwimmer: Ergebnis einer Berührung* [Abb. 61], erweist sich als Ausdruck witzbegabten Sehens.

Bei diesem Bild hat der Künstler höher liegende Farbschichten entfernt, so daß mit Hilfe eines gezahnten Gerätes unter dem aufliegenden Rot die hellgrün-weiße Farbe freigelegt wurde. So entstand ein Streifenfeld als »Collage« zweier Vorlagen, der Fotografien zweier Strömungsfelder, einer Luft- und einer Flüssigkeitsströmung. Der linke Teil des Bildes entspricht einer Aufnahme von angeleuchteten Rauchstrahlen zur Sichtbarmachung der Luftströmung in Richtung des abgerundeten Endes eines Versuchskörpers [Abb. 58]. Der rechte, gewichtigere Hauptteil entstand nach einem Foto der Umströmung eines beiderseitig zugespitzten, schrägstehenden Hindernisses durch rotgefärbte Glycerinstrahlen [Abb. 59] (es handelt sich um eine Schwarzweißaufnahme, die Färbung ist dem Text zu entnehmen). Für die Verwendung in der collagierten Grattage wurde die Aufnahme der Rauchströmung um 180° gedreht, das Rot des Glycerins als Grundfarbe für das ganze Bild angelegt. Dieses ausgesparte monochrome Rot wirkt dabei tieferliegend, derweil

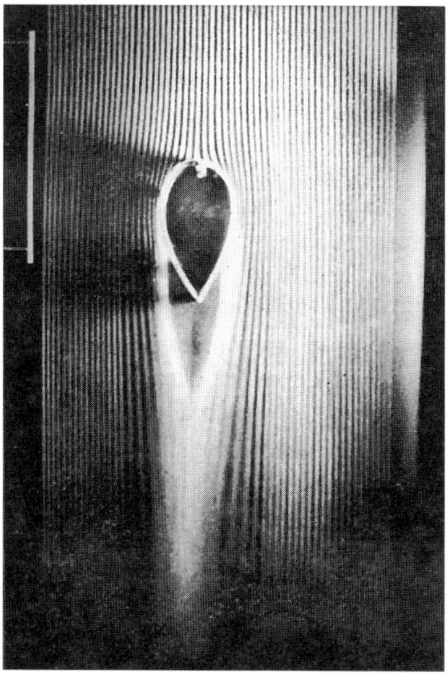

58 *Rauchströmung*, in *La Nature*, 1901

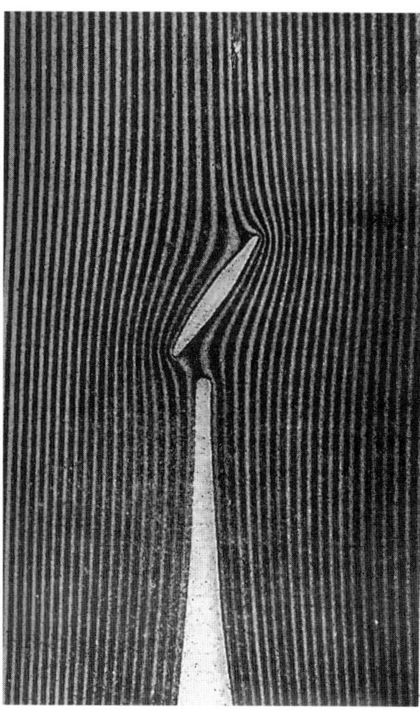

59 *Flüsssigkeitsströmung*, in *La Nature*, 1901

die grünlich-weißen, rotdurchsetzten ausgeschabten Streifen sich reliefartig wie Wellenberge nach oben zu wölben scheinen.
Bei der auffallenden Nähe zu den Vorlagen ist die vom Künstler vorgenommene kaum merkliche Veränderung aufschlußreich. Er drehte das Luftströmungsbild um 180°, vergrößerte den zentralen Bereich der Flüssigkeitsströmung und rückte ihn so ins Blickfeld, daß sich die abgerundete Spitze der Lanzettform genau im goldenen Schnitt der Bildbreite und das ihr zugewandte Ende der Ovalform im Halbierungspunkt der Höhe befindet. Was bewirkt diese Hervorhebung? Im Vergleich der beiden Vorlagen wird bei der Rauchströmung die gelungene Demonstration des Strömungswiderstandes durch die Strudelbildung auf der Rückseite des Hindernisses deutlich, im Unterschied zu dem Flüssigkeitsversuch, bei dem dies mißlang. Die durch die Mitte und den goldenen Punkt ausgezeichnete Stelle wendet nun genau das ins Positive, was der Text als negative Einschränkung bezeichnet. Im Unterschied zum tropfenförmigen Schwimmer mit seinem Kielwasser fehlt hier jede für einen Strömungswiderstand typische Strudel- und Wirbelbildung. Statt dessen schmiegen sich die Stromlinien den eindringenden Körpern an und hüllen sie ein, sich teilend deren Form nachbildend, dabei selbst zu hohen Amplituden zusammengeschoben.
Was dort abstrakt gegeben ist, zeigt das Werk *Der Garten Frankreichs* [Abb. 60] von 1962 auf sehr anschauliche Weise. Max Ernst hat hier in Anspielung auf seine frühere Arbeit die Kopie eines Salongemäldes des 19. Jahrhunderts übermalt. Bei dieser *Geburt der Venus* von Cabanel[167] waren vermutlich die sich der Göttin anschmiegenden Wellen der Auslöser des Interesses.

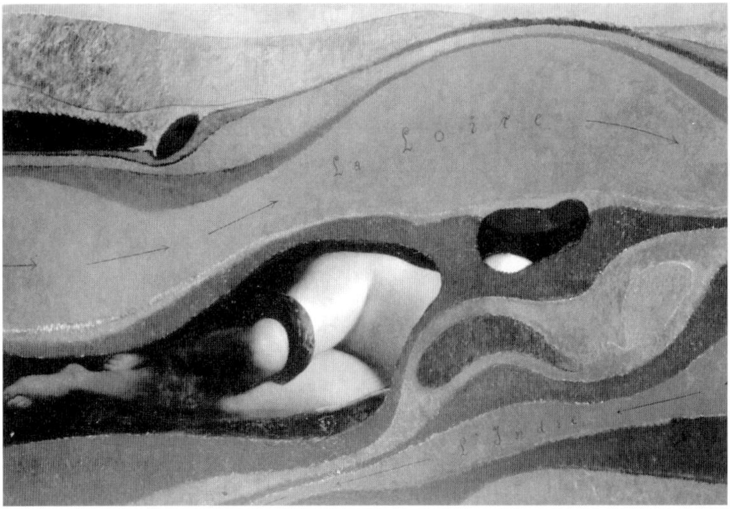

60 *Der Garten Frankreichs*, 1962

Sie wurden vom Künstler übermalt, die Flüsse Indre und Loire erhielten statt dessen entgegengesetzte Strömungsrichtungen. Zwei kleine Pfeile verwandeln so das Vorbeifließen in eine huldigende Umströmung, wohl als charmante Hommage Frankreichs gemeint, dessen Staatsbürger Max Ernst 1958 geworden war. Und oben links erscheint die zentrale Konfiguration aus *Blinder Schwimmer: Ergebnis einer Berührung* wie ein »Form-Echo« auf die beiden Landschaftsöffnungen mit »den erogenen Zonen« wohl der »douce France«.[168]
In Amerika wurden diese Bilder von Lucy Lippard und Charlotte Stokes unter ausschließlich sexuellem Aspekt als schematisch monumentalisierte Darstellung einer mißlungenen Befruchtung interpretiert.[169] Wie das »Form-Echo« im *Garten Frankreichs* zeigt, ist die Oval- und Lanzettform aber als eine Einheit zu sehen. Es geht offensichtlich nicht um deren Beziehung zueinander, etwa als Bild frustrierter Erotik, sondern um deren gemeinsames Verhalten zur umgebenden Strömung. Das entspricht auch der im Text der Zeitschrift *Nature* nicht angegebenen Bedeutung der Lanzettform in der Versuchsanordnung des Ausgangsmaterials. Dieser zugespitzte Körper hat nur die Aufgabe, in seiner Umgebung (etwa durch seitliche Parallelverschiebung aus der ursprünglich koaxialen Lage zur Ovalform) die Strömung so zu ändern, daß der ovale Schwimmer seine vom Experimentator beabsichtigten Drehungen erfährt. Die gewünschte Wirkung wird also gerade nicht verfehlt. Ein Hin-

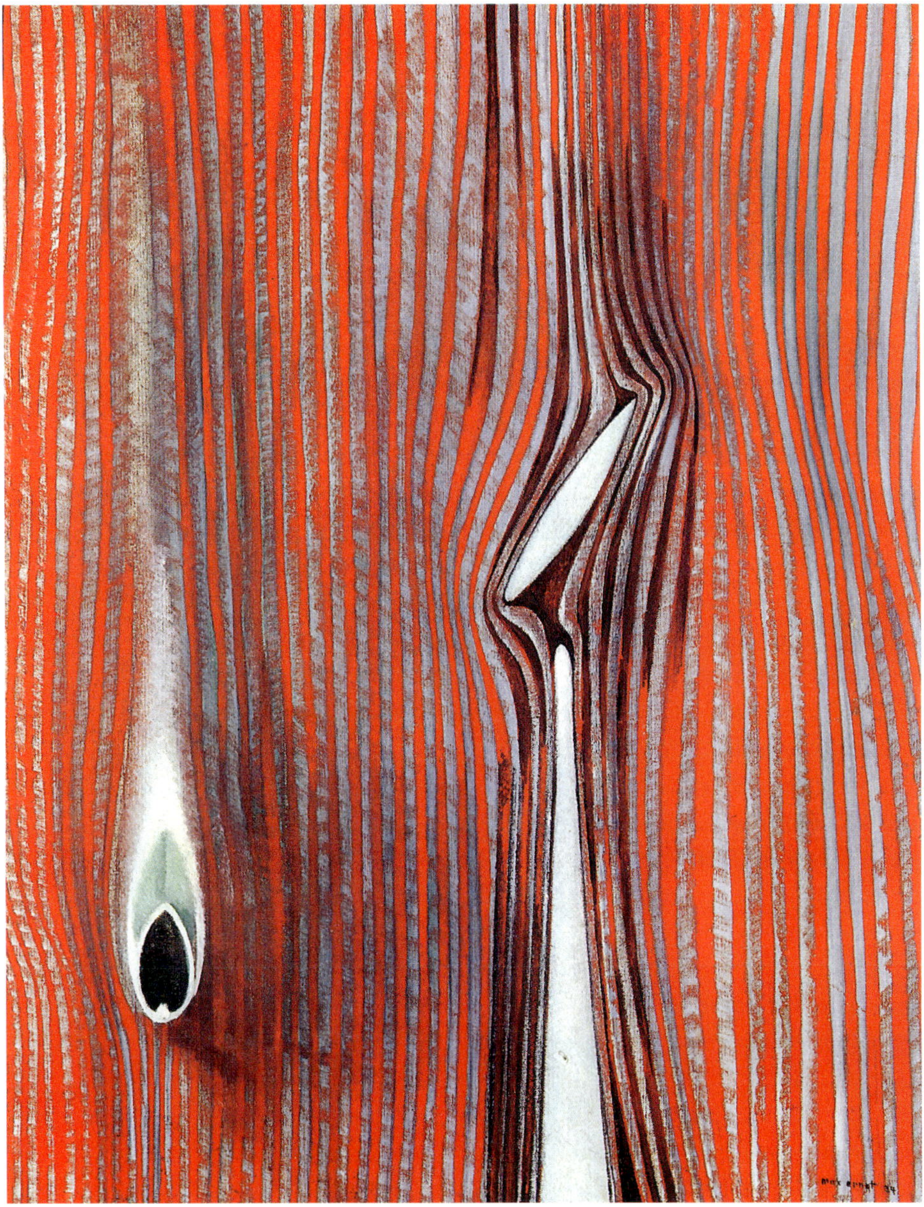

61 *Blinder Schwimmer: Ergebnis einer Berührung*, 1934

weis John Russells bezieht sich im Unterschied zu den genannten Ansätzen auf die Thematik des Schaffensprozesses bei Max Ernst, da »für ihn ein Sinnbild schöpferischen Impulses der *Blinde Schwimmer*« sei.[170] Die von John Russell angesprochene Thematik konkretisiert sich, wenn *das* romantische Schlüsselerlebnis in der Entwicklung zum Dichter, zum Künstler, bedacht wird: der Traum von der Blauen Blume mit dem Bad im Höhlensee zu Beginn des Romans *Heinrich von Ofterdingen*. Diese Beziehung sieht Werner Spies; sein Anknüpfungspunkt ist sprachlicher Natur, da in beiden Umströmungen die Farbe Rot eine Rolle spielt.[171] Die Autorin möchte dieses verschlüsselte, reduzierte Werk als Emblem künstlerischer Intuition – als »Ergebnis einer Berührung« – auffassen.

Das Bad im Höhlensee gehört zum ersten Teil des Traums von der Blauen Blume, der den Helden in eine weite Berghöhle führt, durch einen Felsgang in eine »große Weitung«. Die Beschreibung der Kulisse ist ein einprägsames Beispiel des Erhöhungsaspektes der »Operation« der Romantisierung: »Wie er hineintrat, ward er einen mächtigen Strahl gewahr, der wie aus einem Springquell bis an die Decke des Gewölbes stieg, und oben in unzählige Funken zerstäubte, die sich unten in einem großen Becken sammelten; der Strahl glänzte wie entzündetes Gold; nicht das mindeste Geräusch war zu hören, eine heilige Stille umgab das herrliche Schauspiel.« Der geologische Sachverhalt einer Tropfsteinhöhle mit Stalagmiten wird nicht direkt benannt, sondern umschrieben als »große Weitung« und als »Strahl (...), der wie aus einem Springquell bis an die Decke des Gewölbes stieg«. Dies gilt auch für die Wassertropfen, die zu »unzählige[n] Funken« werden. Die Schlußsequenz über die »heilige Stille« unterstreicht den »hohen Sinn«, der auch dem kommenden Ereignis zugedacht ist.
Nach dieser Einstimmung erfolgt das eigentliche Bad Heinrichs in diesem »großen Becken«: »Ein unwiderstehliches Verlangen ergriff ihn sich zu baden (...) Es dünkte ihn, als umflösse ihn eine Wolke des Abendroths; eine himmlische Empfindung überströmte sein Inneres; mit inniger Wollust strebten unzählige Gedanken in ihm sich zu vermischen; neue, nie gesehene Bilder entstanden, die auch ineinander flossen und zu sichtbaren Wesen um ihn wurden, und jede Welle des lieblichen Elements schmiegte sich wie ein zarter Busen an ihn.«[172]
Was hier in erotischen Bildern beschrieben wird, schon die Kulisse aus Höhle und Stalagmit sprechen diese Sprache, ist eine Zeugung zu neuer, andersartiger Lebensfülle, als »Ergebnis einer Berührung«. Die verwendeten

Verben *durchdringen, umfließen, überströmen, vermischen, ineinander fließen* gehören zu Novalis' »Flüssigkeitsmetaphorik«[173] zur Vergegenwärtigung der geheimen Verwandtschaft aller Naturbereiche. Schon in der Rede des Jünglings in den *Lehrlingen zu Saïs* ist das Wasser »Element der Liebe und der Mischung«. Es weist auf »den Ursprung der Dinge«, auf die »Weltseele« – und »Selbst der Schlaf ist nichts als die Flut jenes unsichtbaren Weltmeers«.[174] So ist das Bad Heinrichs elementar und lustvoll erfahrene »Durchdringung von Ich und Natur«.[175] Eng damit verbunden ist eine Art Taufe zur Poesie, indem »neue, nie gesehene Bilder entstanden, die auch ineinander flossen und zu sichtbaren Wesen um ihn wurden«.

In dem Werk *Blinder Schwimmer: Ergebnis einer Berührung* geht es ebenfalls um das Bild einer Umströmung, in der Farbe »des Abendroths«. Was die Grattage in der kaum merklichen Veränderung gegen die physikalische Vorlage sehr eindringlich ins Bild setzt, ist an der Stelle des goldenen Punktes und der Mitte, im Unterschied zu dem kleinen »Schwimmer« vorn links, die Betonung des Fehlens jeglichen Widerstandes gegen das umgebende Medium. Die Wellen sind weich und anschmiegend, bilden links neben der zentralen Stelle den Umriß einer Brust. Wenn Max Ernst die Strömungsbilder mit der Szene des Bades im Höhlensee assoziierte, so ist der allseits umströmte Körper der Grattage Metapher für den Künstler selbst. Diese Gedankenverbindung bezieht dann das lustvoll erlebte Medium auf die Ermöglichung des Schöpferischen, als »Ergebnis einer Berührung«. Der Titel *Blinder Schwimmer: Ergebnis einer Berührung* verknüpft die möglichen Assoziationen noch mit einem zusätzlichen Aspekt seiner Kunsttheorie. Es wurde schon angesprochen, daß die Surrealisten eine Quelle der Inspiration in der Erschließung des Unbewußten sahen. Die im Unbewußten verborgenen Bilder zu erschließen, war den Surrealisten eine Quelle der Inspiration, sie zu bergen, ist Aufgabe und Sinn sogenannter »befreiender Verfahren«. Max Ernst hat ein ganzes Künstlerleben lang daran gearbeitet, solche halbautomatischen Verfahren zu entwickeln – wie Frottage, Grattage oder Décalcomanie. Er rieb Strukturen durch, oder er ließ mit Hilfe einer Glasplatte schlierenförmige Farbfelder entstehen, um sich durch die offenen Strukturen des entstandenen Formbestandes im Hineinsehen inspirieren oder »berühren« zu lassen. Das Paradoxe ist aber, daß diese blinde »Hingabe« gerade das »Sehvermögen steigert«[176] und »neue, nie gesehene Bilder« entstehen läßt. Diese Bilder sind dann (man beachte den Doppelpunkt im Titel) in dem beschriebenen Sinne »Ergebnis einer Berührung« und nicht Ausfluß genialen Schöpfertums, das Max Ernst gerne verspottete. Wenn Patrick Waldberg dem Titel *Blinder Schwimmer: Ergebnis einer Berührung* den Wert eines Manifestes zuschreibt,[177] so ist ihm nur zuzustimmen. Es entspricht denn auch der Bedeutung dieses Bildes, daß die Sondernummer *Max Ernst. Œuvres de 1919 à 1936* der *Cahiers d'Art* nach der Titelseite, dem Foto des Künstlers und den Widmungen als Werkeinführung gerade diese Grattage als ganzseitige Abbildung bringt. Hier verdichtet sich Max Ernsts Kunstauffassung, daß nur dem »Blinden Schwimmer« »neue, nie gesehene Bilder« gelingen, zur einfachen, einprägsamen Chiffre.

Wenn es außer der motivischen wie farblichen Übereinstimmung noch eines Beweises dafür bedarf, daß der Titel *Blinder Schwimmer: Ergebnis einer Berührung* sich tatsächlich auf Novalis' Bad im Höhlensee bezieht, so zeigen dies unzweideutig zwei weitere Bilder der Serie zum *Blinden Schwimmer: Landschaft – Ergebnis einer Berührung* und *Das Paradies*. Als sei eine Optik auf Weitwinkel gestellt, wird die vorher in Nahsicht gegebene Szene der Berührung jetzt tatsächlich in das Innere des Berges verlegt, ergänzt durch Motive des dem Bad im Höhlensee folgenden Traums von der Blauen Blume. Der Berg ist in *Landschaft – Ergebnis einer Berührung* [Abb. 62] geformt wie eine »menschliche Brust«.[178] Dort wo in der Brust das Herz schlägt, findet sich die zentrale Figuration des letzten Bildes, hier um 90° gedreht. Die Strömungsbilder hatten bei der Übertragung in die Grattage im Umfeld der Oval- und Lanzettform eine solche reliefhafte Plastizität erhalten, daß sie das Aussehen eines Wellenfeldes mit Bergen und Tälern bekamen. Vielleicht reizte Max Ernst die Homonymität von »Wellenberg« und »Berg der Landschaft«, daß er in einer unglaublichen Verdichtung weiterführender Assoziationen den Berg, in dessen Tiefen die schöpferische Berührung des Badenden zum lebensbestimmenden Ereignis wurde, aus gerade diesem Medium aufbaute. So formt sich der Berg aus drei fein abgestuften, stark geometrisierten rot-gelben Wellensystemen. Er wird zum »Wellen-Berg«. Das untere System führt durch versetzte Amplituden die Bewegung einer Welle vor, das obere System bildet die Form des Berges, und das mittlere, durch sehr verbreiterte rote »Täler« hervorgehoben, birgt die zentrale Konfiguration. Hier wird noch einmal das Hauptmotiv des letzten Bildes variiert. Durch die 90°-Drehung bilden die Stromlinien jetzt von links nach rechts einen dahinfließenden Strom.

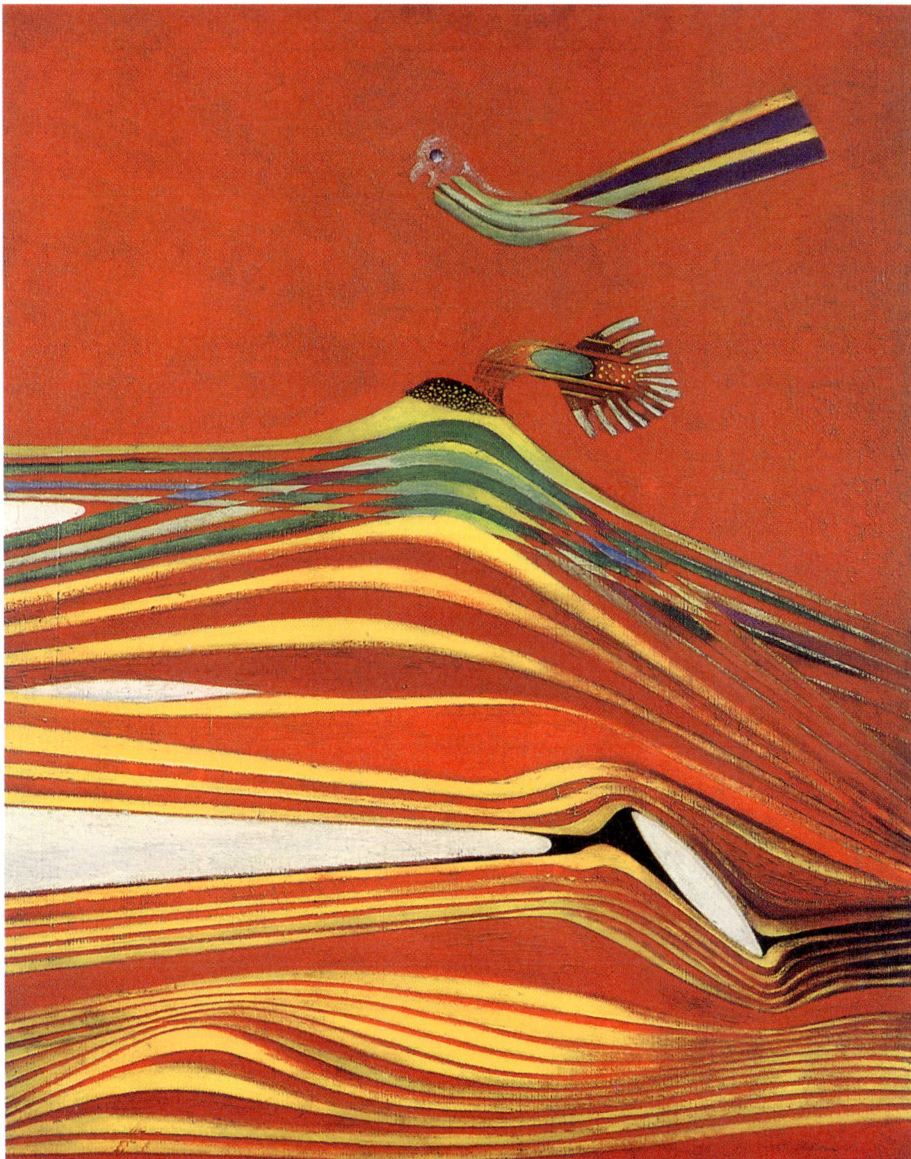

62 *Landschaft – Ergebnis einer Berührung*, 1934

Bei Novalis heißt es: »Berauscht (...) und doch jeden Eindrucks bewußt, schwamm er gemach dem leuchtenden Strome nach, der aus dem Becken in den Felsen hineinfloß...«[179] Aus der »Hingabe an das Medium« des letzten Bildes wird ein »ruhige[s] Nachschwimmen im leuchtenden Strom«.

Die Farbe Rot bildet nicht nur im Innern die Wellentäler oder den Grund, sondern definiert auch die Zone des Himmels. Farblich und formal besonders akzentuiert ist der zwischen Innen und Außen vermittelnde Bereich der Oberfläche des Berges. Während sich im Innern die drei Strömungsfelder mehr oder weniger plastisch darstellten und sich nie überlagerten, entsteht der Oberflächenbereich gerade aus der Durchdringung zweier farblich stark differenzierter, flächiger Streifensysteme. Der obere grünlich-gelbe Randstreifen entfaltet sein stärkstes Leuchten in der Umgebung der Spitze, die durch ihre feine, körnige Struktur das Ansehen einer Brustwarze erhält. Aus dem Rand dieser Aufgipfelung erwächst eine ganz nach rechts geneigte, fingrig geöffnete Form, die sich als Blume lesen läßt. Darüber schwebt ein abstrahierter Vogel, der in Farbigkeit und streng geometrischer Streifenbildung mit der Durchdringungszone des Berges korrespondiert. Die Körperdrehung des aus einem zusammenhängenden Streifenfeld gebildeten Vogels ist zu der Wölbung des Berges spiegelbildlich, die Flugrichtung, aus der er über der Bergspitze mit der Blume ins Schweben kommt, umgekehrt zur Neigung der Blume. Subtile Differenzierung in der formalen wie farblichen Gestaltung spiegelt genuin romantische Reflexionen.

Die Tiefe der Berges steht in der Romantik für das Innere des Menschen, das Motiv der Höhle symbolisiert den »Weg nach Innen«. So führt der Traum von der Blauen Blume in eine weite Berghöhle; das Motiv taucht wieder auf im Atlantis-Märchen und beim Gang mit dem Bergmann in das Innere des Gebirges. Diese »Orte der ›Tiefe‹« ermöglichen »Schutz, Entrückung« und »Entgrenzung«[180] als Voraussetzung einer das weitere Leben bestimmenden Erfahrung. Von der Konzentration nach Innen spricht das bekannte *16. Blüthenstaub-Fragment* des Novalis: »Wir träumen von Reisen durch das Weltall: ist denn das Weltall nicht in uns? Die Tiefen unsers Geistes kennen wir nicht. – Nach Innen geht der geheimnißvolle Weg. In uns, und nirgends ist die Ewigkeit mit ihren Welten, die Vergangenheit und die Zukunft.« Das Novalis-Wort des »Weges nach Innen« wurde von ihm ergänzt durch die Umkehrforderung: »Alles soll aus uns heraus und sichtbar werden.«[181] Hier spricht sich die Aufgabe einer Vermittlung innerer Erfahrungen an andere aus. Auch Caspar David Friedrich fordert diese Wechselwirkung: »Schließe dein leibliches Auge, damit du mit dem geistigen Auge zuerst siehest dein Bild. Dann fördere zutage, was du im Dunkeln gesehen, daß es zurückwirke auf andere von außen nach innen.«[182]

In der Grattage Max Ernsts ist die schöpferische Berührung in die Tiefe des Berges verlegt. Die gemeinsame Farbe für das Berginnere und den umgreifenden Himmel, die Formulierung der Oberfläche als Durchdringungszone, die hier gewachsene Blume und nicht zuletzt die Gestaltung des Berges als »menschliche Brust« sprechen ihre eigene Sprache. Der Vogel, das Alter ego Max Ernsts, hat Form und Farbe der Durchdringungszone. Nach eigenem Bekunden besteht die ganze Kunst darin, zu fixieren, zu registrieren, was der Künstler »auf dem noch wenig bestimmten Grenzgebiet zwischen Innen- und Außenwelt« sieht, erlebt.[183] Die Innenwelt des Künstlers vereinigt sich im Idealfall über die Vermittlung nach außen mit der Innenwelt des Betrachters. Max Ernst fand hier eine im romantischen Sinne witzige Verknüpfung von Berg, Brust und Strömung zur Darstellung einer »Landschaft« als »Ergebnis einer Berührung«. Auch dieses Werk ist in dem unpaginierten Bildteil der Max-Ernst-Sondernummer der *Cahiers d'Art* ganzseitig abgebildet.
Das dritte Bild der Serie von 1934, welches Aspekte des Traums von der Blauen Blume variiert, heißt *Das Paradies* [Abb. 63]. Die Signatur, »max ernst 1934–43« macht die durchgehende Bedeutung der Thematik deutlich. Nachdem Max Ernst 1942 Dorothea Tanning kennengelernt hatte, gewann das Werk offensichtlich erneutes Interesse. Diese größte Fassung (110 x 142 cm im Unterschied zu 100 x 84 cm und 93 x 74 cm) enthält die gleichen Elemente wie das letzte Bild. Durch die Verbreiterung kommt der Vogel hier aber nicht über, sondern vor der geöffneten Blüte vom Fliegen ins Schweben. Die Begegnung mit der Blume, der Chiffre für Inspiration und Sehnsucht, wird jetzt zum zentralen Thema.

Jeder Traum ist »ein bedeutsamer Riß in den geheimnißvollen Vorhang, der mit tausend Falten in unser Inneres hineinfällt«, sagt Novalis. Der Kern des Traums von der Blauen Blume liest sich so: »Er fand sich auf einem

weichen Rasen am Rande einer Quelle, die in die Luft hinausquoll und sich darin zu verzehren schien. Dunkelblaue Felsen mit bunten Adern erhoben sich in einiger Entfernung; das Tageslicht, das ihn umgab, war heller und milder als das gewöhnliche, der Himmel war schwarzblau und völlig rein. Was ihn aber mit voller Macht anzog, war eine hohe lichtblaue Blume, die zunächst der Quelle stand, und ihn mit ihren breiten, glänzenden Blättern berührte. Rund um sie her standen unzählige Blumen von allen Farben, und der köstlichste Geruch erfüllte die Luft. Er sah nichts als die blaue Blume, und betrachtete sie lange mit unnennbarer Zärtlichkeit. Endlich wollte er sich ihr nähern, als sie auf einmal sich zu bewegen und zu verändern anfing; die Blätter wurden glänzender und schmiegten sich an den wachsenden Stengel, die Blume neigte sich nach ihm zu, und die Blüthenblätter zeigten einen blauen ausgebreiteten Kragen, in welchem ein zartes Gesicht schwebte. Sein süßes Staunen wuchs mit der sonderbaren Verwandlung (...)« Er wird geweckt, noch bevor er das geheimnisvolle Gesicht in der Blüte berühren kann, aber das Traumbild bleibt für ihn lebensbestimmend. Die Blaue Blume ist Bild für die Liebe und die Poesie, die beide alle Grenzüberschreitungen möglich machen.
Das Motiv dieses Traums geht zurück auf die thüringische Kyffhäuser-Sage von der Wunderblume des Berges, die durch menschliche Habgier für immer verloren ging. Bei Novalis steht der Habgier die Quelle gegenüber, die »hinausquoll« und »sich (...) zu verzehren schien«. Das Traumgesicht war als Potenzierung dem (nicht zum Sagenbestand gehörenden) Bad im Höhlensee gefolgt: Der Träumende träumt ein Einschlummern mit weiteren Träumen, woraus er im Traum durch eine »Erleuchtung«[184] (die Begegnung mit der Blume) geweckt wird. Traum und Wirklichkeit werden auf diese Weise geradezu vertauscht. Novalis stellt so der an anderer Stelle als philisterhaft gegeißelten Alltagswelt die Traumerfahrung des Unbekannten und Wunderbaren als das eigentlich Wirkliche gegenüber.

Da Max Ernst literarische Texte nicht paraphrasierte, wenn er sie verarbeitete, ist es ein Ausdruck persönlicher Aneignung, wenn die Begegnung mit der Blume in beiden Bildern aus dem Berginneren an die Oberfläche, in die Welt des Vogels, verlegt wurde. Sie entsprießt dem Geschehen des Innern als dessen Aufgipfelung, und die Gestaltung des Vogels wie auch der Blume entspricht wieder der Durchdringungszone von Innen- und Außenwelt. Durch den Vogel, der als Reflexionsfigur sein ganzes Werk durchzieht, gesteht Max Ernst ein hohes Maß an Identifi-

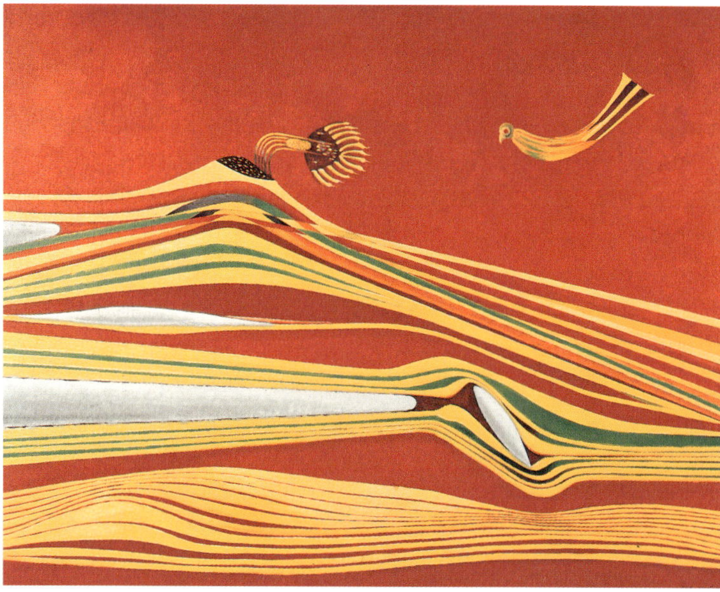

63 *Das Paradies*, 1934–43

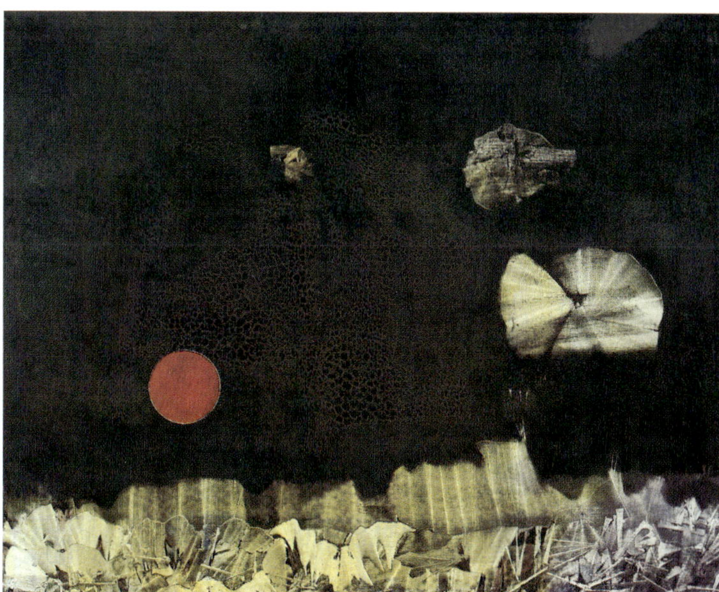

64 *Das neue Mexiko*, 1956

kation mit diesem Traum, in dem es in erotischen Bildern letztlich um die Erweckung aller das Leben verändernden poetischen Kräfte geht. Diese Bildfolge, die nur durch die Operation der Romantisierung eine deratige Verdichtung erfuhr, ist ein eindrucksvolles Beispiel dafür, daß der Ansatz, das bei Max Ernst vorauszusetzende literarische Wissen – vor allem der deutschen Romantik – abzurufen, bei vielen Bildern tiefere Bedeutungsschichten aufdeckt als die bloße Kenntnis der Verfahren und der surrealistischen Themen.

Blumen in den Himmel versetzt

Der Traum von der Blauen Blume endet, noch bevor Heinrich das geheimnisvolle Gesicht in der Blüte berühren kann. Aber das Traumbild bleibt lebensbestimmend für ihn. Ohne die Suche nach dem Verlorenen wäre er nicht zum Dichter geworden. So wird die Blaue Blume Bild für die Liebe und die Inspiration, die beide alle Grenzüberschreitungen möglich machen. Die Verbindung von Blume und Poesie gibt es in der Romantik nicht nur bei Novalis. Friedrich Schlegels Lucinde spricht zu dem Geliebten und Dichter von der »Wunderblume Deiner Fantasie«.[185] Auch bei Hölderlin stehen die Blumen für die Poesie, die Kristallblumen für die Suche nach einer neuen Sprache. Dieser Zusammenhang findet sich beispielsweise in dem von Max Ernst illustrierten Gedicht *Griechenland*, wovon noch zu sprechen sein wird. In dem Kapitel *Kompassmuschel. Träume aus Träumen* der von Max Ernst geschätzten *Flegeljahre* Jean Pauls wird eine Liebeserregung Walts sogar im Bild einer in den Himmel versetzten Blume umschrieben: »Es war ihm, als wenn zwei einander entgegenwehende Stürme eine Rose mitten im Himmel schwebend erhielten.«[186]

In diesem Sinne gibt es bei Max Ernst eine Formfindung, welche die Blume zu einer wichtigen, bis ins Spätwerk variierten Chiffre macht. Schon in dem 1928 entstandenen Bild *Das Rendezvous der Freunde – die Freunde verwandeln sich in Blumen* (Sp/M 1306) öffnen sich über einem dunklen, erdhöhlenhaften Gangsystem helle, zarte, fast durchsichtige Blütenformen: Variationen des in jener Zeit entwickelten Motivs der *Muschelblumen*. Sie sind nicht gemalt, sondern durch Drehung des Spachtels entstanden. Die Freunde dieser Zeit sind Dichter, auch Hans Arp, vor allem aber Paul Eluard, Louis Aragon, André Breton, René

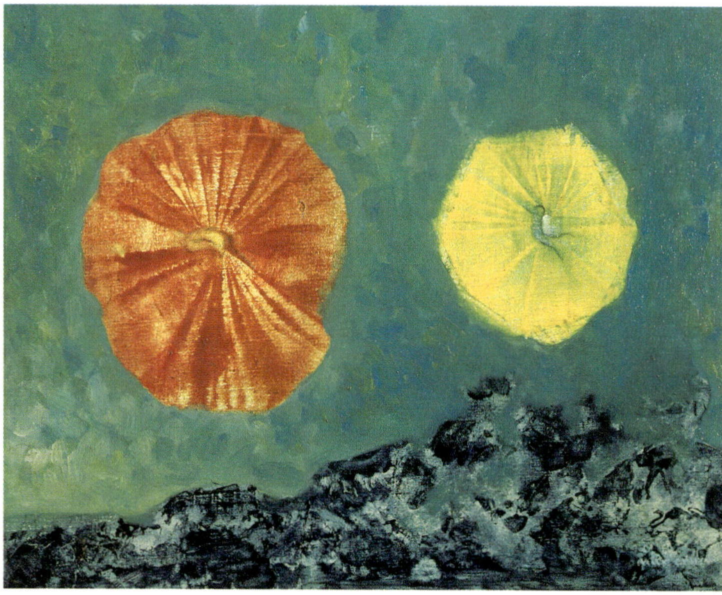

65 *Der Frühling*, 1961

Crevel und Benjamin Péret. So verwundert es nicht, wenn er sie mit einer Chiffre für die Poesie verbindet. Die hier angesprochenen Blütenformen sind klar und kristallin – im Unterschied zu den schillernd-wuchernden der *Dschungel-Bilder* und der hier nicht besprochenen *Flugzeugfallen*.[187] Sie standen für die falschen Freunde, sehr subtil auch für die zu besiegende öffentliche Meinung und allgemein für den Kunstauftrag des Widerstandes. So gibt es zwei komplementäre Blütenformen im Werk von Max Ernst, passend zu einer Haltung, die der Künstler selbst als »Aggressivität und Erhebung« bezeichnet hat.

Diese Chiffre der Inspiration in den Himmel zu schreiben ist ein Ausdruck kombinatorischen Witzes. In den fünfziger und sechziger Jahre entstanden mehrere Ölgemälde (Sp/M 2976, 2978, 3037 f.; Sp/L A 7; A 13 Reproduktionen nach Ölgemälden), in denen die Kristallblume vor terrestrischen, lunaren und interstellaren Räumen steht, in *D 1953* (Sp/M 3038) mit einem kalligraphischen D für die geliebte Frau (Dorothea) im Zentrum der Blüte. Eine fremdartige Traumlandschaft ist *Das neue Mexiko* [Abb. 64] von 1956. Während ein roter Mond links bald zu versinken scheint, steigen rechts schmetterlingsleicht drei Kristallblüten auf, zu dem Gestirn einen Bogen bildend. Die kleinste, hoch oben am Himmel, hat Augen wie eine Eule. Sie bewacht eine laut-

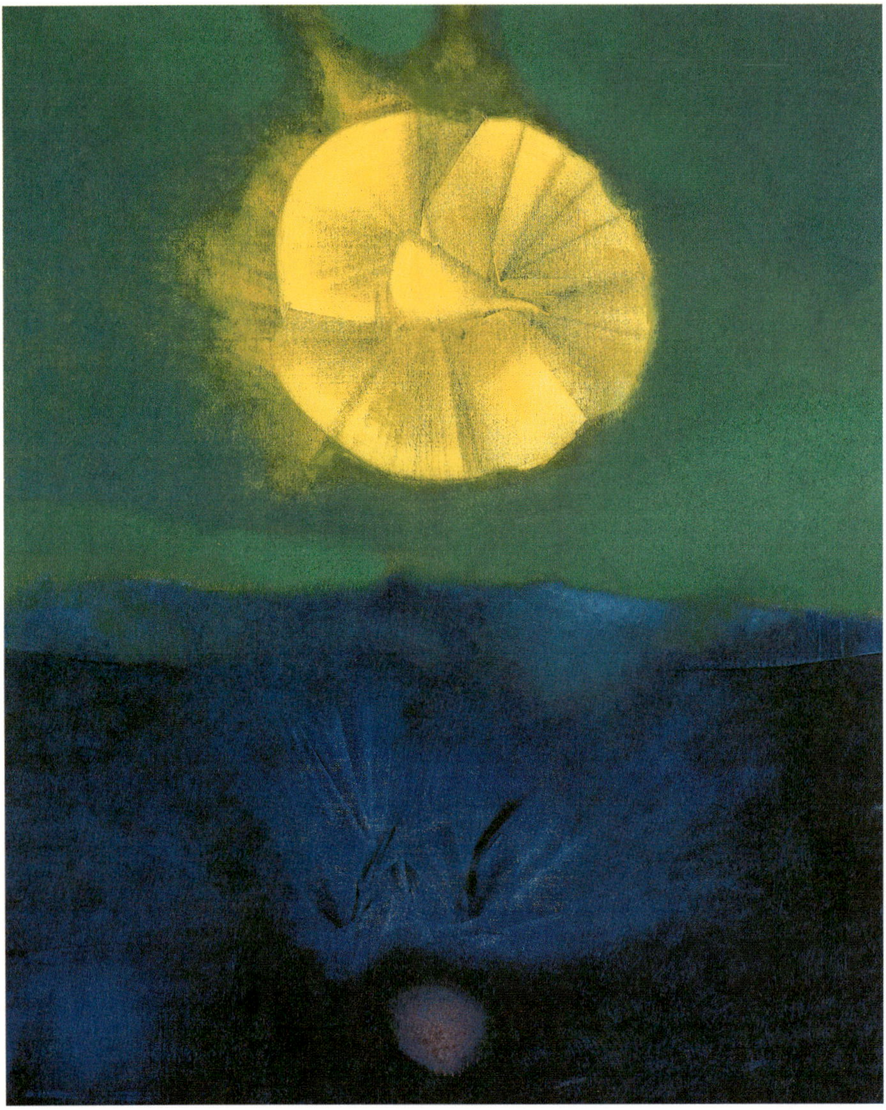

66 *Wenn die Vernunft schläft, singen die Sirenen*, 1960

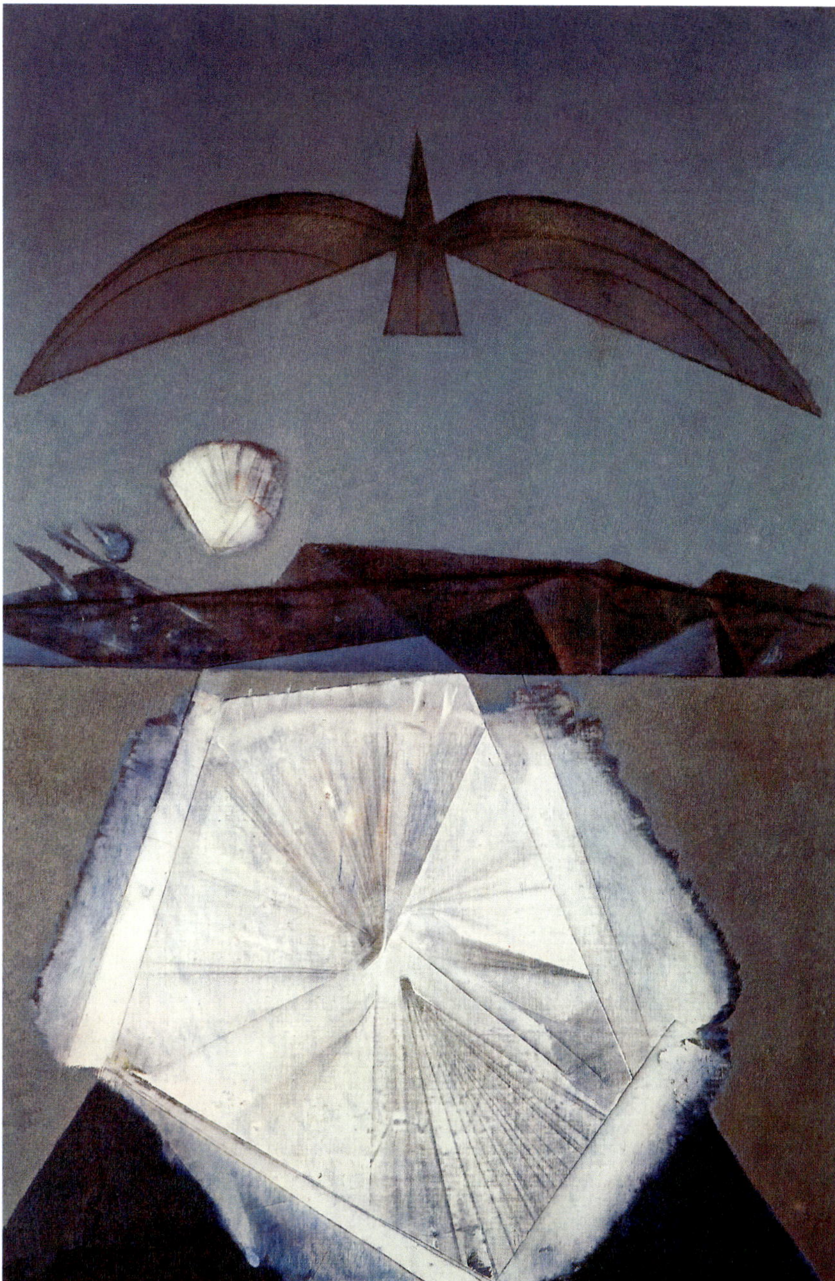

67 *Nach mir der Schlaf (Das Grab des Dichters)*, 1958

lose, nächtliche Welt. Der schmale Vegetationsstreifen, ebenfalls durch Spachtelbewegungen erzeugt, erscheint zugleich grasartig wie gläsern-kristallin, dabei zitternd und phosphoreszieend in Gelb, Weiß und Violett – wie die schwebenden Blüten. Im Jahre 1960 entstand das Gemälde *Wenn die Vernunft schläft, singen die Sirenen* mit einer leuchtend gelben Kristallblume, die sich unwirklich-wirklich dem Betrachter aus blaugrünem Himmel entgegendreht [Abb. 66]. In dem Werk *Frühling* [1961, Abb. 65] glühen am Nachthimmel gepaart und übergroß zwei Blütenformen in Rot-Orange und Gelb. Daß die in eine kosmische Umgebung versetzte Blume ikonographisch nicht ohne Philipp Otto Runges *Tageszeiten* zu sehen ist, ergab sich schon bei der Blume der Inspiration in dem Bild *Ein schöner Morgen*. Die Blüte ist transparent. Sie scheint noch im Werden begriffen und hat zugleich etwas von momenthafter Flüchtigkeit. Aber in ihrem Zentrum sahen wir das bedeutende Viereck Himmelsblau. Schon mit dem nach innen geholten Kosmos der Romantik verpflichtet, erinnern die Farben Rot-Gelb und die der Blume mitgegebene Wellenbewegung Max Ernsts ganz eigene Chiffren der Inspiration als »Ergebnis einer Berührung«.

Der Nacht zugeordnet sind die 1958 entstandenen Ölgemälde *Das Grab des Dichters: Nach mir der Schlaf* (54 x 65 cm) und *Nach mir der Schlaf* (130 x 89 cm) [Abb. 67]. Das Bild entstand, im Abstand von Jahren, als Nachruf auf den toten Dichterfreund Paul Eluard, der 1952 gestorben war. Schon der Titel erinnert die Freundschaft: Max Ernst hatte Ende der zwanziger Jahre ein Exlibris für den Freund entworfen, zu dem dieser jenen Titel als Motto angegeben hatte. Umgekehrt verwendete Paul Eluard Jahre später, 1938, das Motto als Titel eines Gedichtes, das er Max Ernst gewidmet hatte. Nachdem der Maler dem Dichter 1923 die Wände seines Hauses in Eaubonne mit Blauen Blumen bemalt hatte, faßt er jetzt das letzte, das er ihm zu sagen hat, in das beeindruckende Bild einer Kristallblume vor einer blauvioletten Nachtlandschaft. Begleitet wird sie durch die streng geometrische Form eines nach oben gerichteten, aber über dem Kristall in der Schwebe bleibenden dunklen Vogels.

»Paul Eluard hegte nachweislich eine besondere Vorliebe für den Phönix, den mythischen Vogel der Wiedergeburt.« Es ist in diesem Zusammenhang von besonderem Interesse, daß Paul Eluard, wie Christa Lichtenstern ausführlich begründet, in dem gemeinsam mit André Breton herausgegebenen *Dictionnaire abrégé du Surrealisme* in einer

»echt surrealistischen Zitaten-Montage« einen Satz aus einem ägyptischen Totenbuch beiträgt: »Ich komme als Sperber und gehe als Phönix.« In einer Mythenüberlagerung als Verkörperung der Sonne, als Symbol der Seele, als das Wesen, das aus seiner Asche immer wieder neu ersteht, wird der Phönix und damit der »Verstorbene« zu einem »Verwandlungswesen par excellence«, nach der Fortsetzung des ägyptischen Textes »zu einem gotthaften Wesen«.[188] Daß die Metamorphose des Verstorbenen für die Surrealisten keine eschatologische, sondern eine wesentlich poetische Dimension hat, zeigt in der Max Ernstschen Hommage an den toten Freund die Verknüpfung des Vogels mit der Kristallblume. Hierzu paßt noch ein Novalis-Fragment, wonach an der Blume die Blüten »Allegorien des Bewußtseins« sind, bei »den Menschen (...) das Organ der Unsterblichkeit«.[189] Unvergessen bleibt der Freund und – über den Tod auch des Andenkenden hinaus – vor allem seine Poesie.

Die wie von innen leuchtende Kristallblume überragt hier das angedeutete Grabmonument in einer leeren Ebene vor kristallinen Bergen. Über diesen antwortet ihm eine kleine Muschelblume als fernes Gestirn. Ihre Form ist wie ein in den Himmel versetztes Segment des Kristalls. Dieses Bild ist wieder ein exzellentes Beispiel der Romantisierung. Nur durch die Chiffre der Kristallblume an ungewöhnlichem Ort gibt der Maler »dem Endlichen einen unendlichen Schein« und kaum zu Sagenden »einen geläufigen Ausdruck«. Friedrich Schlegel hätte ein solches Bild sicher als romantisch akzeptiert, wenn er nämlich erklärt: »Nach meiner Ansicht ist romantisch, was uns einen sentimentalen Stoff in einer phantastischen Form darstellt.«[190]

Inspiration aus Höhlenwelten
Décalcomanie

Die schon besprochenen Flußlandschaften *Colorado der Medusa* und *Vater Rhein* können auch unter dem Aspekt der Romantisierung analysiert werden. Hier sei jetzt abschließend eine weitere Décalcomanie untersucht, die potenzierend auf die Romantisierung der Werkgruppe des *Blinden Schwimmers* zurückgreift.

Tag und Nacht – Day and night

Ausgerechnet in der existentiellen Extremsituation der Internierung greift Max Ernst die Décalcomanie als für ihn neue Inspirationsquelle auf. Sie diente ihm dazu, der Düsternis des politischen und persönlichen Umraums seine Bilder entgegenzustellen. Unter den mitgefangenen deutschen Intellektuellen war auch Walter Benjamin, der 1940 in Port Bou an der französisch-spanischen Grenze auf der Flucht vor den Nationalsozialisten seinem Leben ein Ende setzte. Max Ernst malte in dieser Zeit der Unmenschlichkeit mit Hilfe der Décalcomanie, die wie kaum eine seiner Prozeduren dazu geeignet ist, das Faulende, Morsche und Verendende zu verbildlichen, auch als er selbst schon im sicheren Amerika war, seine Zeitzeichen. So zeigt *Europa nach dem Regen* (Sp / M 2395, 1940–42) den Verfall der Kultur des Abendlandes, den Stier der griechischen Mythologie unter Trümmern begrabend. In *Totem und Tabu* [1941, Abb. 69] beschreibt das Totenmahl riesiger Vögel, die sich ihrerseits kaum noch von der schrundigen, faulenden, sich auflösenden Natur unterscheiden, das Opfer und Täter vereinende, alles Lebendige einschließende, Enden und Verenden als langsamen, aber unaufhaltsamen Prozeß.

Das Bild *Tag und Nacht* [Abb. 68] läßt daneben etwas von der Quelle ahnen, aus der der Künstler Max Ernst schöpfte, um auch in dunkelster Zeit zu überleben. Er hatte das Werk in Saint-Martin d'Ardèche begonnen und es 1941 / 42 in New York vollendet. Es zeigt die nächtliche Landschaft eines zum Tal hin abfallenden Berges mit eingeblendeten Tafeln hell leuchtender Bilder. Bevor Max Ernst 1941 nach der Flucht aus dem Internierungslager mit Peggy Guggenheims Hilfe emigrieren konnte, fand er Zuflucht in der Villa Air-Bel in Marseille, wo er vor der Abreise seine Bilder noch zur Versteigerung anbot. Sie wurden aus diesem Anlaß einfach in die Platanen der Villa gehängt.[191] Wie sich dort die Gemälde gegen den Himmel und die kahlen Stämme abhoben, es war März 1941, so stehen hier die Bilder gegen die Landschaft der Nacht. Die acht klein- bis großformatigen, quer- oder hochrechteckigen Tafeln enthalten aber keine zur Umgebung fremden Inhalte. Ähnlich wie »Magrittes semantische Staffeleigemälde«[192] schließen sie Ausschnitte dieser Landschaft ein. Im Unterschied zu diesem aber erhellt und verwandelt hier das »hinein- sehende« Auge die angeschauten Partien in »neue, nie gesehene Bilder«. Durch die Aus-

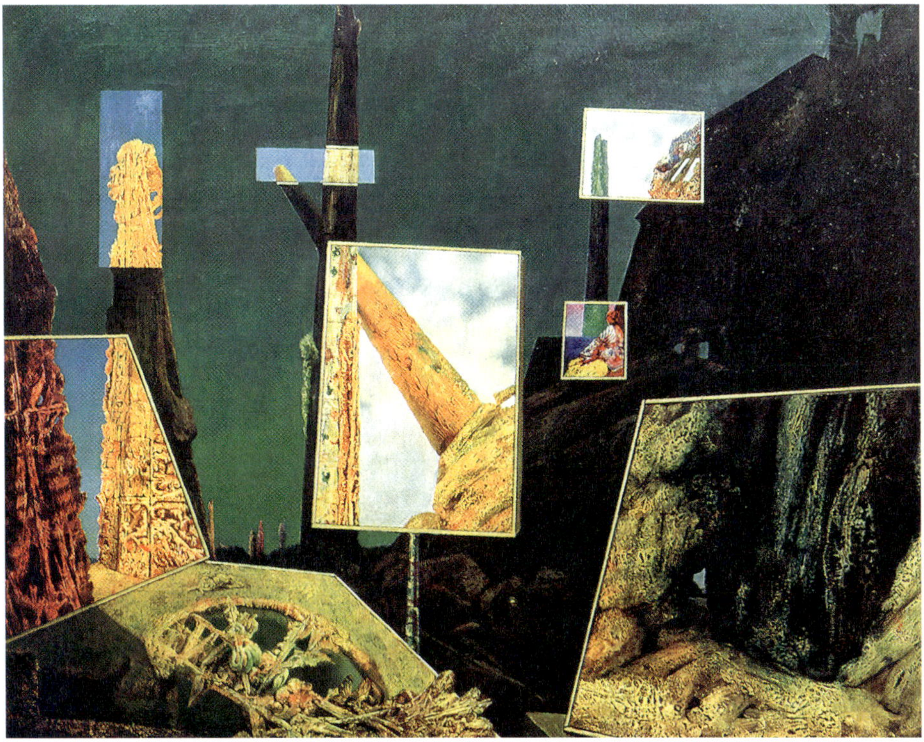

68 *Tag und Nacht*, 1941 / 42

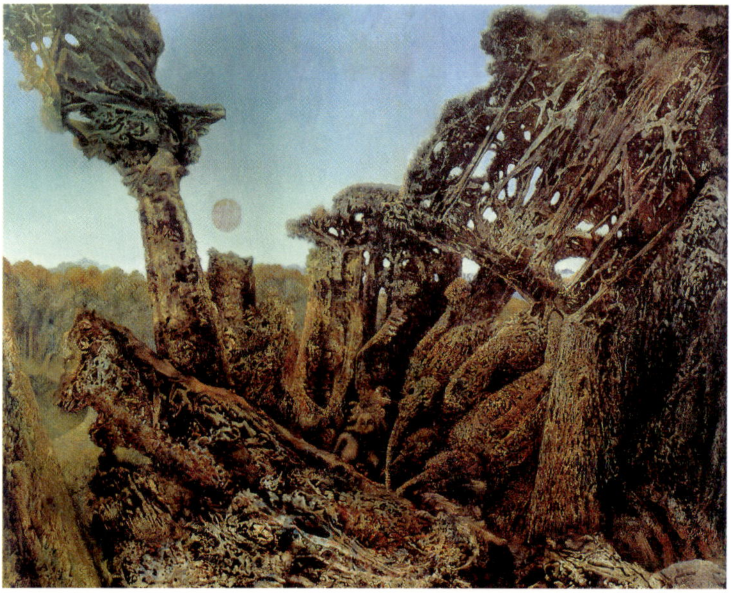

69 *Totem und Tabu*, 1941

»schnitte« entstehen Fragmente, die, isoliert oder in unerwarteten Kombinationen collagiert, durch die Décalcomanie kristalline, korallig-poröse oder marmorierte Oberflächenformen leuchtender Farbigkeit erhalten. In äußerster Raffinesse scheinen die Abklatschformen z. T. auch malend mit dem Pinsel erzeugt, so daß es zu einem Spiel mit den Verfahren kommt. Die so entstandenen Bilder ergeben, fast alle gerahmt, eine Collage von acht Verwandlungen einer Nacht. Als wäre ein halluzinatives Spiel aber noch im Gange, wachsen vorn aus dem liegenden Bild die auskristallisierenden Formen über dem See dem Betrachter entgegen und über den Bildrand hinaus. Ein großer, farbiger Schmetterling wirkt, als habe er sich gerade erst eingefunden, und auf der goldbeschienenen Wiese lagert ein aufmerkendes Pferd mit Brüsten, so an das Lieblingstier der Künstlerin Leonora Carrington erinnernd.[193] In der Literatur wird die Ansammlung der »Bilder im Bild« gern mit der zurückliegenden Werkschau der Loplop-Bilder und der bald folgenden im mondrianschen Raster verglichen. Die Zwischenstellung ist sicher richtig gesehen. Jedoch ist die Bilderschau nicht Selbstzweck, sondern sie zeigt eine große Ambivalenz des Wirklichen. Wie in einer möglichen Vertauschung von Traum und Wirklichkeit stellt *Tag und Nacht* die Frage: Was ist wirklicher, das Reale oder das

Imaginäre, die äußere oder die innere Welt? Suggestiv wird der Betrachter in letztere hineingelockt. Die Schrägstellung des rechten Bildes ermöglicht einen mühelosen Zugang, und die Wiese des vorderen führt schwellenlos in die Tiefe des linken hinein. Ihr vorgelagert sind hier allerdings, im Unterschied zu dem mühelosen Zugang rechts, die über dem See aufwachsenden Kristallisationen.

Besonders auffallend sind die aus dem abfallenden Gelände in den Nachthimmel aufragenden Pfähle, »Säulen oder Stelen«. Mit Beginn der Décalcomanie-Arbeiten tauchen sie als neues Motiv auf und erscheinen dann »in fast jedem Bild«[194] dieser Zeit. Sie sind entweder glatt poliert, mehrfarbig geädert und marmoriert, dabei oft wie mit Edelsteinen durchsetzt, oder von poröser, auskristallisierender Oberfläche. Häufig werden beide Formen kombiniert. Dominierend erhebt sich eine solche Säule z. B. in *Napoleon in der Wildnis* [1941, Abb. 70]. Sie entwächst dem Ufer des Meeres zwischen einem versteinerten, erodierenden Napoleon und einem sich aus phantastischer Umhüllung schälenden weiblichen Akt mit einem saxophonartigen Instrument. Dahinter schwimmt ein Pflanzenfischzwitter in einer Richtung, die von Napoleon zu der Frau führt. »In Ernsts Erinnerung fassen«, nach Günter Metken, »diese Figuren das Erlebnis seiner Flucht aus Europa zusammen«. Napoleon stünde dann für den »Diktator«, die Frau mit dem Saxophon könnte als Bild des »jazzmusizierenden Amerika«[195] gesehen werden, und der bizarre Schwimmer zeige den Weg des Flüchtlings. Eine Aufnahme von Charly Parkers Bearbeitung des Cole-Porter-Songs *Night and Day*, der dem hier zu besprechenden Werk den Namen gab,[196] mag etwas von der Atmosphäre des von Max Ernst gesuchten neuen Landes wiedergeben.

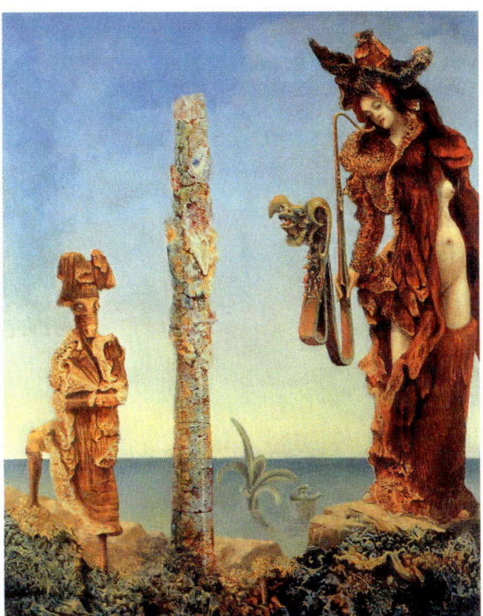

70 *Napoleon in der Wildnis*, 1941

Es bleibt die Frage, welche Vorstellungen und Erinnerungen durch das säulenartige Monument heraufbeschworen werden. Das Motiv taucht gleichzeitig mit der Prozedur der Décalcomanie auf, die auf das Erlebnis der Höhlenwelt bei

Saint-Martin d'Ardèche antwortet. Da die Tropfsteinhöhlen andererseits bei Novalis romantisierend zur Kulisse des von Max Ernst in seinem Werk schon assoziierten Bades im Höhlensee wurden, möchte die Autorin in dieser leuchtenden Säule den zum Monument gewordenen »aufsteigenden Strahl« des Novalis sehen: Wurde in dem Strahl, der »in unzähligen Funken zerstäubte« und der »glänzte wie entzündetes Gold«, romantisierend »dem Gewöhnlichen«, dem geologischen Sachverhalt der aufwachsenden Stalagmiten, von Novalis »ein geheimnisvolles Ansehn« gegeben, so geschähe hier in Max Ernsts Décalcomanieform eine erneute, in den Stein zurückgeführte und zugleich verwandelnde Romantisierung. Wieder ist es der sehende Witz, der nach dem Erlebnis der Höhlen und der Erinnerung an das gelesene Bad im Höhlensee in der phallischen Form des versteinerten Strahls ein Monument der poetischen Kraft, der künstlerischen Inspiration findet – als »Ergebnis einer Berührung«.

In *Tag und Nacht* erscheint das Motiv gleich mehrfach, wie riesige Fühler in den Nachthimmel wachsend. Versucht man aber, an den aufgeblendeten Bildern vorbeizusehen oder sie wegzudenken, erscheinen die schemenhaft aufragenden Bildelemente weniger als »Säulen oder Stelen«, sondern als Schlote, Pfähle oder abgestorbene Bäume. Besonders der linke hat eine Borkenstruktur, wie sie etwa ein Mammutbaum aufweist. Wenn ein solcher Inbegriff der Kraft stirbt, kann sein toter Stamm beängstigen. In sechs von acht Fällen leuchten die Bilder der »Berührung« gerade an diesen Monumenten der Angst auf. Der hin(ein)sehende Blick des Künstlers vermag ihre schemenhafte Nachtgestalt in den unglaublichen Anblick von »neue[n], nie gesehene[n] Bilder[n]« zu verwandeln. Auf Edouard Roditis Bekenntnis hin, einige seiner »Bilder aus der Kriegszeit« gehörten für ihn zu den »beunruhigendsten«, antwortet Max Ernst bezeichnenderweise: »Wenn es uns gelingt, die Angst zu beherrschen und sie in die Arbeit einfliessen zu lassen, kann sie, statt uns zu zerstören, diese bereichern.«[197] In einer 1944 verfaßten Notiz des Malers zu diesem Bild heißt es: »Nacht und Tag (...): dem Herzschlag der Erde zuhören. Der Furcht nachgeben, die durch Kometen und das Unbekannte im Menschen erzeugt wird. Die Sonne auf Wunsch scheinen lassen. Die Suchlichter des Gehirns der Nacht einschalten (...)«[198] »Suchlichter« verwandeln hier in *Tag und Nacht* die Monumente der Angst in neue An-Sichten, in neue Konstellationen und Kombinationen aus vorher nicht wahrgenommenen Details, unerwartet aufleuchtend und Interesse weckend. Diese Wirkung entsteht durch die deckungsgleiche Überblendung mit den Formen des »versteinerten aufsteigenden Strahls«, der in früheren Werken schon als monumentalisierte »Kraft der Inspiration« wahrgenommen worden war. Reproduktionen eines solchen Bildes sollten in den Planungsbüros der Mächtigen hängen – als Signal, sich »berühren« zu lassen und gerade in Umbruchszeiten Spiel-Räume für Visionen zu schaffen.

Das Werk *Tag und Nacht* bezeugt wieder einmal das witzbegabte Sehen Max Ernsts, dem es gelingt, für die Vereinigung des Sich-Widersprechenden eine Form zu finden. Die faszinierende Wirkung des Bildes (als es 1993 im Bonner Kunstmuseum ausgestellt war, standen immer wieder Gruppen von Leuten wie gebannt davor) liegt sicher an dem Verfahren, das Novalis »Romantisierung« nannte. Es gab, auf die Landschaftsdetails bezogen, »dem Gewöhnlichen ein geheimnißvolles Ansehn, dem Bekannten die Würde des Unbekannten« und, bezogen auf die Nacht- und Tagansichten in dieser verwandelnden Technik, »dem Gemeinen einen hohen Sinn«. Gerade daß hier nicht alles Verwandelte zum »Bekannten« gehört, macht den Reiz der Ambivalenz in der letztlich unauflöslichen Bildwelt Max Ernsts aus. Das »Unbekannte«, welches so in Erscheinung gebracht wird, bezieht sich auf die geheimnisvolle Kraft, wenn gewagt wird, immer wieder einmal die »Suchlichter des Gehirns der Nacht« einzuschalten.

»Die Welt muß romantisiert werden«

Dort, wo zwei Realitätsbereiche aufeinander bezogen werden, hat die Operation der Romantisierung ihre Bedeutung. Max Ernst verwirklicht dies als ein hellwacher Maler des 20. Jahrhunderts. Dabei bezeichnen die Wirklichkeitsbereiche, die er »romantisierend« so unnachahmlich miteinander verknüpft, visionär und rational zugleich, genau das Spannungsfeld zwischen der äußeren Realität und der inneren Welt der Wünsche, Ängste, Träume und Visionen, welches jeden Betrachter höchst persönlich angeht. Hier ist auch der Ansatzpunkt, in dem die Bilder ihre Wirkung und Nachwirkung entfalten. Mit verbildlichten Gegenmöglichkeiten zu dem »schlechthin Gegebenen« verweisen sie auf »die Fraglichkeit all dessen, was ist« und finden zugleich Zeichen neuen Sehens, die den Betrachter nicht loslassen, weil sie, Jürgen Beckers Eindruck über den *Vater Rhein* verallgemeinernd, »an den Imaginationen arbeiten«.

So löst Max Ernst als Maler »jenseits der Malerei« mit Kalkül und Halluzination die Forderung des Novalis ein: »Die Welt muß romantisiert werden.« Er verwirklicht dies so, daß seine Utopien nicht zur Phrase geraten, die nach Albrecht Fabri »[auf] die kürzeste Formel gebracht, heißen (...): Die Versöhnung des Gegensatzes zwischen Subjekt und Objekt; eine befreundetere und bewohnbarere Erde; die Zerstörung sowohl des Satzes vom Widerspruch wie des Prinzips der Identität; mit einem Wort: die Wiederherstellung der ursprünglichen Einheit des Seins.«[199] Hier hat Kunst, eng verbunden mit der romantischen Haltung des Witzes, als magische Kraft in der Auffassung des Novalis und als »neue Mythologie« in der Formulierung Friedrich Schlegels ihren Sinn. Ohne Visionen sind Veränderungen nicht zu erwarten. In diesem Sinne antwortet Max Ernst 1969 selbst auf die Frage Robert Lebels »Du hältst daran fest, daß die Maler noch eine revolutionäre Rolle zu spielen haben?« mit allem Nachdruck: »Ja, denn« – das »denn« [car] steht nicht im gedruckten Text, es ist vielmehr von Max Ernst handschriftlich eingefügt worden – »ich bleibe davon überzeugt, daß die Politik ohne poetische Exaltation machtlos ist« [car je reste persuadé que la politique est impuissante sans l'exaltation poétique].[200]

III. Kapitel

»Ferne Nachbildungen von dem unendlichen Spiele der Welt«

– Ironie –

Friedrich Schlegels Ironie-Konzeption

Die Gedankenwelt der deutschen Romantik beinhaltet auch die Ironie, schon daran zu sehen, daß Witz und Ironie gern in einem Atemzug genannt werden. Wie der Witz, so hat auch die Ironie heute eine andere Bedeutung als in der Romantik. Ironie meint nach derzeitigem Sprachgebrauch eine Ausdrucksweise der Verstellung, »bei der das Gesagte und das Gemeinte in beabsichtigter Weise nicht übereinstimmen, so aber, daß dies als Schein für den Zuhörer resp. Leser durchschaubar ist«. In einer Aussage wie »Du bist mir aber ein netter Freund!« wird z. B. mit einem Unterton von Spott das Gegenteil von dem formuliert, was eigentlich gemeint ist. Erzielt ist dabei eine Hinterfragung und Bewußtmachung des Zustandes einer Beziehung. Einen speziellen Akt der Verstellung in philosophischer Diskussion meint die »Sokratische Ironie«. Hier täuscht der Ironiker Unwissenheit vor, um die oberflächliche und eventuell unhaltbare Begründung vermeintlichen Wissens zu enttarnen. Die Selbstironie schließlich äußert »eine kritische, spielerisch-überlegene Haltung sich selbst gegenüber«.[201] Statt von romantischer Ironie spricht Friedrich Schlegel gern über »Sokratische Ironie«, Adam Müller und Solger treffend über »künstlerische Ironie«. Ebenfalls auf einen Akt der Bewußtmachung zielend, verwirklicht sie sich vor allem da, wo Ideal und Realität auseinanderstreben. Gewiß mißt auch die heute geläufige Form der Ironie als Verstellung im Tonfall das Gesagte und Gemeinte an einem Ideal. Den Romantikern ging es aber um eine besondere künstlerische Form, das Gemeinte zum Ausdruck zu bringen. In E. T. A. Hoffmanns *Sandmann* z. B. ent*puppt* sich Olimpia, das Ideal der Liebe, Verehrung und Einfühlsamkeit, schließlich als »Puppe«.[202] Wenn es in Friedrich Schlegels *108. Lyceums-Fragment* mit den Termini des Bedingten und Unbedingten heißt: »Die Sokratische Ironie (...) enthält und erregt ein Gefühl von dem unauflöslichen Widerstreit des Unbedingten und Bedingten«, so deutet sich noch ein unterscheidender Aspekt an: Ironie ist für die Romantiker keine Angelegenheit der Rhetorik, sondern Ausdruck einer philosophischen Haltung. Dabei gehören Witz und Ironie zusammen. Friedrich Schlegel nennt die Ironie eine »Witzart«, die als eine spezielle »ars combinatoria« das Gegensätzlichste, in das menschliche Existenz eingespannt ist, das Reale und das Ideale, das Bedingte und das Unbedingte, das Endliche und das Unendliche, in den Blick rückt.

In diesem großen Spannungsfeld sieht sich in der Frühromantik auch der Künstler mit seinem Werk. Auf eine spezielle Art von Selbstironie wird ihm dieses und er selbst zum Thema, aber nicht in einzelnen Sätzen, »ironische[n] Stellen«, es zeigt sich vielmehr in der Anlage des ganzen Werkes. Eine prägnante Zusammenfassung romantischer Ironie-Auffassung findet sich in Friedrich Schlegels *42. Lyceums-Fragment*. Es geht ihm hier um Kunstwerke, »die durchgängig (...) den göttlichen Hauch der Ironie atmen (...) Im Innern« zeigen sie »die Stimmung, welche alles übersieht, und sich über alles Bedingte unendlich erhebt, auch über eigene Kunst, Tugend, oder Genialität: im Äußern, in der Ausführung die mimische Manier eines gewöhnlichen guten italiänischen Buffo.«[203] Angesprochen ist so die Ironie als »künstlerische Haltung« und als »Mittel der Selbstrepräsentation von Kunst«.[204]

Die im ersten Teil beschriebene innere Haltung meint ein Verhältnis der Distanz zwischen Künstler und Werk, denn zu dem Bedingten rechnet Schlegel auch die Kunst. Jenes geforderte Distanzverhältnis wird nun von ihm genauer reflektiert. Es drückt sich in einem dialektischen Prozeß der »Selbstbeschränkung« aus, als »ein Resultat von Selbstschöpfung und Selbstvernichtung«. Gemeint sind damit zwei komplementäre Phasen des Schaffensprozesses: zu Beginn »Erfindung und Begeisterung«, also ein »angespannter Zustand der Phantasie«,[205] die »Selbstschöpfung«, dann das methodische Arbeiten mit Kalkül und Ratio, die sogenannte »Selbstvernichtung«. Nur so wird schließlich »die Stimmung« herbeigeführt, »welche alles übersieht, und sich über alles Bedingte unendlich erhebt, auch über eigene Kunst«. Es wird sich noch zeigen, wie Max Ernst genau diese Aspekte reflektiert und in seinem Werk umgesetzt hat.

Mit der »Manier« des »italiänischen Buffo« wird auf einen strukturellen Aspekt des Kunstwerks hingewiesen. Die Buffonerie verweist auf die Manier »der burlesken Illusionszerstörung wie sie die commedia dell'arte zeigt«. Vertieft wird dieser Gedanke noch durch ein anderes bekanntes Bonmot Friedrich Schlegels: »Die Ironie ist eine permanente Parekbase.«[206] In seiner *Charakteristik der griechischen Komödie* gibt er die Erklärung des Begriffs Parekbasis – als »Rede, die in der Mitte des Stücks vom Chor im Namen des Dichters an das Volk gehalten wurde (...) Ja, es war eine gänzliche Unterbrechung (...) des Stückes.« Der Chor trat dabei »bis an die äußerste Grenze des Proszeniums heraus (...) Von diesem Heraustreten (ekbasis) kommt auch der Name.«[207] Mit Hilfe der Ironie wird so »innerhalb des Werks gleichsam eine zweite Ebene« errichtet, die Schlegel »Poesie der Poesie« nennt. Der Künstler hat nicht nur ein Thema, einen Gegenstand zu behandeln, sondern er soll auch »die Prinzipien seines Schaffens bewußt selbst mit darstellen«. Schlegel fordert nach Peter Szondi also »eine Dichtung, (...) die auch sich selbst zum Gegenstand hat und in dieser inneren Spaltung in Subjekt und Objekt sich potenziert«, genauso »wie das gespaltene frühromantische Ich« sich selbst »gegenständlich wird.«[208] Gelöst »von möglichen Inhalten« bestimmt die Ironie also »das *Wie*, die *Weise* der Darstellung«. In Anwendung dieses Stils kommt es innerhalb des Werkes nun zu »Reflexion, Verweisung und Demonstration«. Wichtig ist dabei, wie Ingrid Strohschneider-Kohrs vermekt, daß diese »als (...) konstitutives Prinzip der künstlerischen Komposition und Gestaltung« eingesetzt werden, d. h., daß »die Reflexion (...) erneut ›poetisiert‹« wird. Damit dies möglich wird, muß die »Reflexion und Verweisung (...) eigene Darbietungsweisen und Kunstmittel« finden.[209] Hiermit ist ein wichtiges Kriterium gegeben, um bei einem Kunstwerk von Ironie im romantischen Verständnis sprechen zu können.

Ironie wird damit zum Ausdruck der »poetischen Reflexion«. Im *116. Athenäums-Fragment* bringt Friedrich Schlegel sie in das einprägsame Bild des Schwebens »in der Mitte«, wenn es von der romantischen Poesie heißt, daß sie »zwischen dem Dargestellten und dem Darstellenden (...) auf den Flügeln der poetischen Reflexion in der Mitte schweben, diese Reflexion immer wieder potenzieren und wie in einer endlosen Reihe von Spiegeln vervielfachen« kann.

Eine ironische Distanzhaltung, die sich stets des Abstandes zwischen dem Bedingten und dem Unbedingten bewußt ist, bezieht ihre poetischen Reflexionen auch auf die Ereignisse dieser Welt und sieht sich selbst als Spieler in einem großen Theater. In seinem Gespräch über die Poesie stellt Friedrich Schlegel auch in diesem Sinne den Anspruch an die Ironie und fordert, »daß die Begebenheiten, die Menschen, kurz das ganze Spiel des Lebens, wirklich auch als Spiel genommen und dargestellt sei. (...) Alle heiligen Spiele der Kunst sind nur ferne Nachbildungen von dem unendlichen Spiele der Welt.«[210]

»Be-dingte« Kunst

In einer seiner Antworten an Robert Lebel bestätigte Max Ernst 1969 die Anwendung der Ironie in seinem Werk und verwies zugleich auf ihr romantisches Fundament: »Auf die Feststellung Lebels, der Surrealismus habe die Sicht der Welt verändert, sagte Max Ernst: ›Ich stimme umso lieber zu, als meine Weise zu sehen nicht nur eine Perzeption der Erscheinungen ist, sondern auch und vor allem eine spontane, oft verschleierte Stellungnahme, die in Form präziser oder konfuser Bilder vorgestellt wird, aus denen der Witz, die Ironie und die tiefere Bedeutung (um in der Sprache Christian Dietrich Grabbes zu sprechen) nicht verbannt sind.‹«[211] Im Original steht: »…la farce, l'ironie…«. Max Ernst spielt nämlich auf Grabbes Stück *Scherz, Satire, Ironie und tiefere Bedeutung* an, und er zeigt damit eine erstaunliche Kenntnis der deutschen Romantik. Ralf Schnell verweist darauf, daß »die vielfach zitierte und erforschte ›tiefere Bedeutung‹ dieses Lustspiels in den verhandelten Inhalten nicht zu finden ist, sondern allenfalls in der Form der Wahrnehmung, die auf die Welt fällt, also in der ästhetischen Struktur, aus der die Welt des Lustspiels gebildet ist: Ironie als Formprinzip.«[212] Diskret und deutlich zugleich bezeugt Max Ernst mit dieser Antwort die romantische Verwurzelung auch seiner Ironie.

Kunstwerke, die den Geist der Ironie atmen, entspringen nach Friedrich Schlegel einer Haltung, die »sich über alles Bedingte unendlich erhebt, auch über eigene Kunst«. Wenn Kunst hiernach zu dem Bedingten zählt, so gilt dies für Max Ernsts Malerei »jenseits der Malerei« in ganz besonderem Maße. Bei ihm entsteht nicht »jedes Werk wie eine neue Schöpfung von vorn an aus nichts«, wie Friedrich Schlegel die Situation einer Poesie ohne Mythologie beklagte – vielmehr räumt Max Ernst gerade dadurch »mit dem alten Mythos des ex-nihilo-schöpferischen Künstlers«[213] auf, daß er in seinen künstlerischen Prozessen fast immer von *Dingen* ausgeht, von Vorgefundenem, das er collagiert, von Strukturen, die er durchreibt, von Schnüren, die er zuvor auswirft, usw. Insofern ist seine Kunst ganz wörtlich »be-*dingt*«.

Es ergibt sich die Frage, ob das ironische Distanzverhältnis, also die Erhebung über das »Bedingte«, bei ihm auch im romantischen Sinne der »Selbstbeschränkung« als »ein Resultat von Selbstschöpfung und Selbstvernichtung« verstanden werden kann. Da Max Ernst wie die Romantiker sein Tun durch Reflexionen begleitete, kann als frühester Text der Entwurf zu einem Malerei-Traktat Anfang der dreißiger Jahre herangezogen werden, der in französischer und englischer Sprache vorliegt (*Comment on force l'inspiration* bzw. *Inspiration to Order*), übersetzt etwa »Forcierung der Inspiration«.[214] Max Ernst entwickelt hier in der Auseinandersetzung mit dem surrealistischen Prinzip des »automatischen Schreibens« seine Kunsttheorie. Obwohl an keiner Stelle der Begriff der Ironie auftaucht, zeigt sich hier die eminente Bedeutung der »Selbstbeschränkung« für seine Bildfindungen, und dies in dem angegebenen romantischen Sinn. Seine Reflexionen werden zeigen, daß und wie er auf den Methoden der »Selbstschöpfung« insistiert, solche eigens entwickelt, die Verfahren der »Selbstvernichtung« mit Akribie verwendet, sie aber zum Ateliergeheimnis macht.

Das erste Manifest André Bretons hatte 1924 eine surrealistische Malerei nicht erwähnt, und Max Morise sowie Pierre Naville hatten ihr im Dezember 1924 bzw. im April 1925 in der 1. bzw. 3. Nummer der Zeitschrift *La Révolution Surréaliste* sogar expressis verbis jegliche Existenz und Möglichkeit abgesprochen. In dem Bedürfnis, den Bilderschatz des Unbewußten zu bergen, sahen die Surrealisten Mitte der zwanziger Jahre im »automatischen Schreiben« noch das einzig mögliche Verfahren, die schnell wechselnden Bilder des aus dem Unbewußten gespeisten Bewußtseinsstroms zu Papier zu bringen, da die Sprache des Denkens und Schreibens ein und dieselbe sei. Weil die Malerei aber die Umsetzung in ein anderes Medium verlangt, arbeitet sie in den Augen der surrealistischen Schriftsteller der Schnelligkeit des Denkdiktats entgegen. Max Morise hatte hierzu angemerkt: »Es hat nicht den Anschein, als sei es bisher einem Maler gelungen, eine Abfolge von Bildern darzustellen, denn wir können uns nicht mit dem Verfahren der alten Meister begnügen, die an verschiedenen Stellen ihrer Leinwand aufeinanderfolgende Szenen wiedergeben.«[215]

Max Ernst entzieht mit seiner verblüffenden Antwort in der Studie zur Inspirationsforcierung von 1932/33 dem Angriff einfach den Boden, indem er erläutert, daß und wie die Flut sich überlagernder Bilder in seiner Imagination und nicht im Nacheinander auf Papier oder Leinwand entsteht. Zur Verdeutlichung bringt er drei Beispiele aus seinem Schaffensprozeß.

Als erstes verweist er auf den im Zusammenhang mit dem Witzprinzip schon einmal erwähnten Lehrmittelkatalog mit seiner sinnverwirrenden Anordnung konträrster Gegenstände, die in ihm eine Flut sich überlagernder Bilder auslösten. Offensichtlich wollte er verdeutlichen, daß die Betrachtung des sinnverwirrenden Materials die Phantasie anregt. Was er sieht, ist eine Bilderflut, die sich in seinem Kopf verfremdet und ein Bild von neu Gesehenem hervorruft. Die Übertragung auf das Zeichenblatt oder die Leinwand spielt er herunter mit dem Hinweis auf einige wenige Ergänzungen.

An einem zweiten Beispiel, einem Ornament im Stil des »Zweiten Empire« aus einem Zeichenlehrbuch, zeigt er, daß nicht einmal eine Folge von Bildern nötig ist, um eine Bilderflut auszulösen, daß vielmehr eine einzige offene Struktur genügt, durch Hineinsehen eine solche Folge auszulösen. Sein Beispiel ist eine Arabeske, die er, als Federzeichnung übernommen und ergänzt, dem englischsprachigen Aufsatz *Inspiration to Order* beifügte.[216]

Als letztes Beispiel eines genuin surrealistischen Verfahrens nennt er die Frottage, die er seinerzeit als praktische Antwort auf die Negierung einer surrealistischen Malerei durch Max Morise und Pierre Naville entwickelt hatte. Als er mit seiner *Naturgeschichte* seine Gegenwelten vorlegte, gab er den verblüffenden Arbeiten den Namen »dessins«, Zeichnungen. Erst jetzt, in der theoretischen Auseinandersetzung, verwendet er die Bezeichnung Frottage, als Mittel auf dem Weg zu surrealistischen Bildern. Worauf es ihm ankommt, ist nicht die technische Seite an sich, sondern ihre Wirkung, die er in einer »Intensivierung der geistigen Erregbarkeit« sieht. Er konnte mit diesem Verfahren »seinen meditativen und halluzinatorischen Fähigkeiten zu Hilfe kommen«.[217] Zu den entstandenen Bildern sagt er nur, daß sie mehr und mehr den Charakter der durchgeriebenen Objekte (wie z. B. Holzbretter) verlieren, um statt dessen den Anblick von Bildern unverhoffter Präzision anzunehmen.

Der springende Punkt seines Gegenbeweises liegt darin, daß er den Prozeß, der nach der Vorstellung der surrealistischen Schriftsteller mittels »automatischen Schreibens« aus dem Bewußtseinsstrom ins Denkdiktat eingeht, zurück in die eigene Imagination verlegt. Bei Friedrich Schlegel wurde die »Selbstschöpfung« als die Phase des Schaffensprozesses beschrieben, in der der Künstler sich bei »Erfindung und Begeisterung« in einem »angespannten Zustand der Phantasie« befindet. Max Ernst beschreibt seine Verfahren der Collage, der Formerweiterung und der Frottage / Grattage unter dem Gesichtspunkt der Inspirationsmechanismen. Es ging ihm also darum, Mittel bereitzustellen, die den »angespannten« und angeregten »Zustand der Phantasie« herbeiführen. Wenn er der Passivität des Automatismus die »Intensivierung der geistigen Erregbarkeit« entgegenstellt, so bemüht er sich genau um den Zustand, den der Romantiker »Selbstschöpfung« nennt. Die Materialisierung und Realisierung zum Bild bedarf nun der »Selbstvernichtung«, des Einsatzes formender Kräfte. Zu diesem Vorgang äußert

sich Max Ernst hier noch nicht. Bildlich gesprochen insistiert er auf dem Moment der Zeugung, nicht auf dem der Geburt.
Vier Jahre später gab Max Ernst, in der schon mehrfach erwähnten wichtigen Sondernummer der *Cahiers d'Art*, mit dem Aufsatz *Jenseits der Malerei* [Au-delà de la peinture] Erweiterungen und Ergänzungen zu den Texten über die Inspirationsforcierung. Er führt sein Prinzip des Hineinsehens jetzt auf Leonardo da Vinci zurück. Dazu zitiert er aus dessen Malerei-Traktat zwei Stellen zum Inspirationsgewinn durch den Anblick »unbestimmter« Formen, wie sie Wolken oder Mauerflecken bieten. Bemerkenswert ist hier, daß Max Ernst, der sich über die Verwirklichung des eigenen Kunstwerks nicht äußerte, Leonardos Insistieren auf künstlerischen Fähigkeiten in seinen Zitaten nicht unterdrückt, wie etwa: »So mag dir ein Fleck zwar zu Einfällen verhelfen – wie man ein Stück vollendet, lehrt er dich nicht.« In der zweiten Stelle heißt es: »Diese wirren Dinge wecken den Geist zu neuen Erfindungen, doch muß man alle Teile (...) gut zu machen gelernt haben.« Zwischen beide Zitate schiebt Max Ernst noch eine kürzere Stelle aus einem anderen Zusammenhang ein, die sich ausschließlich auf die Komposition bezieht: »Um vielseitig zu sein und die verschiedenen Geschmäcker zufriedenzustellen, müssen in einer Komposition dunkle und dann wieder in zarte Halbschatten gehaltene Partien vorkommen.«[218] Obwohl ihn Leonardo da Vincis Aufforderung zum Hineinsehen dazu befreit, seine Möglichkeitswelten zu kreieren, zitiert er diese drei Stellen über die Notwendigkeit künstlerischen Könnens bei der Ausführung des Werks. Daß Max Ernst diese Hinweise Leonardos, wenngleich er dabei der Zufriedenstellung verschiedener Geschmäcker sicher mit unterschwelliger Ironie gedenkt, ebenfalls in ganz persönlicher Aneignung auf seine eigene, verfremdete Bildwelt bezieht, zeigt die Verknüpfung des noch einmal aufgegriffenen letzten Zitats mit seinen eigenen Frottagen. So gedenkt er der mit Hilfe dieser Prozedur erreichten »Zeichnungen, ihrer dunklen und dann wieder in zartem Halbschatten gehaltenen Partien«.[219] Wenn Max Ernst in den Leonardo-Zitaten die geforderte Fähigkeit zu künstlerischem Gestalten nicht unterdrückt, so bedeutet dies wenigstens indirekt ein Bekenntnis zum Einsatz der Ratio und der künstlerischen Gestaltungsgesetze für die Organisation des Bildes. »Umgekehrte Logik« überzeugt nur, wenn sie mit bildnerischer Logik inszeniert ist. So findet im Werk Max Ernsts die »Selbstschöpfung« eine Ergänzung durch die »Selbstvernichtung«.

Die Haltung ironischer Erhebung »über alles Bedingte« wird bei Friedrich Schlegel in dem zitierten *42. Lyceums-Fragment* besonders »auch« auf »eigene Kunst, Tugend, oder Genialität« bezogen. Alle drei Momente lassen sich in Max Ernsts Äußerungen wiederfinden. Wenn er davon spricht, daß seine halbautomatischen Verfahren es ihm ermöglichen, »als Zuschauer der Geburt seiner Bilder beizuwohnen«, so ist dies ein Zeugnis von ironischer Erhebung über das Be-*dingte* seiner eigenen *Kunst*. Daß er sich dabei »auch über eigene (...) *Genialität*« erhebt, muß nach seiner Meinung zum genialen Schöpfertum des Künstlers nicht eigens betont werden. Eduard Trier berichtete im Norddeutschen Rundfunk über eine in diesen Zusammenhang passende Antwort Max Ernsts auf die Würdigung seiner Kunst anläßlich der Retrospektive 1962 im Kölner Wallraf-Richartz-Museum: »Max Ernst will freilich all dies nicht als sein Genie gerühmt wissen; getreu der surrealistischen Vorstellung von der passiven Empfängnis des Künstlers erklärte er, sein einziges Verdienst sei, die einmal begonnene Laufbahn mit eiserner Konsequenz hinuntergerutscht zu sein...«[220] Bei einem Maler, der stets darauf aus war, mit immer neuen Verfahren den Zufall zur »Intensivierung der geistigen Erregbarkeit« einzufangen, also den angeregten Zustand herbeizuführen, den der Romantiker »Selbstschöpfung« nannte, darf eine ironische Erhebung schließlich »auch über eigene (...) Tugend« in dem Bekenntnis gesehen werden: »Daß es ihm geglückt ist, sich nicht zu finden, betrachtet Max Ernst als sein ›einziges‹ Verdienst.«[221] Dies ist eine ironische Umschreibung dafür, daß er als Romantiker unterwegs zu immer neuen Anfängen ist, die über *Dinge* an Imaginationen wirken, zunächst an seinen eigenen, dann im überspringenden Funken an denen der Betrachter. So ist seine Verwirklichung der »künstlerischen Ironie« zugleich an eine eminent romantische Grundhaltung geknüpft.

Ironie in der Bildwelt Max Ernsts (Selbstdarstellungen)

max ernst et caesar buonarroti

Die Fotocollage von 1920 [Abb. 71] entstand in der dadaistischen Kampfansage gegen die Tradition, von der weiter oben schon mehrfach die Rede war. Max Ernst überklebte in diesem Porträtfoto seine Brust

mit einer dekolletierten Frauenbüste, deren Kopf er, so das Thema Schönheit und Vergänglichkeit assoziierend, durch eine anatomische Darstellung ersetzte. Die Hand der Frau, die jetzt zur Hand des Künstlers wird, hält einen Maßstab ohne Maßeinheit mit der Zahl 5 000 am oberen Ende. Über dem Kopf der Figur reicht eine gestrichelte Linie von der unbeschrifteten Skala bis zu dem Mund des Künstlers und gibt so im Vergleich die »Größe« der Figur an, die er mit dem Maßstab zusammen im Arm hält. Über der gestrichelten Linie beschriftet er sein Portrait mit »dadamax«, den anatomischen Kopf darunter mit »caesar buonarroti«. An Größe überragt »dadamax« nicht nur »caesar buonarroti«, sondern auch die volle Dimension des Maßstabes, wodurch seine Größe als unmeßbar charakterisiert ist.
Diese Selbstdarstellung ist im heutigen Verständnis des Begriffs eindeutig ironisch. Wenn das maßstäblich reduzierte, nicht einmal männlich gegebene Genie Michelangelo mit »caesar« betitelt wird, ist dies ein Akt ironischer Verstellung. Gleiches gilt auch für die eigene, die Maßstabslänge sprengende Selbstüberhöhung. Das Bild ist aber auch im romantischen Wortsinn ironisch, wenn der Spielraum zwischen Ideal und Realität angesprochen ist, und dem alten Ideal in doppelter Hinsicht ein neues entgegengestellt wird. »Das Genie«, Ideal kunsthistorischer Tradition, »wird vom Sockel gehoben« und »provozierend zu einem Sparring-Partner herabgewürdigt« (Thomas W. Gaehtgens).[222] Die »Größe« des »dadamax« ist nicht nur unmeßbar, weil der Maßstab nicht reicht, sondern weil für den Künstler »jenseits der Malerei« anderes maßgebend ist. Dieses Andere deutet sich in seinem Blick an. Er schaut – und dies ist seine einzige »Tätigkeit« – an »buonarroti« und dem Maßstab vorbei in eine Ferne, die dem Betrachter verborgen bleibt. Auf diese Weise setzt er dem überkommenen Ideal, das er ironisch umkehrt, in der sich schon andeutenden aktiv / passiven Rolle des Sehers ein neues entgegen. So läßt sich in diesem frühen Bild schon das spätere, surrealistische Ideal des künstlerischen Schaffensprozesses ahnen, in medialer Weise in sich zur Wirkung kommen zu lassen, »was sich in ihm zu sehen gibt«.

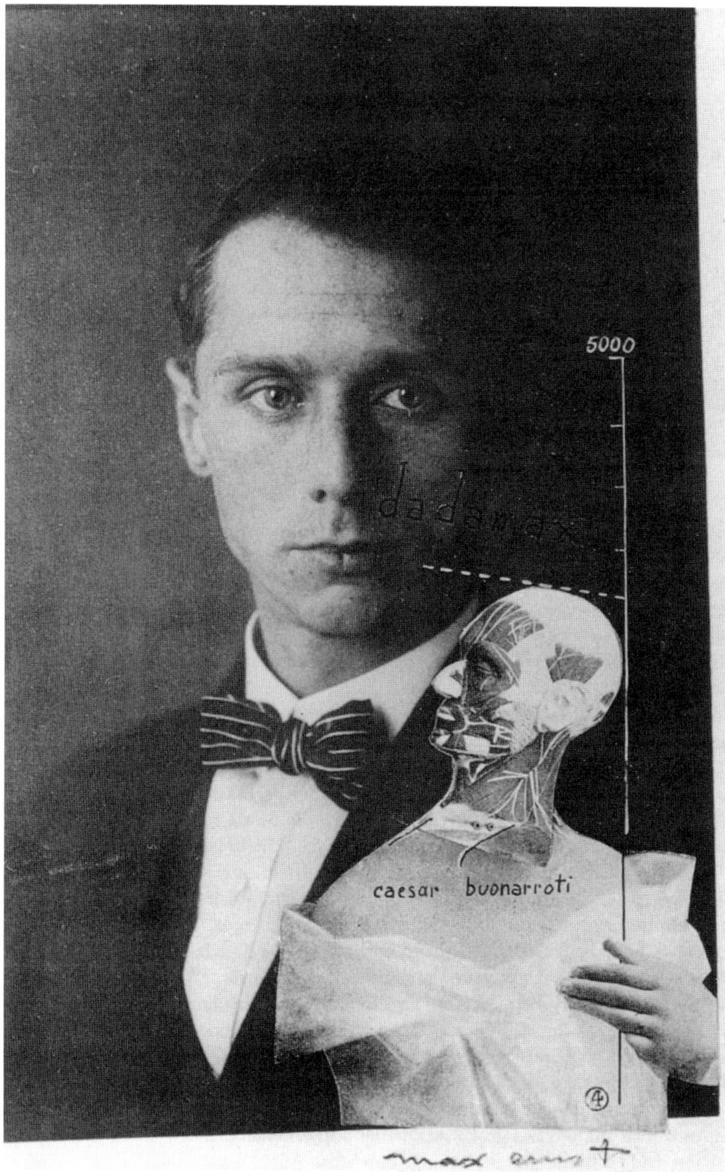

71 *the punching ball ou l'immoralité de buonarotti, auch max ernst et caesar buonarroti*, 1920

Einladungskarte zur Ausstellung *Max Ernst – letzte Werke*

Diese Einladungskarte von 1935 [Abb. 72] vermittelt ein Bild des seit der Frühromantik zum Thema gewordenen gespaltenen Ich, das sich selbst gegenständlich wird. Sehr drastisch, fast handgreiflich, ausgehend von einem zerstörten Foto, bezieht sich die Selbstreflexion auf die Voraussetzung der Entstehung von Kunst. Nach der Zersplitterung des Glasnegativs wurde das Porträt aus den zufällig entstandenen Scherben wieder neu zusammengesetzt, aber so, daß die Gehirnhälften auseinanderklaffen und die Zwischenräume sich verbreitern. Auf die überklebten Bruchstellen schreibt Max Ernst nun – auf schwarzem Grund in heller Schrift, entsprechend dem Ton seines Gesichts – die Titel seiner ausgestellten Bilder: *Die Lebensfreude* [la joie de vivre], *Die Flugzeugfallen* [les jardins gobe-avions], *Die ganze Stadt* [la ville entière] usw. Im *Seher-Brief* vom 15. Mai 1871 hatte Rimbaud gefordert: »Der Dichter macht sich sehend durch eine (...) *Verstörung aller Sinne.*« Mit der Zerstörung des Gesichts geht auch eine »Verstörung der Sinne« einher. Wenn hinter dem Klebestreifen für *le jardin des hespéri*[*des*] [Garten der Hesperiden] die Gehirnhälften nicht mehr zur Deckung kommen, so scheint mit dem offenen Gehirn den verstörten Sinnen ein neuer Sinn der medialen Kommunikation im direkten Zugang zu entsprechen – aus der Zerstörung eine Erneuerung zur »erweiterten Identität«[223] zu folgen.

So verweist diese Einladungskarte in der Nachfolge des von Rimbaud aufgestellten Ideals des modernen Künstlers auf einen wesentlichen Aspekt der Max Ernstschen Kunsttheorie. Seine künstlerische Reflexion, die zugleich eine Selbstreflexion ist, visualisiert sich nicht in einem mitgelieferten Zitat, sondern in erneuter Poetisierung und erfüllt so die romantische Forderung der Ironie als »Mittel der Selbstrepräsentation von Kunst«. In dem beeindruckenden Bild der mit Bildtiteln beschriebenen Bruchstellen des zersplitterten Porträts verdeutlicht Max Ernst handschriftlich, daß seine Bildwelt gerade aus der – ironischen – Brechung entsteht.

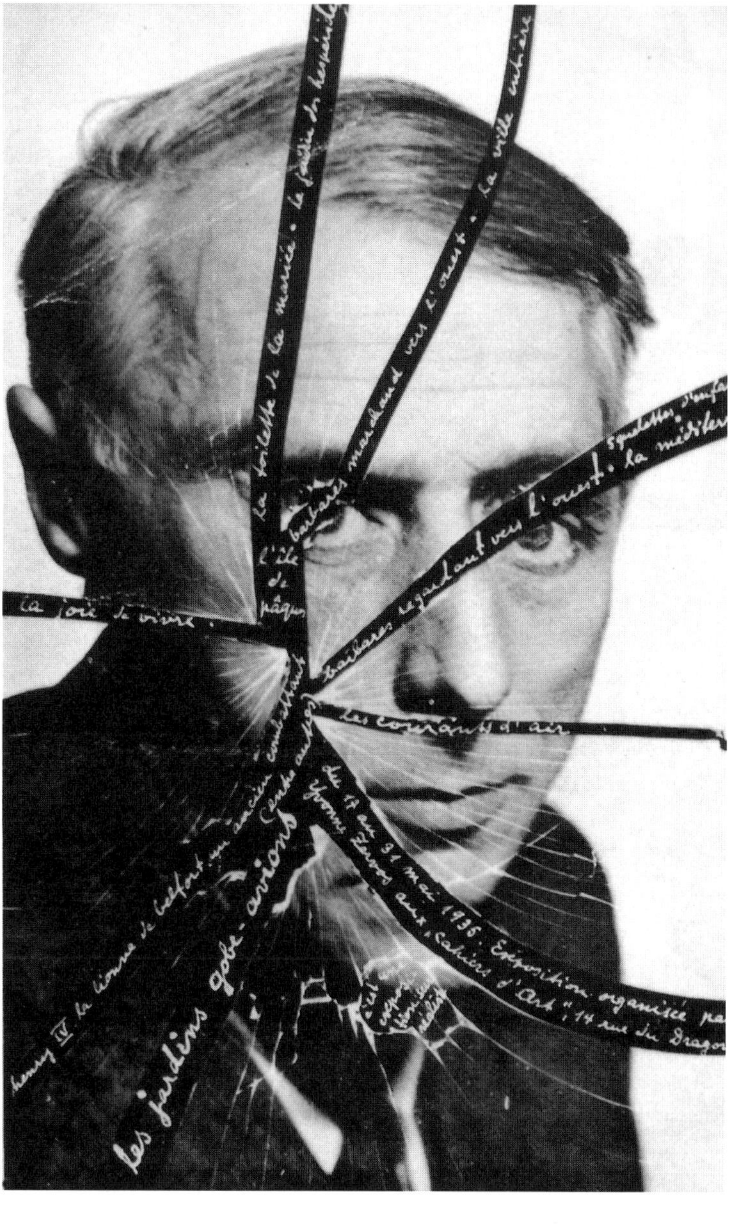

72 Einladungskarte für die Ausstellung *Max Ernst – letzte Werke*, Paris 1935

Wie wichtig Max Ernst offensichtlich diese Kreide-Frottage [Abb. 74] auf einem vergrößerten Fotoausschnitt war, zeigt sich schon an den Maßen von 98,5 x 74 cm. Ein älteres Foto von ca. 1929 [Abb.73] erfuhr in dieser Arbeit von 1938 eine erstaunliche Verwandlung. Sie entsteht dadurch, daß die Detailvergrößerung mit zur Seite gedrehter Kamera sich ganz auf das Innere des Gesichtes bezieht, auf Mund, Augen und Stirn, und diese dann im Ergebnis schräg zur Bildachse liegen. So wird die aufrechte Position des Paßfotos aufgegeben, und der Blick trifft den Betrachter nicht mehr. Von den Bildrändern her dringen die Frottagestrukturen über das Porträt, als wolle der Künstler fast nebenbei die Forderung Leonardos bezüglich der »dunklen und dann wieder in zarten Halbschatten gehaltenen Partien« erfüllen. Dabei scheinen die großen Augen staunend auf die ausdeutungsfähigen Strukturen über ihm gerichtet. In dieser Frottage-Überarbeitung seines Porträts macht Max Ernst das auf Leonardo zurückgeführte Prinzip des Hineinsehens zum Thema.

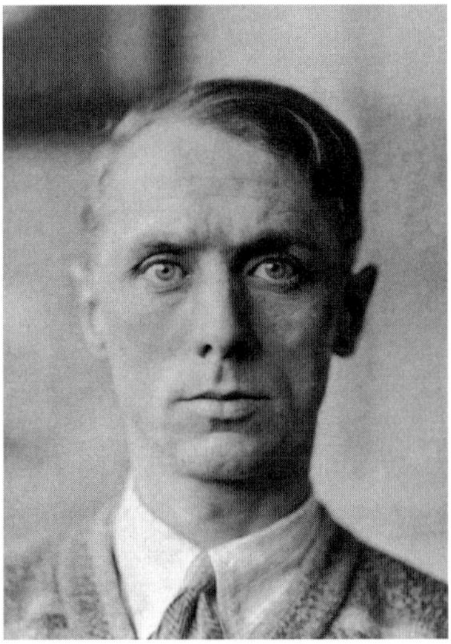

73 Porträtfoto, ca. 1929

Wenn hier das Ideal des Künstlers in der Verwirklichung des »Sich *sehend* machen« ins Bild gesetzt wurde, so entsteht hinsichtlich der »künstlerischen Ironie« die Frage, welche »Kunstmittel« zu seiner Poetisierung eingesetzt werden. Das Ungewöhnliche und Eindringliche dieses Bildes ist der Blick von unten. Da die Frottage-Strukturen dem Foto aufliegen, scheint der Künstler »untergetaucht« zu sein, so daß der Hineinsehende zugleich als Taucher dargestellt ist. Der entsprechende theoretische Text, *Wohin geht die Malerei?*, wurde schon erörtert. Wie der Tang auf den Taucher zukommt, so geschieht es in dieser Darstellung mit den scheinbar von oben kommenden Frottage-Formen. Mit Bezug auf die Ausführungen von Max Ernst läßt sich sagen: Wie der Taucher vor dem Eintauchen nicht weiß, was er an Schätzen bergen wird, so weiß auch hier der abgetauchte Künstler noch nicht, was sich wie zum Thema in ihm verdichten wird. Wie seine Randbemerkungen zei-

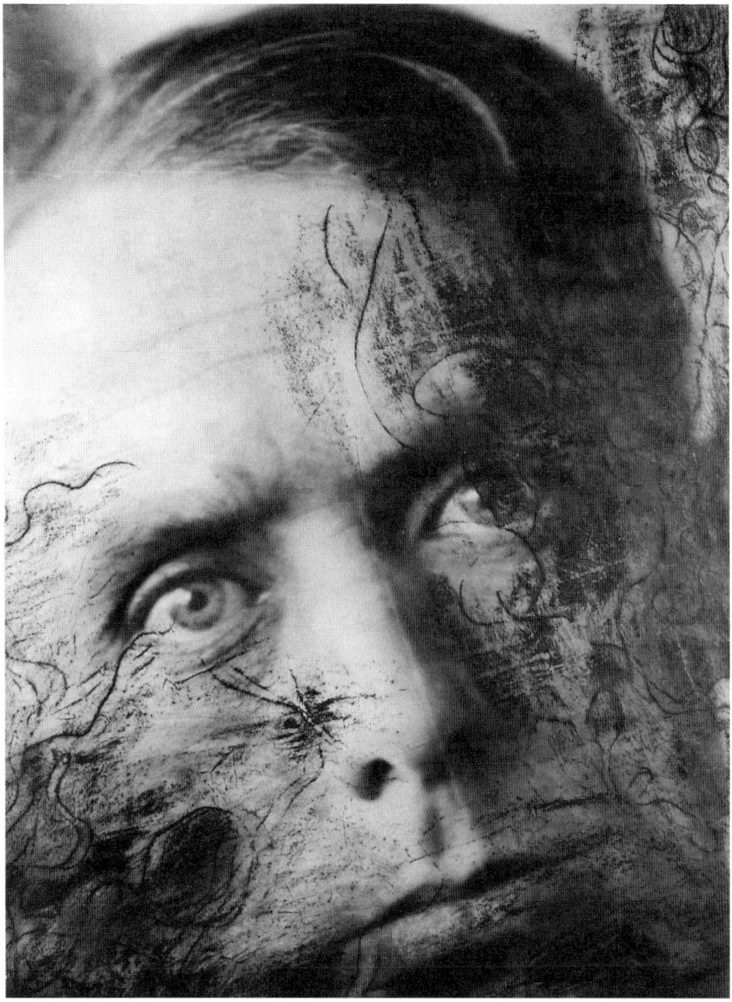

74 *Selbstporträt*, ca. 1938

gen, fand Max Ernst im *Seher-Brief* Rimbauds Gedanken ausgedrückt, die er selbst durch das Bild des Tauchers verdeutlicht. In dieser Porträt-Frottage sind Taucher und Seher in unnachahmlicher Weise zur Einheit geworden. Mit dem *Selbstporträt* ist in einer fast wörtlich zu nehmenden zweiten Ebene das Kunstschaffen als »Abtauchen und Schauen« *verbildlicht*. Da durch den Ausschnitt alles Räumliche eliminiert, das Gesicht also zur Fläche wurde, ist der Künstler selbst zum Teil seiner Prozedur geworden. So stellt dieses Werk ein exzellentes Beispiel für das dar, was Friedrich Schlegel »Poesie der Poesie« nennt.
Die Folge der drei Selbstdarstellungen entthront die alten Ideale des Geniekultes und der Heroisierung des Künstlers. Sie enthielten neben der konkreten Darstellung noch eine Reflexion der eigenen Kunstauffassung, für deren Verbildlichung er eigene Kunstmittel entwickelt hatte. So verwendete er alle Spielarten des ironischen Stils, die klassische Auffassung der Verstellung, aber auch die romantische, die sich inhaltlich äußert im Spannungsfeld zwischen Ideal und Realität, formal in der »Poesie der Poesie« als »Mittel der Selbstrepräsentation von Kunst«.

Eine emblematische Selbstidentifikation

Stellt sich Max Ernst in dem *Selbstporträt* von 1938 als Taucher und Seher vor, so charakterisiert er sich zehn Jahre später in einem auf den ersten Blick sehr befremdlichen New Yorker Ausstellungssignet [Abb. 75] als Schwimmer besonderer Art. Dabei insistiert er auf der Aussage so, daß er das Signet zweimal benutzt, 1948 für das Faltblatt der Ausstellung bei M. Knoedler & Co. und 1961 für die Einladungskarte zur Ausstellung im Museum of Modern Art. Max Ernst verbindet hier seinen Namenszug mit einem dreidimensionalen mathematischen Diagramm, das die Gestalt einer sich ausbreitenden Welle hat. Durch die schraffierte, blockhafte Front- und Seitenansicht erhält die Darstellung auch den Aspekt eines kartographisch untersuchten Gebirgsausschnitts, so daß eine Kombination von Berg und Welle gegeben ist. Die Vorlage [Abb. 76] findet sich in dem schon für die *maus zu milo* aus *paramythen* verwendeten *Jahnke-Emde: Funktionentafeln mit Formeln und Kurven*. Wer das Tabellen- und Graphikwerk durchblättert, stellt fest, daß das hier herangezogene Diagramm zu den einfachsten Kurvenscharen gehört, die überhaupt vorkommen – die Rockschleppe der *maus zu milo* ist dagegen viel spektakulärer. Der Vergleich von Original und Verarbeitung [Abb. 75, 76] zeigt, wie die Graphik durch den Namenszug belebt wird: Das M strukturiert die flache, vordere, linke Ecke und das E unterstreicht das Auf- und Abschwingen der Wellenbewegung. Die blockhafte Frontwand gewinnt durch die bis zum Boden reichende Schrift an Tiefe. Das anschmiegende Gleiten mit der Welle ist ebenso ins Bild gesetzt wie das Vordringen bis auf den Grund.

Sehr verhalten schwingt in dieser Selbstidentifikation als ein weiterer Aspekt die Frage der Identität mit. Die Graphik *wirkt* wie eine fortschreitende Welle oder wie ein »Wellengebirge«. Aber bei der Frage nach ihrer wirklichen Bedeutung (die eigens stehengelassene Beschriftung fordert diese gerade heraus) wird der normale Betrachter ratlos. Es ist auch nicht hilfreich, eventuell erläutert zu bekommen, daß es sich um die graphische Darstellung einer Besselfunktion handelt, daß dabei jede Kurve der Integration bzw. Lösungsfunktion einer Differentialgleichung 2. Ordnung mit dem Scharparameter p entspricht. Da das Tabellen- und Graphikwerk für den Gebrauch einen Spezialisten voraussetzt und somit auf fast alle Erläuterungen verzichtet, darf angenommen werden, daß Max Ernst selbst sich mit dem Inhalt der Graphik nicht weiter belastet hat. Im Gegenteil wird ihn an der Zeichnung gerade die Kombination des plastisch Greifbaren der Form mit dem Unbekannten, Geheimnisvollen des Inhalts gereizt haben.

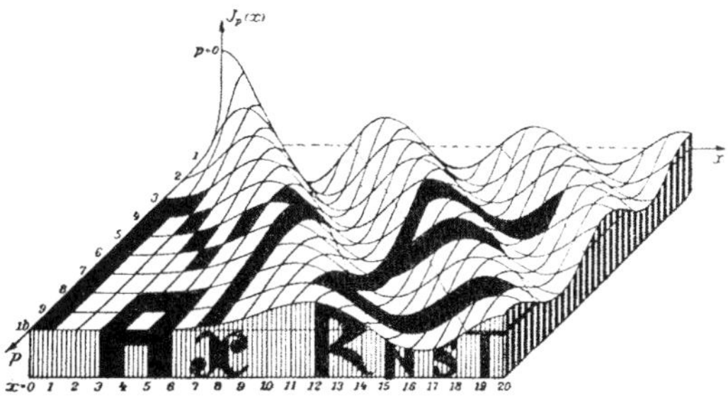

75 *Ausstellungssignet*, 1948

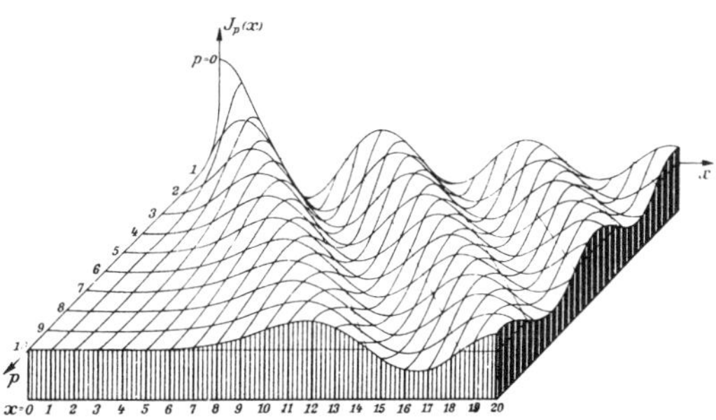

76 *Bessel-Funktion* aus *Jahnke-Emde*

Wie Max Ernst in dem Gemälde *Blinder Schwimmer: Ergebnis einer Berührung* physikalische Versuche zur Verschlüsselung eines Manifestes benutzte, verwendet er hier ein mathematisches Diagramm, wo eines der neuesten Werke erwartet wird. Das Künstlersignet mußte auf die zur Ausstellung Geladenen irritierend wirken – wie eine einfache Gleichung, die nicht gelöst werden kann, deren Existenz hier schon anmaßend wirkt. So einzuladen ist witzig und frech und voller Ironie. Einerseits erhebt er sich mit dem Bild des Künstlers, der sich einfach auf den Wellen treiben läßt, über alle »Kunst, Tugend und Genialität«. Andererseits knüpft er mit der Verwendung einer Graphik, die nur den Anschein einer Welle hat, seine Identität an das Unbekannte – für den Betrachter und wohl auch für sich. So verbindet sich künstlerische Ironie mit Selbstironie. Diese Buffonerie zerstört eine Illusion von genialem Künstlertum und koppelt zusätzlich die Irritation beim Betrachter an die philosophische Frage nach der Identität.

Nordlicht am Nordrhein, ein Gruß an die »Jugend jeden Alters«

Anfang des Jahres 1969 widmete Max Ernst der Stadt Brühl ein Exemplar des Buches *Maximiliana*, zahlreiche Grafiken und das Gemälde *Nordlicht am Nordrhein* von 1968 [Abb. 77]. Direkter Anlaß war die Eröffnung eines kommunalen Informationszentrums, der tiefere Grund die Aussöhnung mit seiner Geburtsstadt nach Zeiten der Differenzen und der Distanz. Die Widmung in der *Maximiliana*: »Der Jugend jeden Alters der Stadt Brühl, / herzlichst gewidmet, / damit sie daran Freude finde!« gilt sicher auch für dieses kostbare Gemälde.
Zwischen durchlässig gewordenen Barrieren grüßt als Himmelserscheinung »ein seltsamer Vogel«. Seine nur angedeuteten schwarzen Umrisse fügen sich einem prachtvollen Strahlenkranz ein, für den der Künstler, wieder einmal »den Spielen seiner Phantasie freien Lauf« lassend, einen Tortenuntersetzer als Schablone benutzte. Die Farben, welche zuvor aufgetragen und teilweise durch Grattage bearbeitet worden waren, ergänzen Ocker und Siena im Zentrum durch kosmisches Blau an den Rändern. Über die aufgesprühte Aura legt sich in leuchtendem Grüngelb eine Schranke, die durch zwei Öffnungen zum Sichtfenster geworden ist. Auch sie entstand mit Hilfe einer Schablone, welche die breiten Umrisse zweier quer übereinanderliegender trapezförmiger Raster enthielt. Der untere Querbalken trennt die Erdfarben scharf von dem äußeren tiefen Blau, während es über dem oberen Rand zu einer wolkenartigen Verschmelzung der Farben mit Nordlichterscheinungen in Gelb, Zinnober und Violett kommt. Diese Holztafel, deren Blau aus den Tönen Kobalt, Coelin und Türkis gemischt ist, sitzt auf einer wei-

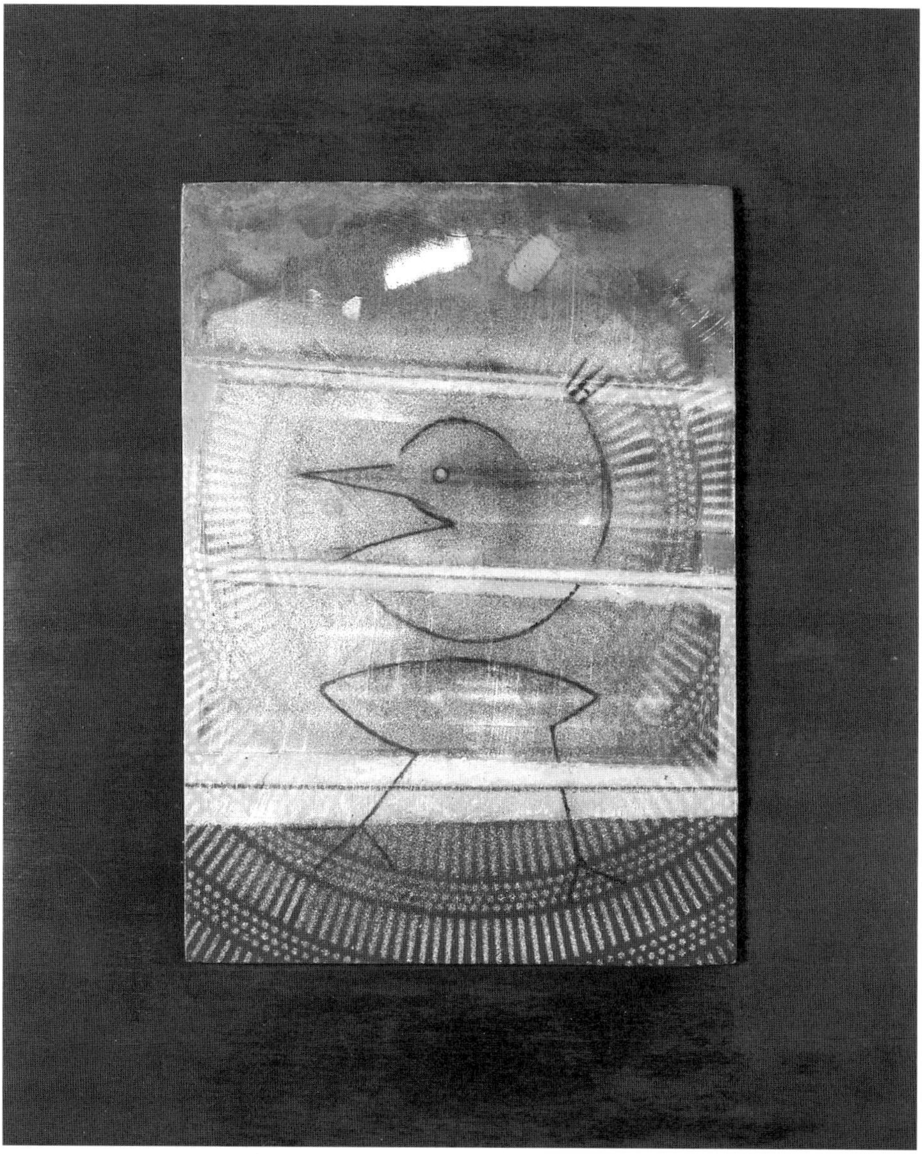

77 *Nordlicht am Nordrhein*, 1968

teren rahmenden Holzplatte in tiefen Modulationen des Ultramarin. Als letzter Arbeitsgang kam die Zeichnung, zunächst je eine gerade Linie inmitten der Barrieren von Rand zu Rand und dann, in meisterhaftem Zusammenspiel mit dem aufgesprühten Formbestand, der Vogel.
Beim genaueren Hinsehen fällt auf, daß der Vogel zweigeteilt ist: Ein nach oben geöffneter Bogen folgt der inneren Rundung des Strahlenkranzes. Er formt links die Brust und den zur Seite gestellten Vogelkopf und zeichnet rechts oberhalb des Kopfes vom Bogenende aus in Schwarz drei Strahlen nach, sie auf diese Weise als Federschmuck integrierend und überdies eine winkende Geste andeutend. Ein spiegelbildlich nach unten offener Bogen, als Brücke über der nächsten Kreis-Stufe der Aura, bildet den Bauch und die Beine des Vogels. Wenn ein gefiederter Freund aufmerksam schaut, geschieht dies mit einem Auge des seitlich gehaltenen Kopfes. So wendet sich auch dieser Vogel dem Betrachter zu. Das bannende kreisrunde Auge hat die Farbe eines hellen Bergblau wie die berühmten Augen des Künstlers selbst. Dabei gibt der heruntergezogene Schnabelwinkel seiner Mimik Ernst, bei aller Leichtigkeit. Die Barriere ist im oberen Raster schon in Auflösung begriffen, seitlich frei bis zu den Bildrändern, und rechts oben scheint die Farbe bereits zu verdampfen. Der Vogel ist daran nicht unbeteiligt; er ist dabei, in allen Variationen denkbarer Möglichkeiten die Schranken zu überwinden: Er bleibt einmal hinter dem Querbalken, einmal tritt er hervor (links), dann wieder taucht er von unten nach oben und umgekehrt in diesen ein und wieder heraus (rechts). Mit einem Bein und dem grüßenden Flügel hat er die Schranken hinter sich gelassen. Mühe oder magische Kräfte: Dieser Vogel vermag offen, zugewandt, zugleich ernst und strahlend Barrieren und Grenzen zu überwinden. In ironischer Selbstüberhöhung ist er zum Sternbild geworden, dessen Einfluß auf das Schicksal der Gegrüßten nicht ausgeschlossen werden kann. Wenn durch ihn Barrieren zu Sichtfenstern werden, ist dieser neue Stern ein Gewinn am Himmel – für die »Jugend jeden Alters«.

Loplop ironisch

Die Loplop-Serie mag zeigen, daß es im Œuvre Max Ernsts nicht nur einzelne Arbeiten im ironischen Stil gibt, sondern daß die für die romantische Ironie typische »Reflexion und Verweisung« sein ganzes

Werk durchzieht. Zu der Zeit, während die oben genannten theoretischen Erörterungen eines geplanten Malereitraktats entwickelt wurden, entstand zwischen 1928 und 1933 die Loplop-Serie, ein Collage-Zyklus, in dem Max Ernst seine Themen, Techniken und Inspirationsquellen vorführt. Der Vorführer im Bild heißt Loplop, daher haben viele dieser Arbeiten den Titel *Loplop présente, Loplop stellt vor*. Auch im Spätwerk griff der Künstler den Werktyp des Loplop-Bildes wieder auf. Bezogen auf die künstlerische Ironie gibt das Loplop-Schema die Möglichkeit, in den Darstellungen das Darstellende, also die Prinzipien der Kunst zu vermitteln. Die Poetisierung jenes Vorgangs geschieht schon durch die zusammenfügende Figur des Loplop, welche die Werkschau erst zu einem neuen, eigenständigen Werktypus macht, in der die »Selbstrepräsentation von Kunst« eine »eigene Darstellungsweise« gefunden hat. Werner Spies wendet auf Loplop wie auch auf Picassos Minotaurus »den Begriff der Reflexionsfigur« an. Während seiner Meinung nach die »Minotaurus-Figur Picassos (...) im mediterranen sinnlichen Bereich« bleibt, heißt es bezüglich des Max Ernstschen Alter ego: »Der Loplop dagegen führt uns näher zu romantischen Vorbildern, zum Alraun und Golem in Arnims ›Isabelle von Ägypten‹, zu der Kreatur Spalanzanis in E. T. A. Hoffmanns ›Der Sandmann‹.« Diese Vorbilder sind in der Tat literarische Prototypen für die Überlagerung von Bildern, einem zentralen Thema des Max Ernstschen Kunstschaffens. Eine Reflexionsfigur ist, um bei E. T. A. Hoffmann zu bleiben, auch Ciarlatano Celionati aus dem Capriccio *Prinzessin Brambilla*. Das gilt inhaltlich, da er die Geschehnisse lenkt und die Fäden der Verwirrung in der Hand hält, und in formaler Hinsicht, indem »er eine Reihe von Illusionsdurchbrechungen« hervorruft, »mit denen die Dichtung als gedichtete Wirklichkeit genannt und in einem besonderen Sinne durchleuchtet wird«.[224] In dieser Funktion vertritt Celionati den Dichter wie Loplop als Alter ego Max Ernsts den Maler »jenseits der Malerei«.

Er tut dies – mit den Worten Friedrich Schlegels – in der »mimischen Manier« eines »Buffo«. Dessen Illusionszerstörung meint die Unterbrechung der Handlung zur Vorstellung derselben als gedichteter, ästhetischer Wirklichkeit und Reflexion ihrer Kunstmittel. Der bildende Künstler Max Ernst gestaltet die Einschiebung der Werkschau in das Gesamtwerk in der Loplop-Serie auch im engeren Sinne als Illusionszerstörung, indem er sein Werk als be-*dingt* enttarnt. Die Frottagen und Collagen geben sich hier als das zu erkennen, was sie in Wahrheit sind:

keine originären Zeichnungen, sondern kombinierte Zitate aus Vorgefundenem.
Im ersten Kapitel haben wir an konkreten Beispielen nachgewiesen, wie die Collage als intakte, einheitliche neue Bildrealität erstellt wurde. Der Künstler achtete nicht nur darauf, daß die verwendeten Fragmente ihrer Größe nach einem gemeinsamen Maßstab unterlagen, er bemühte sich auch, Schnittstellen unsichtbar zu machen und unterschiedliche Tonwerte durch Reproduktionen aufzuheben. Für die Vorführung der Prozedur in der Loplop-Serie entwickelte Max Ernst dagegen eine ganz neue Art von Collagen. Der intendierten Vorführung entsprechend wurden jetzt Überklebungen nicht mehr retuschiert, und die Ausgangselemente stehen oft parataktisch beieinander, durch Leerstellen isoliert. Sie dürfen so in ihrer Eigenart zur Geltung kommen. Dazu tragen Farbe und Texturwerte des oft reliefartigen Materials bei. Man betrachte unter diesem Gesichtspunkt nur *Loplop stellt vor* [Abb. 78], *Loplop präsentiert eine Blume* [Abb. 79] oder *Loplop präsentiert … (Schlangen)* [Abb. 80]. Sowohl für Max Ernsts theoretische Auseinandersetzungen als auch für die Preisgabe des Produktionsgeheimnisses in den Loplop-Bildern gilt, daß niemals Bilder »seziert«[225] werden. Es wäre durchaus denkbar, eine fertige Collage mit ihren Fragmenten zu kombinieren. Die »Darstellungen« würden »sich selbst« zwar »mit darstellen«, aber das wäre Pädagogik und keine »Poesie der Poesie«.
Wie die in der Loplop-Serie vorgeführten Collagen haben auch die Frottagen einen sehr sinnlichen Charakter. Der Grund liegt in der Verwendung andersartiger Ausgangsmaterialien als bei den Blättern der *Naturgeschichte*. Für diese benutzte Max Ernst einfache, inhaltlich offene Strukturen wie Holzmaserungen oder Strohgeflecht, die dann in der Frottage zum Zaun, aber auch zur Steppe oder zum Ozean werden konnten. Der Reiz dieser Bilder lag nicht zuletzt in der Kombination von einfacher, klarer Gliederung und inhaltlicher Mehrdeutigkeit. Die meisten Frottagen der Loplop-Serie sind aber von ganz anderem Charakter. Sie stehen technisch in enger Verbindung zu einer seiner schönsten Buchillustrationen, der englischen Ausgabe des ersten Romankapitels von René Crevels *Babylone*, genannt *Herr Messer und Frau Gabel* [Mr. Knife and Miss Fork] von 1931. In der Geschichte geht es um die Tagträume eines kleinen Mädchens, dessen Vater mit der Geliebten Cynthia ohne Abschied zu ungenannten Zielen aufgebrochen war. Bei den Mahlzeiten am Tisch des dominierenden Großvaters, eines renommierten

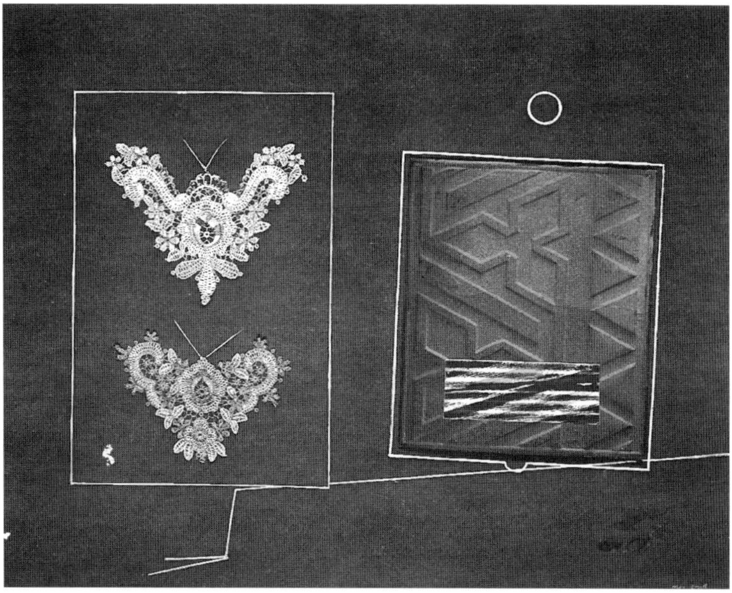

78 *Lolop stellt vor*, 1932

Psychologen, bleibt das Reden der kommentierenden Erwachsenen für das Kind unverständlich. »Was ist eine Hure?« darf es nicht fragen, wie auch die Frage nach dem Tod keine Antwort fand. So werden der kindlichen Phantasie Messer und Gabel zu Vater und Cynthia, wobei besonders die Zinken an deren schöne, rote Haare erinnern. Während es Messer und Gabel in die Hand nimmt, ist das Kind bei Vater und Cynthia, verloren in Träume von Freiheit, Aufbruch und Schönheit. Da Max Ernst diese von Witz und Romantik gespeisten Assoziationsfolgen faszinierten, schuf er Frottagen von geradezu haptischem Reiz. Entsprechend der Realitätsumkehr von Wirklichkeit zu Traum entstanden in Zusammenarbeit mit Man Ray nach den Frottagen Photogramme mit ihrer verfremdenden Schwarz-Weiß-Umkehr [Abb. 81–84]. Werner Spies spricht sicher zu Recht von dem »Großartigsten, was der surrealistische Minnesang hervorgebracht hat«.[226] Die technischen Voraussetzungen dieser Frottagen sind stark reliefierte Darstellungen wie Reliefpostkarten oder lederne Bucheinbände, zusätzlich auch Strichätzungen nach eigenen Arbeiten. Aus diesem vorgefundenen oder erstellten Bestand konnte Max Ernst sowohl die Figuren als auch die flackernden und pulsierenden Hintergründe entnehmen. Von dieser Art sind auch die meisten Frottagen der Loplop-Serie – wie die Thronende in *Loplop présente*

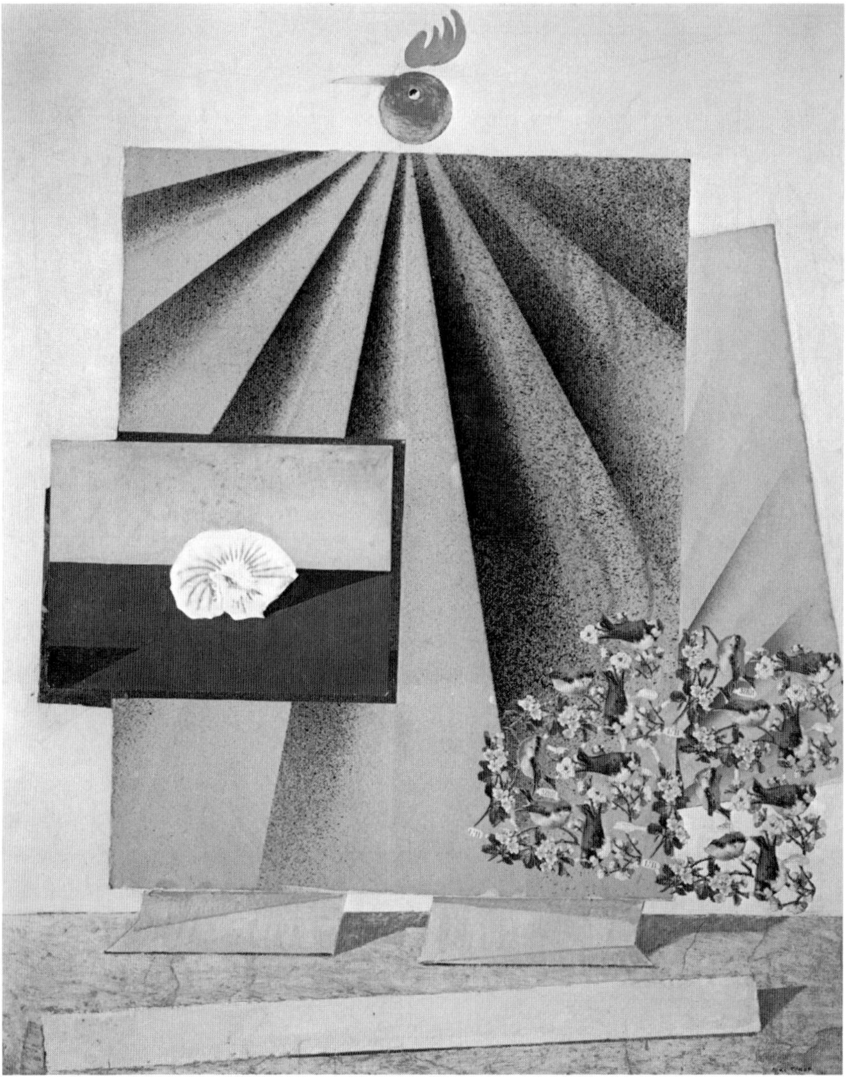

79 *Loplop präsentiert eine Blume*, 1930

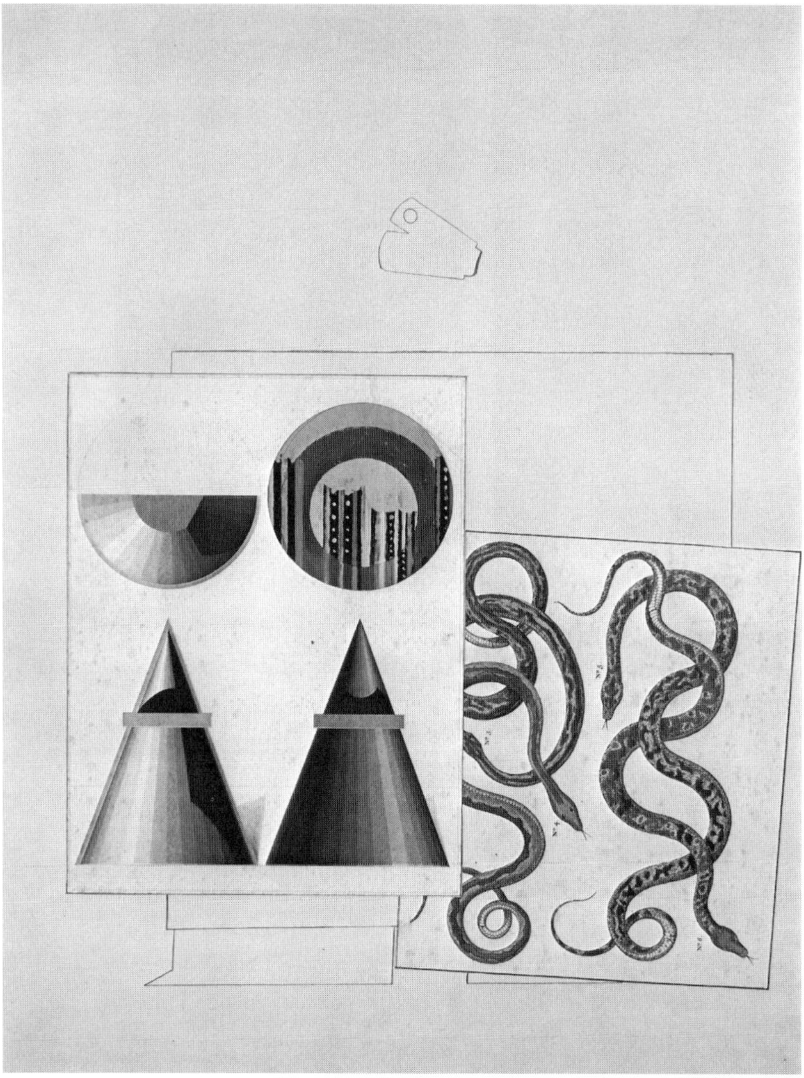

80 *Loplop präsentiert … (Schlangen)*, 1931

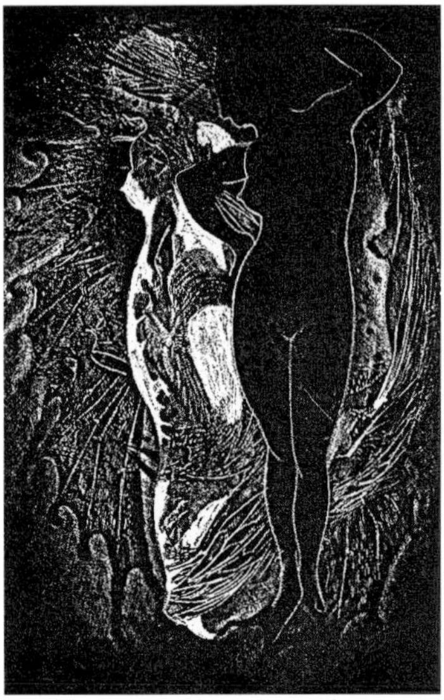

81 Photogramm zu René Crevel

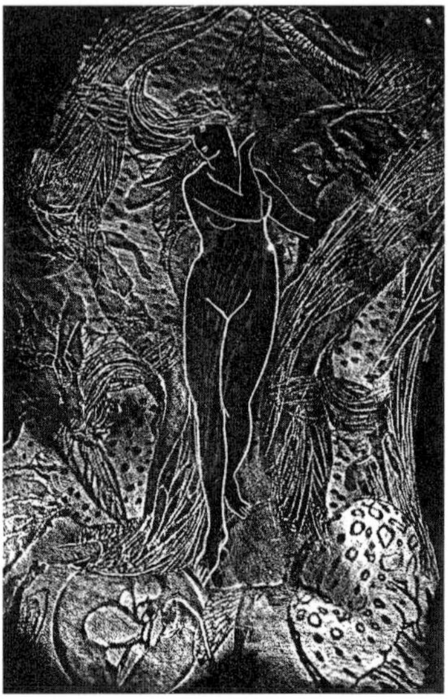

82 Photogramm zu René Crevel

la Marseillaise [Abb. 88] zeigt oder die Aktfiguren in *Loplop stellt vor* [Abb. 86] und *Aus Glas* [Abb. 87] im Vergleich mit dem Photogramm *...Cynthia, ihre Perlen, ihre Federn...* [Abb. 82] deutlich machen.

Die Funktion der Figur Loplop

Wer ist der Loplop, der Illusionen als solche aufdeckt und zugleich eine neue Ästhetik durch ihre Prozeduren vorstellt? Wie der »Buffo« vertritt Loplop den Künstler. Sein Name taucht zuerst in dem Collagenroman *Die hundertköpfige / kopflose Frau* von 1929 auf, genauer in den Untertiteln, wo er »Loplop, der oberste der Vögel« genannt wird. In seinen deutschsprachigen *Biographischen Notizen* charakterisiert ihn Max Ernst als die »Zweite Hauptfigur im Roman: Loplop, der Vogelobre Hornebom«.[227] Als Ernsts Alter ego wird er 1930 im Katalog zur Max-Ernst-Ausstellung in der Pariser Galerie Vignon angesprochen, wenn es zu einem Loplop-Bild heißt: »Loplop stellt Loplop vor (Privatphantom, das an Max Ernst gekettet ist, manchmal geflügelt, stets jedoch männlich)«.[228] Die Bezeichnung Loplops als Hornebom führt zurück zu einem frühen, oft zitierten Jugenderlebnis Max Ernsts, das für seine Identifizierung mit einem Vogel von grundlegender Bedeutung wurde. Er erklärt dort sei-

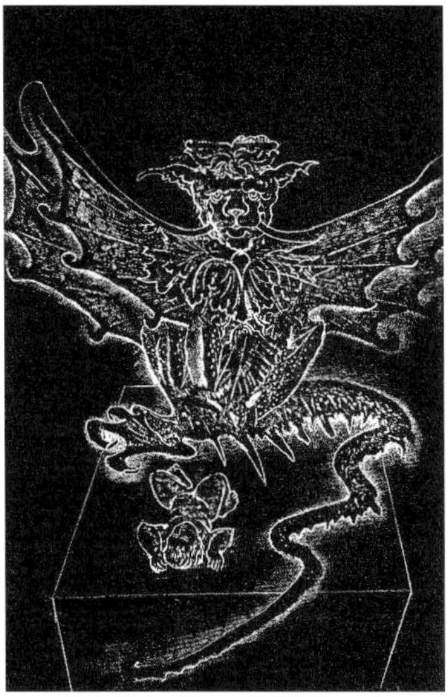

83 Photogramm zu René Crevel

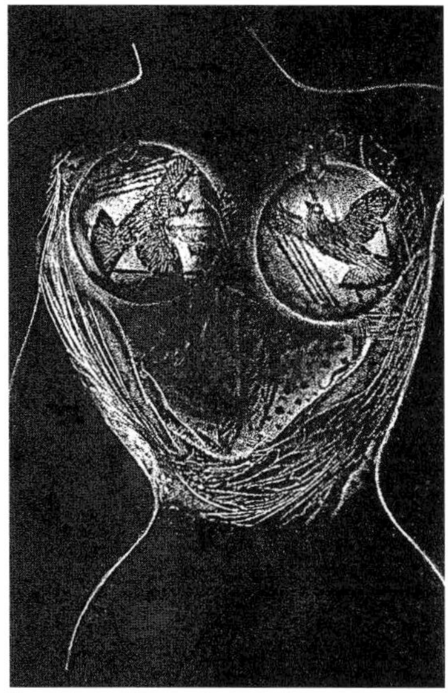

84 Photogramm zu René Crevel

nen »Ausdeutungswahn« und die Lust zur »Vorstellungs-Vermengung« als Folge der Gleichzeitigkeit zweier Ereignisse in ein und derselben Nacht: »1906. Der *Vogelobre Hornebom*. Ein Freund namens Hornebom, ein kluger, buntgescheckter, treuer Vogel stirbt in der Nacht; ein Kind, das sechste in der Reihe, kommt in selbiger Nacht zum Leben. Wirrwarr im Hirn des sonst sehr gesunden Jünglings. Eine Art Ausdeutungswahn, als ob die eben geborene Unschuld, Schwester Loni, sich in ihrer Lebensgier des lieben Vogels Lebenssäfte angeeignet hätte. Die Krise ist bald überstanden. Doch dauert in des Jünglings Phantasie eine freiwillig-irrationelle Vorstellungs-Vermengung von Menschen mit Vögeln und anderen Lebewesen; und dies spiegelt sich wider in den Emblemen seiner Kunst.« Es ist aufschlußreich, daß Max Ernst an diese ausgedeutete Erinnerung ein Zitat bezüglich seiner Emblematik anschließt: »›Seine Kunst‹ – so sagt Patrick Waldberg (XXe Siècle, Dezember 1962) – ›ist weder realistisch noch abstrakt, sondern emblematisch. Von wenigen Ausnahmen abgesehen hat er nie versucht, die Erscheinungsform des Menschen konturgetreu festzulegen (dasselbe mit den Dingen). Während seines ganzen langen Werks wird der Mensch durch etwas anderes, ihn vertretendes, wiedergegeben, eine erfundene Figur oder Maske, am häufigsten durch einen Vogel, manchmal auch durch eine geometrisierte Person, deren Kopf ein Rechteck, ein Dreieck oder ein Kreis sein kann.‹«[229]

Schon sehr früh bediente sich Max Ernst des Vogelemblems zur Selbstdarstellung. Eine aquarellierte Postkarte aus dem Jahr 1911 zeigt den Studenten Max Ernst als exotischen Vogel zu Füßen einer gekrönten Märchenprinzessin (*Mädchen mit Paradiesvogel*) [Abb. 85]. Die Karte war an eine junge Kölnerin gerichtet, die er »mündlicher Überlieferung zufolge beim Malen im Brühler Schloßpark« kennengelernt hatte. Wie »nachhaltig beeindruckt«[230] er war, zeigen noch zwei weitere aquarellierte Karten aus demselben Jahr, die 1995 bei der Vorbereitung der Ausstellung *Rheinische Expressionisten aus Bonner Privatbesitz* zufällig aus eben diesem Privatbesitz aufgetaucht waren.

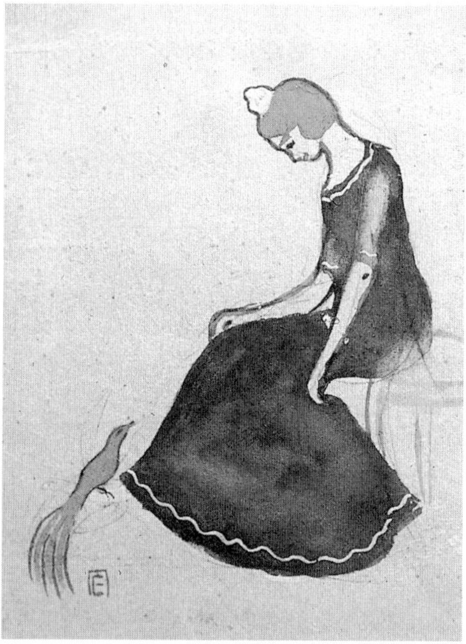

85 *Mädchen mit Paradiesvogel*, 1911

In der Jugenderinnerung Max Ernsts wird die Identifikationsfigur des Vogels mit dem Prinzip des Ausdeutens bzw. des Hineinsehens in Verbindung gebracht. Mit dem angefügten Waldberg-Zitat verweist er zugleich auf das grundsätzlich Emblematische seiner Kunst. Dieses ist ein Ausdruck ironischer Distanzhaltung, die sich in zwei Stufen zeigt. Zunächst einmal distanzierte sich Max Ernst mit der Entwicklung seiner halbautomatischen Verfahren vom direkten Malen und Zeichnen und einer künstlerischen Handschrift, die etwa an einem bestimmten Pinselduktus abzulesen wäre. Diese Haltung potenziert sich, wenn der Künstler durch die Einschaltung eines Sammlers und Vorführers, dem auch das Erläutern und Verweisen obliegt, Abstand zu seinem Werk zu finden sucht. Es blieb immer noch eine Frage: »Jeder will immer wissen, wer und was Loplop eigentlich ist«, sagt er seinem Sohn Jimmy Ernst bei dessen letztem Besuch 1975 an seinem zum Tode führenden Krankenlager, »und sie schreiben herrliche Geschichten über ihn.« Es hat ihm »Spaß gemacht, zu sehen, was sie sich selbst an Legenden ausdenken konnten«. So lüftet er das »Familiengeheimnis« des Namens, sicher schmunzelnd, erst kurz vor seinem Tod: Paul Eluard hatte seinerzeit gemeint, das »Geschöpf als Darbieter kleinerer Dinge in einer größeren Komposition« müsse einen Namen haben, da fiel ihm

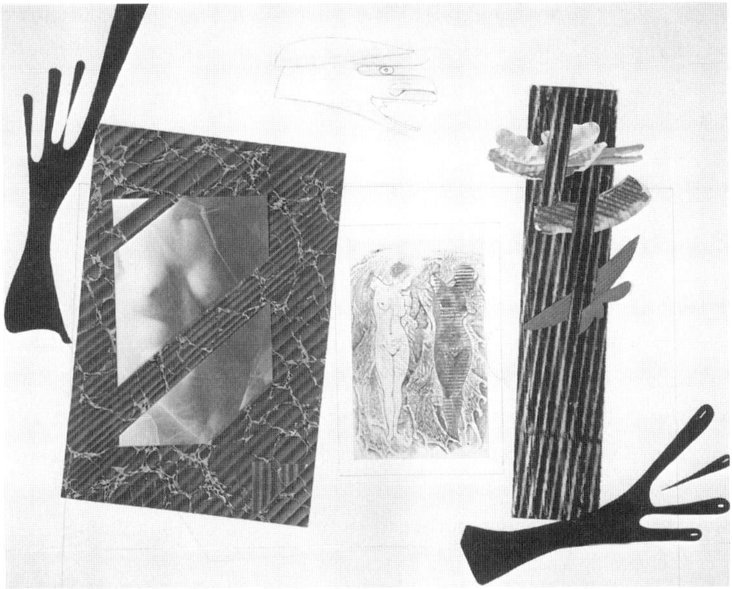

86 *Loplop stellt vor*, 1932

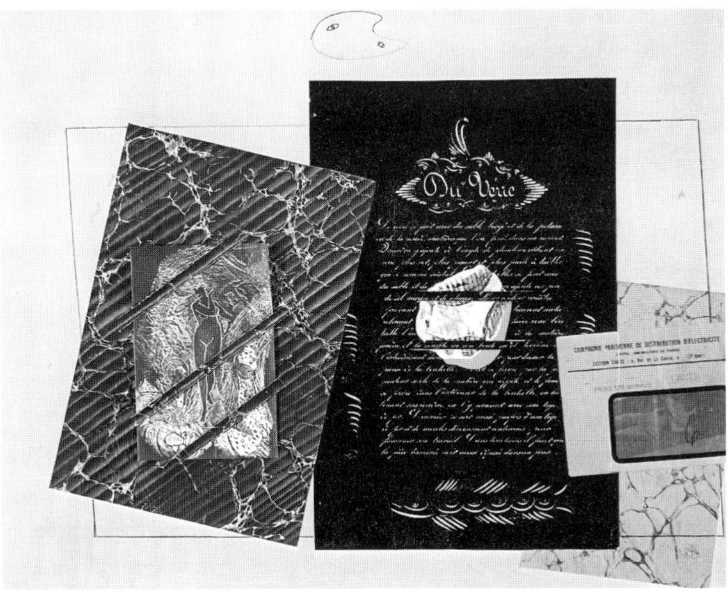

87 *Aus Glas*, 1932

eben Jimmys »Loplop« ein. So hatte dieser als kleiner Junge durch den »Galopp... galopp...«-Singsang der ihn schaukelnden Erwachsenen sein geliebtes Schaukelpferd genannt.[231] Pferd, Vogel? Der Name des »Buffo« Loplop steht für die Vorstellungsvermengung, die er vorführt.

Die Gestalt des Loplop

Loplop sieht nicht wie ein Harlekin aus, auch nicht wie ein Magier oder wie ein buntgefiederter Vogel. Er kommt ganz und gar unauffällig daher. So handgreiflich die vorgeführten Prozedurmedien sind, so wenig gilt dies für den »Darbieter«. Der Vertreter der Distanz distanziert sich auch noch von der »Erscheinungsform des Menschen«, um als »geometrisierte Person« in einer dreigeteilten Bleistift-Umrißzeichnung zunächst kaum in Erscheinung zu treten, bei Beachtung dann aber zu verblüffen. Sein Leib hat die Form einer rechteckigen Tafel, die an eine Staffelei erinnert. Allein dieses Detail könnte für den Sammler und Vorführer nicht passender erfunden sein. Wenn man allerdings bedenkt, daß die Staffelei in jener Zeit eher sekundäre Aufgaben zur Auf- und Ausstellung fertiger Bilder erfüllte, weil Max Ernst vom direkten Malen zu Techniken übergegangen war, bei denen die Leinwand horizontal ausgebreitet war, kann diese Formerfindung eine ironische Komponente auch im heutigen Wortsinn nicht verhehlen. Die vielfach mit der Tafel verbundenen Beine des Loplop sind meist längliche Vierecke mit angesetzter (Fuß-)Spitze, einmal zum einbeinigen Untergestell reduziert, einmal zur eckigen Strichzeichnung, ähnlich einer Drahtfigur. Oft hat die Figur freischwebende Köpfe (sie allein lassen manchmal an einen Vogel denken), welche aber ebenfalls nie »vor dem Motiv« entstanden sind, sondern indirektem Arbeiten mit Zirkel oder Kurvenlineal oder der Frottage- bzw. Grattage- oder der Collage-Technik ent-

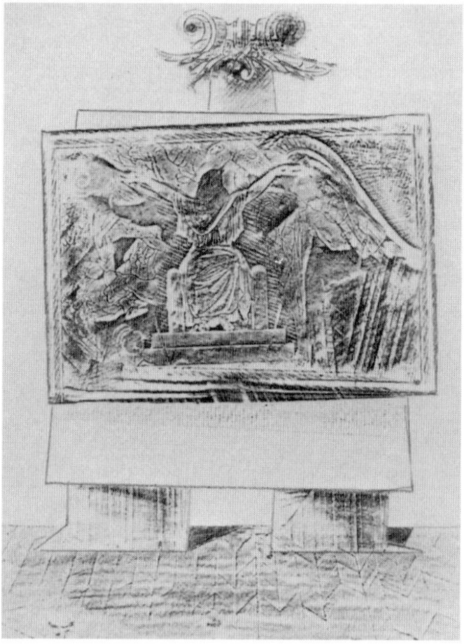

88 *Loplop stellt die Marseillaise vor*, 1931

stammen. Vom winzigen Kreis bis zu phantastischen Gebilden ist alles möglich, was als Kopf eher nicht erwartet wird. Arme hat die gezeichnete Figur fast nie, und die Hände sind, falls vorhanden, ihr meist isoliert beigegeben. Hat der Betrachter sich erst eingesehen, ist ihm das Gestaltungsschema geläufig, so daß für den Verweis auf Loplop bereits Teile genügen. Mit dieser aus verfremdeten Versatzstücken zusammengesetzten Gestalt verbildlicht Loplop gerade das Collage- und damit zugleich das Grundprinzip der indirekten Verfahren Max Ernsts. Loplop ist also eine Figur, die in ihrer eigenen Darstellung das Wesen der Max Ernstschen Kunst »mit darstellt«.
Bemerkenswert sind die Hände des Loplop: groß, im allgemeinen größer als die präsentierten Blätter und Fundstücke, dabei schlank und vierfingrig. Sie halten keine Bilder fest, auch keinen Bleistift oder Pinsel. Es sind ausgebreitete Hände, die wie allgegenwärtig hinter dem Gezeigten hervorkommen, meist aber über dem Dargebotenen schweben. Oft sind sie aus gesprenkeltem oder marmoriertem Material ausgeschnitten, das selbst zum Hineinsehen anregt, wie Leonardos Mauerflecken. Mitunter weisen ein oder zwei Finger dieser Hände Verlängerungen auf, ohne aber auf Konkretes zu zeigen. Dennoch sind diese schwebenden Hände, schon durch ihre Form und Stofflichkeit, als verweisende Hände dieser Werkschau beigegeben. Durch das »Kunstmittel« der Isolierung, als »abgetrennte Hände«,[232] werden sie selbst zu Collage-Fragmenten, die in ihrem Material zudem das zugrundeliegende Prinzip anzeigen. Da jene isolierten Hände die Ästhetik der Distanz, auf die sie verweisen, in ihre Darstellung mit aufgenommen haben, werden sie in potenzierter Weise zu Emblemen des Verweisens.

Von Friedrich Schlegel stammt das Bonmot: »Ironie ist gleichsam die epideixis der Unendlichkeit«,[233] welches sich etwa als »Hinweis (Verweisen) auf die Unendlichkeit« übersetzen läßt. Das ist aus seiner Sicht verständlich, denn: »Die Sokratische Ironie (...) enthält und erregt ein Gefühl von dem unauflöslichen Widerstreit des Unbedingten und des Bedingten.« Hier zeigt sich auch wieder die Nähe zum Witz. In *Athenäums-Fragment 220* hatte er die witzigen Einfälle als »échappées de vue [schmale Durchblicke] ins Unendliche« bezeichnet.
Symbole des Verweisens, wie die Hände, finden sich bei Jean Paul, allerdings mit negativem Vorzeichen, in isolierten Augen und in den abgetrennten Händen seiner apokalyptischen Visionen. Ein bekanntes Beispiel

ist im *Siebenkäs* die *Rede des toten Christus vom Weltgebäude herab*, daß kein Gott sei. Als Hinweis auf eine Welt ohne Gott heißt es von gefalteten Händen: Sie »löseten sich ab und fielen gefaltet hinweg«.[234] Für den Romantiker war dies ein Traum, aus dem es ein befreiendes Erwachen gab.

Was bei Jean Paul noch als Traum formuliert war, gehört für Max Ernst und die Surrealisten zur einkalkulierbaren Gegebenheit. Das Bedenken des Unendlichen bezieht sich bei ihm demnach nicht auf eine (wie noch bei den Romantikern) ersehnte Transzendenz, sondern sie pendelt zwischen dem Unbekannten und Rätselhaften der kosmischen Weiten und den inneren Unendlichkeiten des Menschen. In seiner Notiz zu *Tag und Nacht* sprach er genau diese Dimension an. Max Ernsts Verweise sind in diesem Spannungsfeld zu suchen und an das innere Sehen gekoppelt. Er sah seine halbautomatischen Verfahren als Hilfsmittel zur Intensivierung der visionären Fähigkeiten. Die Künstlerhände sind bei der Ausführung solcher Prozeduren meist »ausgebreitet«, da sie Dinge verteilen, ordnen, andrücken usw. Sie werden, einen Ausdruck André Bretons verwendend, »das ausführende Organ der Poesie«,[235] sich ausspannend zwischen den genannten Dimensionen des Unendlichen. So schweben sie – und dies ist die »mimische Manier« der Hände des »Buffo« Loplop – in großer Freiheit über seiner in der Werkschau reflektierten Bildwelt.

Späte Loplops

Da die Loplop-Bilder als ein »Mittel der Selbstrepräsentation von Kunst« ersonnen waren, verwundert es nicht, wenn ihr Schema später im Werk wieder aufgegriffen wurde. Das geschah in den sechziger Jahren, vielfach in der Form der Assemblage. Die isolierten Hände fehlen, das Loplop-Schema ist oft auf Kopf und Tafel reduziert. Dafür wird mitunter eine Fülle von Fundstücken angehäuft, Paletten, Schablonen, Kurvenlineale, Muscheln, Farne, auch eine benutzte Druckplatte und Teile eines Malerkittels, und immer wieder, aus hellen Holzstäben gefertigt, die Vorderfront eines hausartigen Vogelbauers. Manchmal verweist auch eine aufgeklebte Feder auf den Vogel. Wieder zeigt Max Ernst Themen und Techniken, die ihm wichtig waren, aber auch Embleme seiner Kunst.
Zu diesen späten Loplop-Bildern gehört auch die eingangs betrachtete Assemblage *Der Frühling als Erlöser und Erlöster*. Max Ernst inszenierte

hier auf witzige Weise, nur durch den Einsatz eines Thermometers, die Aufhebung des Satzes vom Widerspruch in der kecken Überwindung der dem Menschen gesetzten Zeitgrenzen. In einer individuellen »Vermählung der Jahreszeiten« band er sein Werk an den großen Romantiker Novalis. Die aufgeklebte »Äolsharfe« steht für ihn selbst. Sie wird zum Symbol der »medialen Offenheit für das Erleben von Natur und Welt«. Es entspricht der das Werk begleitenden Selbstreflexion, daß seine »ganze Arbeit« ein Leben lang »darauf gerichtet war, seine eigene (...) Weise des Welterlebens in Bildern zu definieren«.[236] Wenn er in der »Äolsharfe« ein Emblem für seine »mediale Offenheit« fand, so geschah dies ohne falsches Pathos, im Charme des geöffneten, auf die Stäbe reduzierten Vogelhauses.

Ubu, Vater und Sohn

In dem großformatigen Ölgemälde [Abb. 90] von 1966 mit aufgeklebten Fundstücken präsentiert ein wuchtiger, statischer, eckiger Loplop zwei aufgeklebte Malerpaletten und ein den linken und unteren Bildrand überragendes kleineres Loplopbild. Der Titel *Ubu, Vater und Sohn* [Ubu, père et fils] ist vielschichtig. Zunächst einmal verweist er auf Max Ernsts *Ubu Imperator* von 1923, ein Hauptwerk aus der Zeit des Aufbruchs zum Surrealismus. Zugleich erinnert er mit Alfred Jarrys *König Ubu* einen der wichtigsten surrealistischen Ahnen, der in diesem Stück die bürgerliche Wohlanständigkeit demaskierte. Der »Frechheit« als Kunstauftrag gedenkend, gelebten Protest gegen die öffentliche Meinung immer wieder neu zum Ausdruck zu bringen, darf in dem kleinen Loplop sicher eine Selbstidentifikation Max Ernsts in der Nachfolge Jarrys gesehen werden.[237] Dessen eingedenk fällt *Ubu fils* aus dem Rahmen wie »Ubu père« aus der Rolle. Man bleibt sich treu in der »Firma«, auf die die Bezeichnung »Vater und Sohn« verweist!

Die Assemblage selbst führt genau die Anliegen vor, die den Künstler seit je beschäftigen, nun aber durch neue Themen und Ausdrucksmittel bereichert. Der – wie bei vielen Werken seit der ersten Hälfte der fünfziger Jahre – mit grautonigen Sprenkelungen dicht ausgefüllte Bildgrund spiegelt sich rotunterlaufen in dem Kopf des »Vater Ubu«. Er zeigt sich vergrößert oben im Leib des Loplop, um sich weiter unten zusätzlich zu Formen und Figuren zu verdichten, die entsprechend dem

Gemälde *Pour les amis d'Alice* (1957) Freunde der Alice aus Lewis Carrolls *Alice im Wunderland* sein könnten. So führt der Leib des Loplop mit der Erinnerung an ein Thema und an eine Technik zugleich wieder das Grundprinzip des Hineinsehens vor. Dabei ist die »Leonardo-Mauer« nicht vorgefunden, sondern durch Spachtelauftrag in kurzen Strichen über einer dunkleren Grundierung selbst hergestellt.
Die beiden aufgeklebten Malerpaletten und die Tafel des kleinen Loplop zeigen ebenfalls offene »Leonardo-Strukturen« und verweisen auf das wesentliche Prinzip des Max Ernstschen Kunstschaffens. Darüber hinaus ist auf diesen Malgrund jeweils in feinen, gestrichelten Linien die Kurve einer Spirale gezeichnet, eine Figur, die zu Max Ernsts Chiffrenschrift gehört. Sie steht für vielfältige Assoziationen. Das Titelbild der ersten Ausgabe von Jarrys *Ubu roi* (1896) zeigte, vom Autor selbst entworfen, den albern spitzhütigen und rundleibigen Ubu mit einer großen, den Bauch vom Nabel aus umschreibenden Spirale [Abb. 89]. Die Hefte der auf Alfred Jarry zurückgehenden *Pataphysiker* (in Max Ernsts Bibliothek in Seillans noch zahlreich vorhanden) enthalten daher auf der Titelseite jeweils die Jarrysche Spirale. Sie sind Hinweis auf die konkrete Bedeutung der angesprochenen Protesthaltung. In Fortführung der Ideen seines Romans *Heldentaten und Lehren des Dr. Faustroll, Pataphysiker* (1911) kam es im Mai 1948 in Paris zur Gründung des *Collège de Pataphysique*, dessen Mitglied Max Ernst wurde. Jarry hatte die Pataphysik beschrieben als »eine ›Wissenschaft, die ebenso weit über die Metaphysik hinausgeht wie jene über die Physik‹. Er nennt sie auch ›die Wissenschaft der imaginären Lösungen‹. Mit (...) ironischen, pseudowissenschaftlichen Definitionen wendete [er] sich (...) gegen jede rationalistische, positivistische Wissenschaft.«[238] Hier hat Max Ernsts »Absage an den Positivismus« ihr Echo. In seiner Bibliothek in Seillans findet sich aber noch ein weiteres Buch, das sein ausgeprägtes Interesse an der Figur der Spirale verdeutlicht. Es gehört zu den unscheinbaren Heften und Büchern, die sich an manchen Seiten wie von selbst

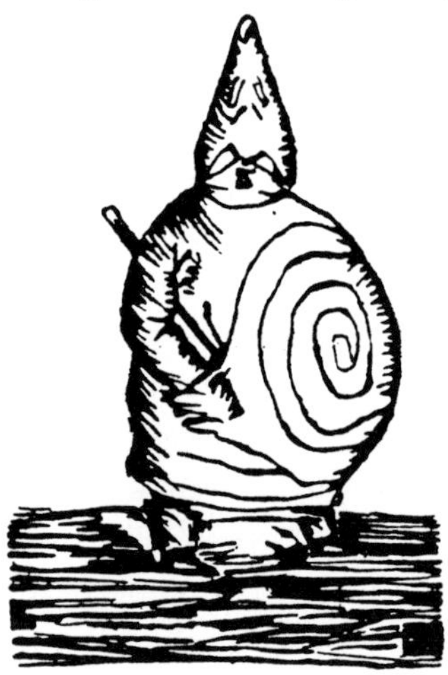

89 *Ubu mit Spirale*

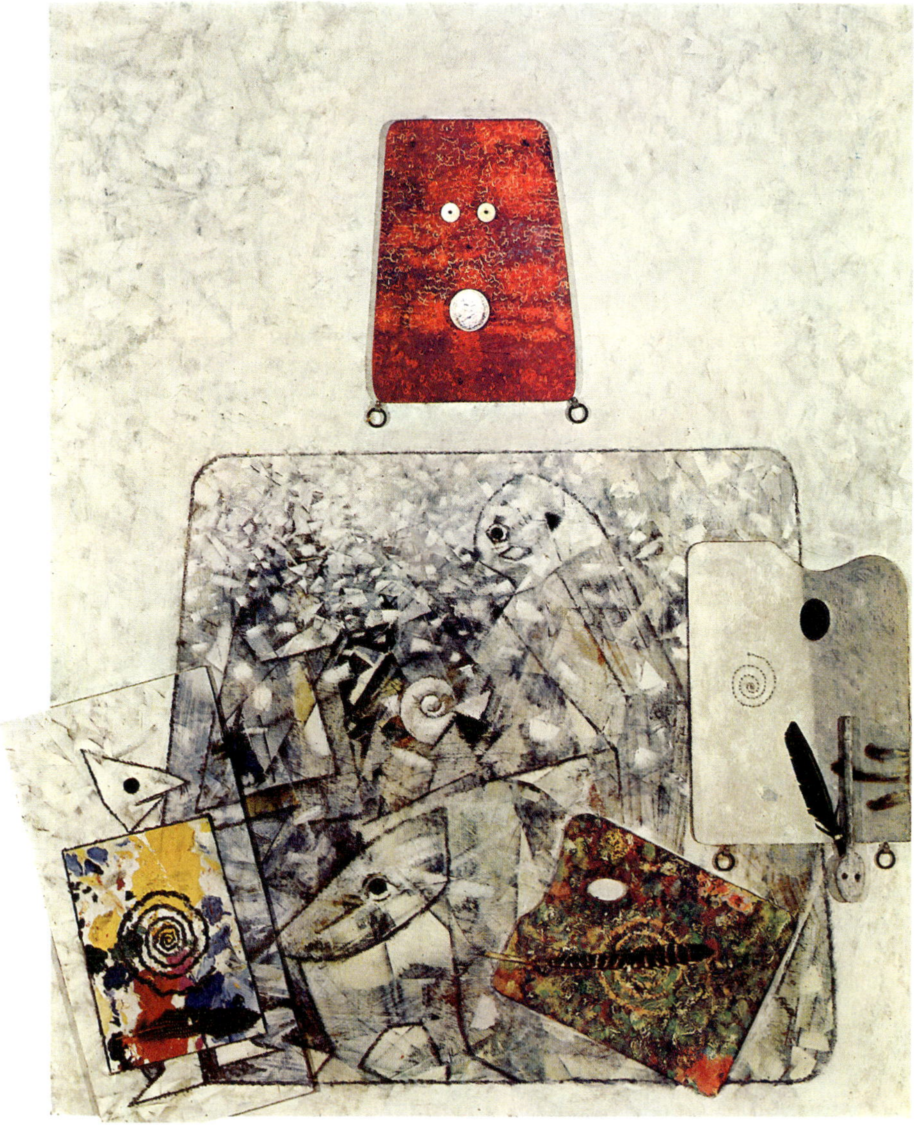

90 *Ubu, Vater und Sohn*, 1966

aufschlagen, also auf intensive Benutzung deuten, wie z. B. ein Büchlein über das *Wunder der Zahlen* von 1961 (André Warusfel: Les nombres et leurs mystères). Aufmerksamkeit geweckt hatte ein Kapitel zu Lewis Carrolls Erläuterung über die Logarithmische Spirale, beginnend mit der Entwicklung einer Kaninchenpopulation unter bestimmten Randbedingungen, endend mit Beispielen für das Vorkommen der Spirale in der Natur.

Es fällt auf, daß die Spirale seit Beginn der sechziger Jahre für Max Ernst zu einem wichtigen Bildmotiv in den grafischen Techniken wird. Ab 1963 / 64 verwendet er in einer Reihe von Frottagen ihre biomorphen Strukturen in Variation der Themen Liebe und Gestirn, mit Titeln wie *Sonnenpassagiere*, *Die Liebe (ein Leitfaden für Anfänger)* oder *Liebe am Abend* [Abb. 91]. Zuvor aber experimentiert er mit den strengen Kurven selbst. Den Anfang bilden dabei die Radierungen zu den späten Hölderlingedichten in dem bibliophilen Buch *Hölderlin. Poèmes*[239] von 1961 [Abb. 92, 93]. Die Hommage des Malers an diesen großen Dichter entfaltet das diesen Texten gemeinsame Prozeßhafte nicht in bildnerischer Paraphrasierung, sondern in intelligenter Umsetzung. Für die den Texten gemeinsame, ausgreifende Bewegung nach außen und nach innen, in den Raum und in die Zeit und fragend zurück ins eigene Selbst, verwendete Max Ernst die ins Unendliche laufende und aus dem Unendlichen kommende Spiralkurve, als kosmische Chiffre und Zeitbild zugleich. Im Jahr 1967 entstand die Radierung *Alles in einem*. In »fragmentarischer Genialität«, wie Friedrich Schlegel den Witz charakterisiert hatte, Spiralanfang und ein Punkt als Auge, ist sie die vielleicht einfachste Form eines Max Ernstschen Alter ego, eben »Alles in einem«.

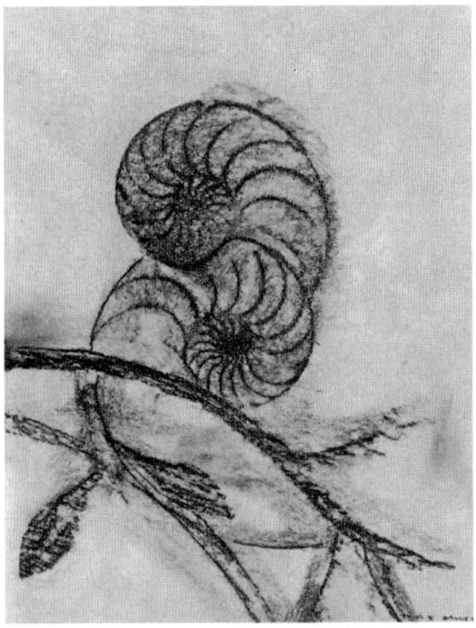

91 *Liebe am Abend*, 1963

Max Ernst war fasziniert von der Spirale. Sie vermag die immer aufs Neue gesuchte poetische Berührung zwischen »Ich und Welt« zu symbolisieren. Die ins Unendliche ausgreifende Spirale, welche von innen nach außen und von außen nach innen gelesen werden kann,

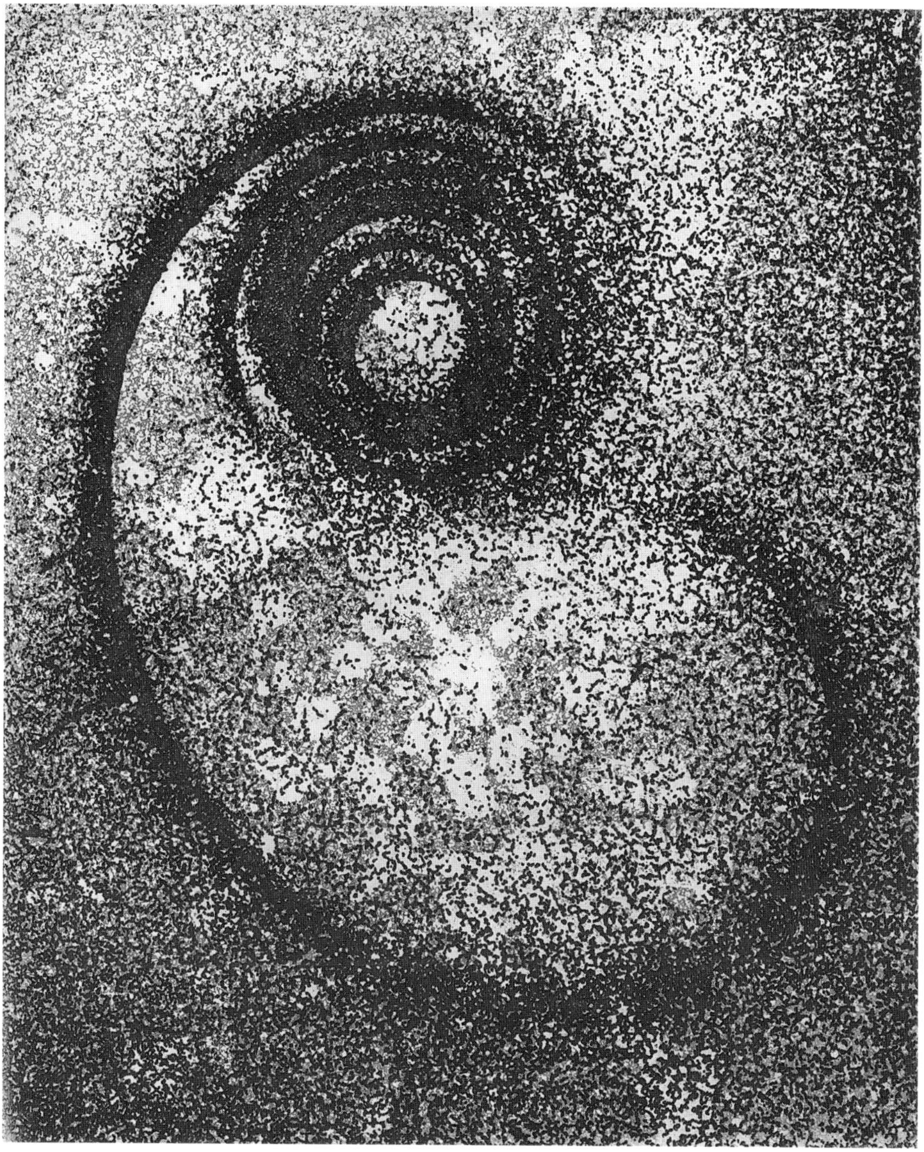

92 Radierung zu Hölderlin: *Poèmes*

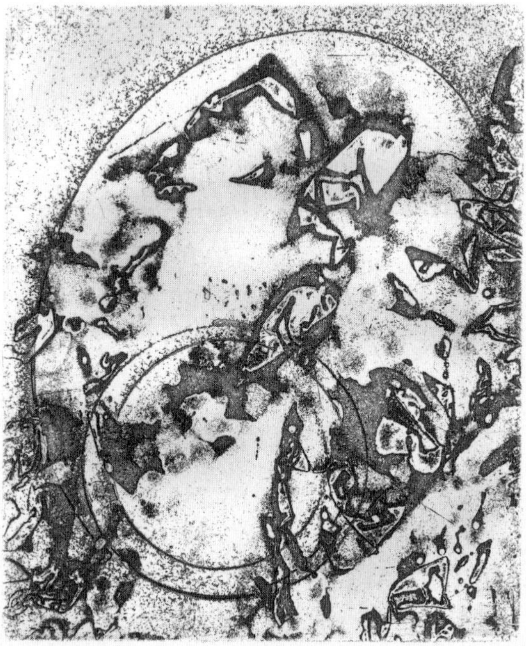

92 Hölderlin: *Poèmes*, Frontispiz, Radierung von Max Ernst

HÖLDERLIN

POÈMES

TRADUCTION DE

ANDRÉ DU BOUCHET

GRAVURES A L'EAU-FORTE PAR

MAX ERNST

JEAN HUGUES

veranschaulicht auf besondere Weise, hinweisend auf beide schon angesprochenen Dimensionen des Unendlichen, die Aufgabe der Künstler zu registrieren, »was sie (...) auf dem (...) Grenzgebiet von Innen- und Außenwelt (...) sehen und erleben«. »Alles in einem« zeigt, wie witzig und leicht solches bei Max Ernst geäußert werden kann. So gehört die Spirale zu den Flugbahnen des Loplop, und in *Ubu, Vater und Sohn* ist jeder dieser Spirallinien eine große Vogelfeder beigegeben. Max Ernst hat hier ein Emblem seiner Kunstauffassung gefunden, das von nun an mit anderen zu seinen »Zeichen in Geheimschrift« gehört.[240]

Porträt von Tempel

»Geht man durch den Wald und schaut dabei hartnäckig auf den Boden, so entdeckt man sicherlich viele wunderliche, herrliche Dinge. Sieht man dann plötzlich nach oben in die Höhe, so steht man überwältigt vor der Offenbarung einer anderen, gleichsam wunderbaren Welt. Die Bedeutung von Sonnen, Monden, Sternbilder, Nebelflecken, Galaxien und der ganze Weltraum außerhalb der Erdzone haben sich im letzten Jahrhundert in das menschliche Bewußtsein, und auch in mein Werk, mehr und mehr eingenistet und werden höchstwahrscheinlich dort eingenistet bleiben.«[241] So Max Ernst in dem Peter-Schamoni-Film *Maximiliana. Die widerrechtliche Ausübung der Astronomie*. Dies ist der Titel – und zugleich der Anlaß des Films – zu dem gleichlautenden Buch von 1964, das Max Ernst selbst als sein schönstes bezeichnete.

Das Buch *Maximiliana* behandelt das Lebenswerk des leidenschaftlichen, lange verkannten Amateur-Astronomen Ernst Wilhelm Leberecht Tempel (1821–89), dem der Künstler ein Jahr später noch das späte Loplopbild *Porträt von Tempel* [Abb. 94] widmet. Da die häusliche Armut den aus der Oberlausitz stammenden jungen Mann daran hinderte, Astronomie zu studieren, bildete er sich autodidaktisch und versuchte, als Lithograph seine Dienste bei astronomischen Beobachtungen einzubringen. Aber an keiner Sternwarte ernstgenommen, verließ er 1857 Deutschland im Alter von 36 Jahren und begann ein Wanderleben zwischen Marseille, Bologna, Venedig, wieder Marseille und zuletzt Arceti in Italien. Seiner unverdrossenen Beobachtungstätigkeit, mit bloßem Auge oder einem einfachen Fernrohr, zeigten sich unbekannte Kometen und ein Nebelfleck in den Plejaden. In Marseille gelang ihm am 5. März

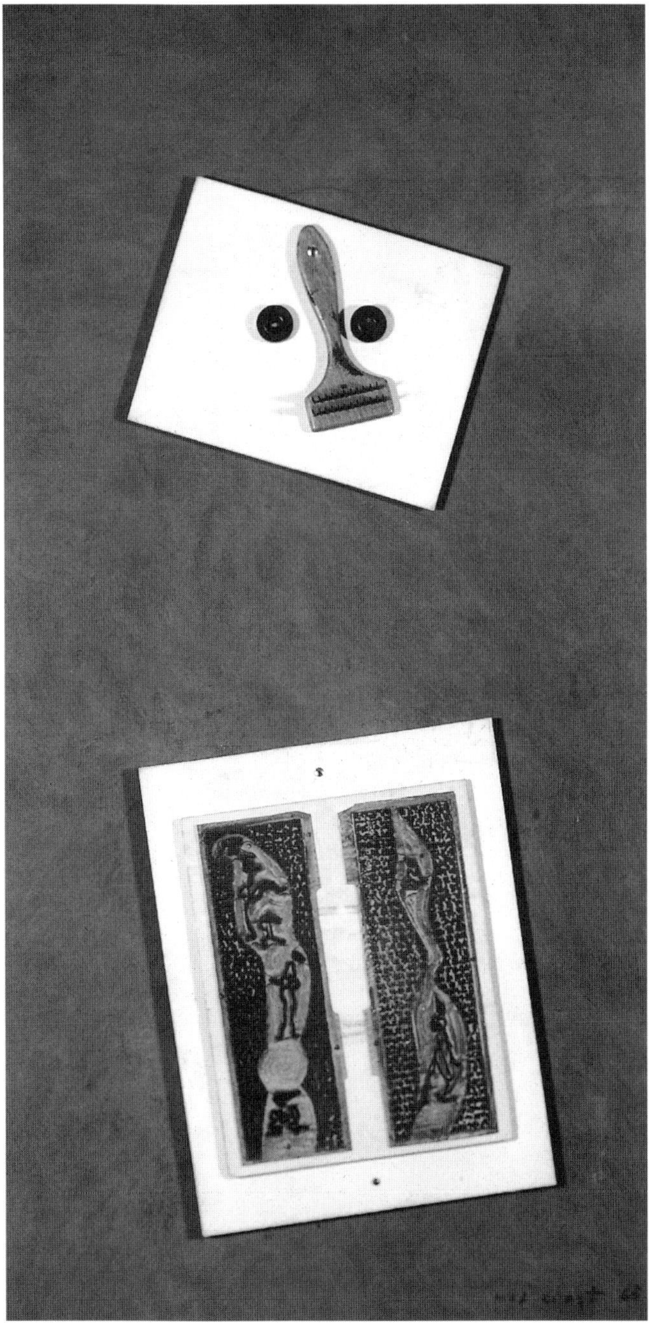

94 *Porträt von Tempel*, 1965

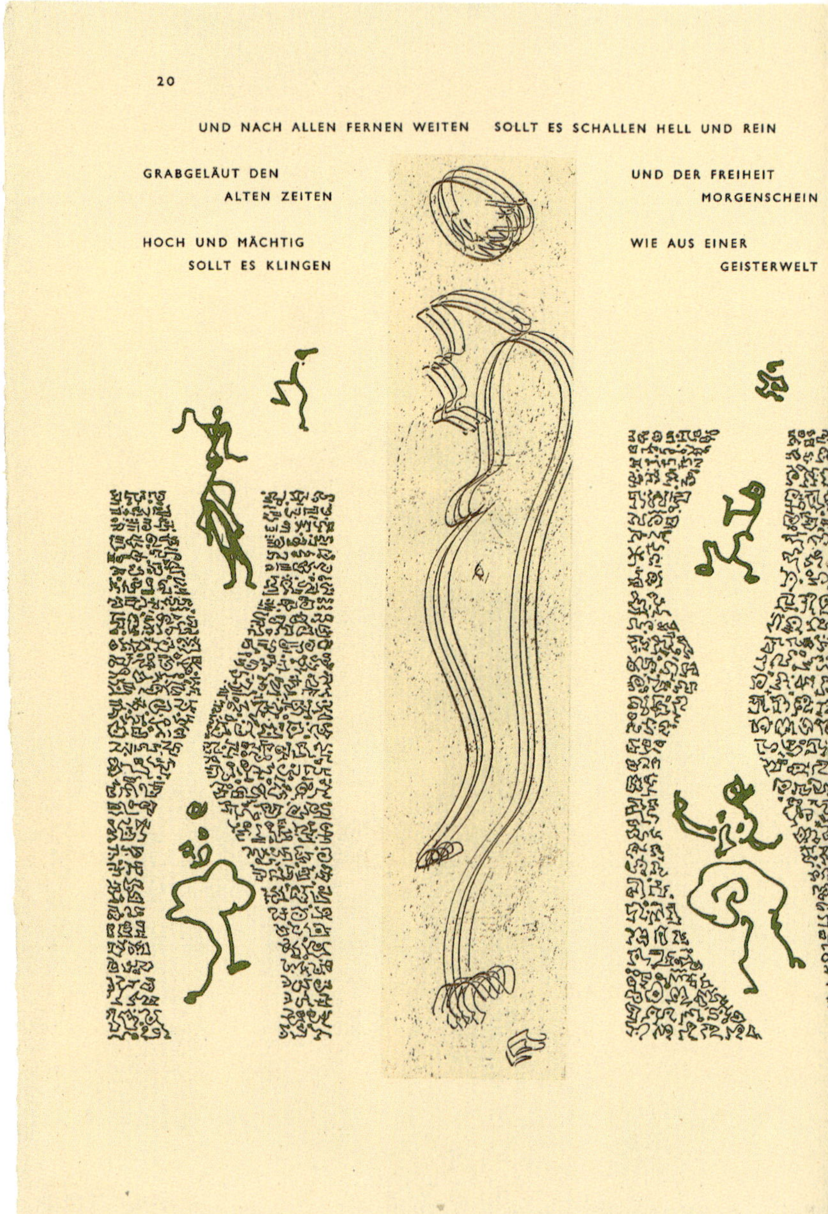
20

UND NACH ALLEN FERNEN WEITEN SOLLT ES SCHALLEN HELL UND REIN

GRABGELÄUT DEN
ALTEN ZEITEN

HOCH UND MÄCHTIG
SOLLT ES KLINGEN

UND DER FREIHEIT
MORGENSCHEIN

WIE AUS EINER
GEISTERWELT

95 *Maximiliana oder Die widerrechtliche Ausübung der Astronomie*, Paris 1964, Blatt 20

ALLE HERZEN TIEF DURCHDRINGEN DASS DER TAG SICH AUFGEHELLT

DASS DIE BANGEN
DUNKLEN NÄCHTE

UND DER MENSCHHEIT
HEILGE RECHTE

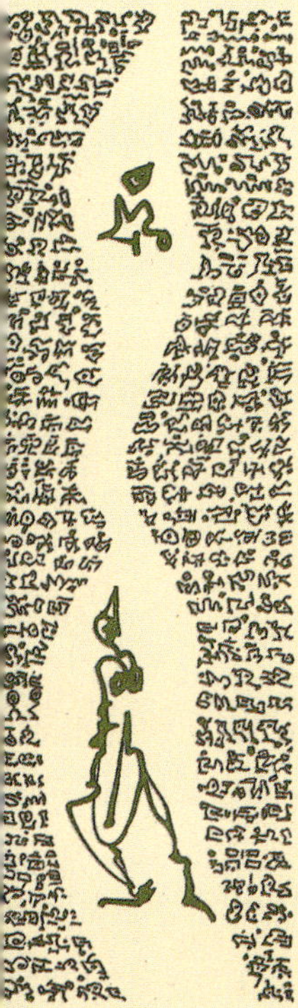

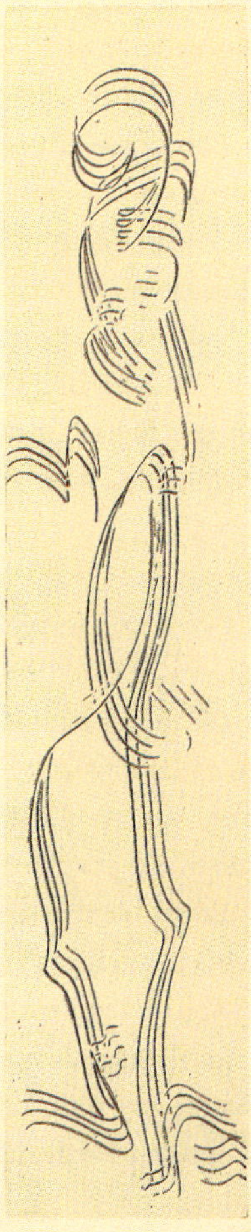

NUN VORBEI ALS
WIE EIN TRAUM

FROH ERBLÜHN AM
FREIHEITSBAUM

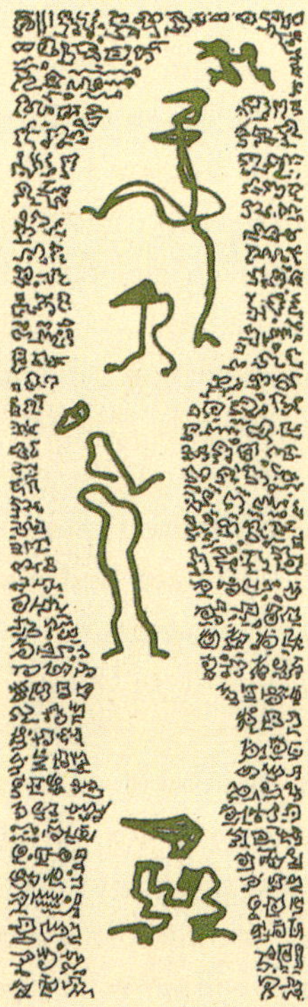

1861 die Entdeckung seines Lebens: Er fand zwischen Mars und Jupiter den 65. Planeten und nannte ihn »in Verehrung des Bayrischen Königs Maximilian« *Maximiliana*. Die Leistung Tempels wurde schließlich anerkannt, wenn auch der Name des Planeten als »nicht ordnungsgemäß« (da unmythologisch) abgelehnt wurde. Nachdem Tempel wegen des Krieges 1870/71 aus Frankreich fliehen mußte, fand er in Arceti bei Florenz eine Arbeitsmöglichkeit am dortigen Observatorium, eine späte Bestätigung seines ausdauernden Forschens. Max Ernst sah in diesem »fast unbekannten, aber hochbegeisterten Sterngucker«[242] einen Schicksalszwilling, dessen Stern (*Max*imiliana) und dessen Vornamen (*Ernst* Wilhelm Leberecht) seinem ganzen Namen ergaben. Auch er hatte in Deutschland keine Anerkennung gefunden und das Land verlassen, auch er mußte wegen deutsch-französischer Kriegsfeindschaft fliehen, vor allem aber: Auch er vertraute der Kraft des Sehens, war fasziniert von den unendlichen Geheimnissen des umgebenden Kosmos und setzte sie in Bilder um wie der Lithograph Tempel.

Das Buch enthält die Dokumentation der Entdeckung, astronomische Daten und den Lebensweg Tempels. Max Ernst schuf hierfür 34 meist farbige Radierungen, die in ihren Andeutungen von Sternenbahnen und Nebelflecken seine Verzauberung durch diese fernen Welten widerspiegeln. Diese ungewöhnlichen Arbeiten sind Resultate einer ungewöhnlichen Technik, die er Heinz Spielmann verriet, »mit dem ausdrücklichen Verbot, es zu verraten! (...): Er legte Uhren-Zahnräder, ornamentiert durchbrochene Tortenuntersätzer aus Papier, Tüllgardinen, selbst einen Flaschenverschluß auf die Platte und spritzte darüber Zuckerlösung oder Kolophonium-Staub, bevor er das Ganze mit Ätzgrund abdeckte und ätzte. Das Verfahren (...) überträgt das Prinzip der Collage auf die Aquatinta. Wer (...) weiß, wie die Radierungen entstanden sind, bewundert Ernsts Phantasie« – und es sei hinzugefügt – seinen Witz, der »aus trivialen Alltags-Objekten Sternbilder hervorzaubert«.[243]

Sind jene Radierungen schon außergewöhnlich, so gilt dies zudem von der Gestaltung des Schriftsatzes, dem sie eingefügt sind. Hier ergänzen sich verschiedene Schriftarten, die inhaltlich unterschiedlichen Intentionen entsprechen. Die Entdeckungsgeschichte mit ihren astronomischen Angaben in französischer Sprache entwarf Max Ernsts Freund, der russische Drucker, Typograph und Dichter Ilya Zdanevitch (alias Iliazd), der auch die Idee zu dem Buch hatte, nachdem er auf Tempel aufmerksam geworden war und Daten zu dessen Vita gesammelt hatte.

Aus Buchstabengittern und zeilenlosen, freien Rhythmen unterschiedlicher Ballung entstand eine den Sternenbahnen entsprechende Typographie [Abb. 96]. Max Ernst dagegen entwarf seine Schriftseiten in einer geheimnisvollen Chiffrenschrift. Sie enthält eine unglaubliche Vielfalt erfundener Zeichen, solche mit einem Drang zur Bewegung – laufend, fliegend, schwimmend, ohne Bekannt-Konkretes wiederzugeben – und solche der Ruhe und Konzentration – oft in spiraliger Form. Diese Geheimschrift verdichtet sich zu einem Gewebe, das als Ganzes wieder Formen bildet, gewellte, ovale, recht-, fünf- oder sechseckige. Das Schriftgefüge kann aber auch zurückweichend, um-schreibend Leerräume schaffen, für tänzelnde, hüpfende Figurinen, ergänzt durch reproduzierte Collagen. In dieser Lebendigkeit bildet die Schrift- und Zeichenstruktur dann jeweils den Rahmen für eine der oben beschriebenen Radierungen [Abb. 97]. Max Ernsts Geheimschrift läßt, wörtlich genommen, an die Chiffrenschrift des Novalis denken.

Die romantische Suche nach einer Neuen Mythologie, das Postulieren einer Goldenen Zeit und die Rede von einer Chiffrenschrift sind Ausdruck eines Verlusterlebnisses. Wenn seit Kant und Fichte die Trennung von Ich und Welt und die Entgegensetzung des empirischen Ich und des Absoluten philosophisch begründet waren, so entspricht dieser Erkenntnis die Empfindung eines zutiefst gestörten Verhältnisses des Menschen zur Natur. Diese Fremdheit bezieht sich im Spiegel dann auch wieder auf das eigene Ich. Das ist eine Problematik, die auf einer neuen Dringlichkeitsstufe heute wieder bedrängt – bei zunehmender Vernetzung, virtueller Kommunikation und der Entwicklung künstlicher Intelligenzen.
Da die Sprache der Natur zur Fremdsprache geworden ist, hat ihre Schrift Novalis zufolge den Charakter einer Chiffrenschrift, die auf Dechiffrierung wartet. In den *Lehrlingen zu Saïs* wird die Gegenwart als Zeit der »Scheidekünstler« geschildert. So nennt er die Spezialisten mit ihrem Laborieren am »Beinhaus« der Natur, »unter deren Händen die freundliche Natur starb und nur todte, zuckende Reste zurückließ«. Die Dechiffrierung kann »deren« Aufgabe also nicht sein, sie ist nach Novalis vielmehr den Dichtern und den Liebenden vorbehalten. »Wenn man ächte Gedichte liest und hört, so fühlt man einen innern Verstand der Natur sich bewegen.« Nur sie finden mitunter »das eine geheime Wort«, »das Zauberwort«. Den Grund sieht er darin, daß sie neben der Kraft des Denkens über die Fähigkeit des Fühlens, »diesen natürlichsten aller Sinne«, verfügen – eine

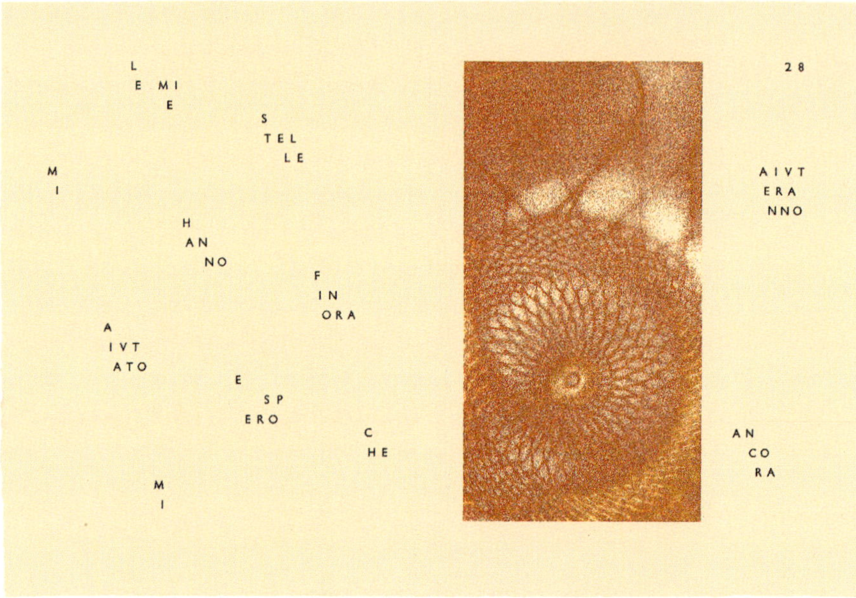

96 *Maximiliana oder Die widerrechtliche Ausübung der Astronomie*, Paris 1964, Blatt 28

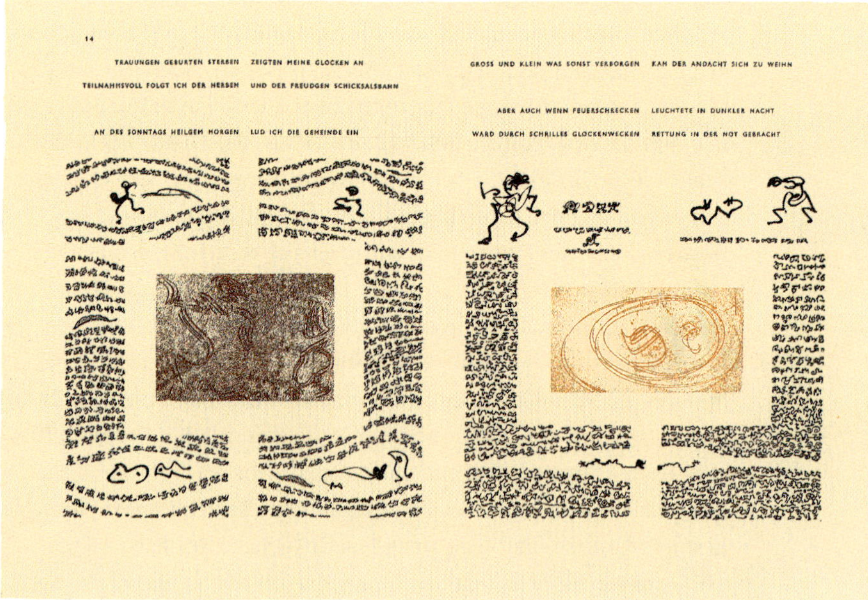

97 *Maximiliana oder Die widerrechtliche Ausübung der Astronomie*, Paris 1964, Blatt 14

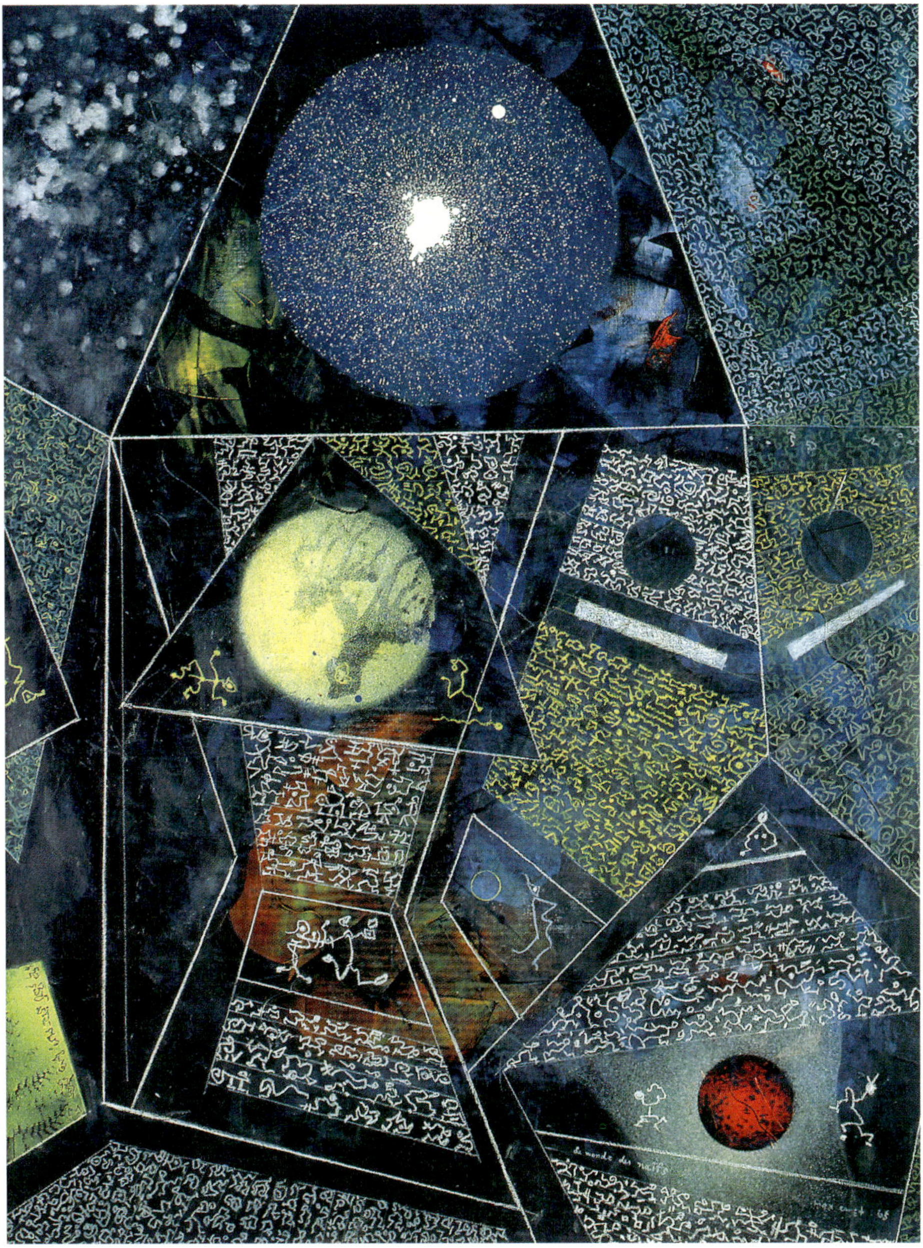

98 *Die Welt der Naiven*, 1965

Eigenschaft, in der das Kind Meister ist. Ihnen ist das Buch der Natur anvertraut, da sie zugleich in einer besonderen Weise sehen können: »Figuren, die zu jener großen Chiffrenschrift zu gehören scheinen, die man überall, auf Flügeln, Eierschalen, in Wolken, im Schnee, in Krystallen und in Steinbildungen, auf gefrierenden Wassern, im Innern und Äußern der Gebirge, der Pflanzen, der Thiere, der Menschen, in den Lichtern des Himmels, auf berührten und gestrichenen Scheiben von Pech und Glas, in den Feilspänen um den Magnet her, und sonderbaren Conjuncturen des Zufalls, erblickt. In ihnen ahndet man den Schlüssel dieser Wunderschrift, die Sprachlehre derselben; allein die Ahndung will sich selbst in keine festen Formen fügen, und scheint kein höherer Schlüssel werden zu wollen.«[244] So der Einstieg in die *Lehrlinge*.

Die Chiffrenschrift birgt die geheimnisvollen Botschaften der Natur. So erweist sich Max Ernst als einer der »Lehrlinge«, wenn er sein Staunen über den unermeßlichen und unergründlichen Kosmos in eine Chiffrenschrift kleidet. Er sprach konsequent von einer »für den Künstler notwendige[n] ›zweiten Kindlichkeit‹«.[245] Da er diese auch in Tempels Texten fand, sind die Seiten mit seiner Geheimschrift verknüpft mit Strophen aus dessen Gedicht *Der Glöckner*, in einfachen Druckbuchstaben seiner Chiffrenschrift vorangestellt. Ein Jahr nach der Veröffentlichung der *Maximiliana* weist ein großformatiges Ölbild mit leuchtenden Kosmen, umgeben von Geheimschrift, auf *Die Welt der Naiven* [1965, Abb. 98]. Betrachter dieser Wunder sind nicht gelehrte Astronomen, sondern bewegliche Strichfiguren mit Witz und kindlichem Charme.
Witzig und voller Ironie ist die Assemblage *Porträt von Tempel* [Abb. 94]. Der Leib des Loplop präsentiert, nachdem der Druck des Buches abgeschlossen ist, die Druckplatten der Geheimschrift für die rechte Hälfte des Blattes 20 der *Maximiliana*. Leerräume zwischen der Schrift wirken wie Straßen, wie Wege des Lebens. Die mit leichtem Strich gezeichneten Figurinen haben lange, spitze Vogelnasen. Ihre auffallenden Profile, ihre gereckten oder dann wieder langhalsig geneigten Haltungen signalisieren, daß es allerlei zu sehen und zu beobachten gibt. Sie wirken sehr animiert in dieser Umgebung unerschlossener Chiffren. Der Loplop selber hat zwei schwarze Knopfaugen, Steine eines Mühlespiels. Ein Wollkamm mit Stiel (Max Ernst hatte mit ihm seinen Hund gekämmt[246]) bildet die Nase und einen Mund, der gleichzeitig ein breites Lachen und die Zähne zeigen kann. Sein Kopf ist »nicht ordnungs-

gemäß« rund, sondern quer-rechteckig – und wie auch der Leib des Loplop – schräg im Bild stehend. Ein »schräger Vogel« also oder ein Querkopf, dem Max Ernst hier seine Achtung zollt.

So verweisen die späten Loplop-Bilder mit Novalis, Jarry und Tempel auf Vorbilder, von denen Max Ernst in je eigener Weise inspiriert worden war. Zugleich stellen sie Embleme seines Kunstverständnisses vor, die Äolsharfe, die Spirale und potenziert die Chiffrenschrift. Sie deuten Berührungen an und sein Verständnis des Unendlichen und bleiben dabei unauslotbar. Es gehört zum Unnachahmlichen solcher Bilder, daß sich diese Vielschichtigkeit in Leichtigkeit und Witz darbieten kann, vorgeführt von seinem »ironischen Doppelgänger«[247] Loplop.

Eine späte Hommage an die Romantik

Als Max Ernst im Mai 1971 anläßlich der Einweihung seiner Bronzeplastik *Habakuk* in Düsseldorf mit Eduard Trier zusammentraf, stellte sich im Laufe des Gesprächs zur Verwunderung beider heraus, daß Max Ernst »den von Clemens Brentano und Achim von Arnim, dann durch Heinrich von Kleist überarbeiteten Essay über Caspar David Friedrichs Gemälde ›Mönch am Meer‹« nicht kannte. Eduard Trier schenkte dem Freund daraufhin »zum Abschied und als Reiselektüre« das von Wilhelm Waetzoldt besorgte Bändchen *Deutsche Kunstwerke beschrieben von deutschen Dichtern* mit der angesprochenen Bildrezeption.[248]

Dieses Geschenk berührte gleich mehrere »Faszinationen« Max Ernsts. An erster Stelle ist seine Bewunderung für Caspar David Friedrich zu nennen. Patrick Waldberg gegenüber äußerte er, er sei 1931 über die Zerstörung von neun Gemälden Friedrichs durch einen Brand im Münchner Glaspalast fast krank geworden, denn »›Jenseits der Malerei‹ vereinigten ihn tiefe geistige Bande außerhalb der Zeit mit dem Maler-Dichter, in dem seine eigenen Bemühungen ein einzigartiges Echo fanden«.[249] Eines der Schlüsselwerke Caspar David Friedrichs ist das Gemälde *Mönch am Meer* bzw. in der früheren Bezeichnung *Seelandschaft mit Kapuziner*. In dem ihm durch Eduard Trier zugänglich gemachten Text sah Max Ernst nun dieses Hauptwerk romantischer Landschaftsmalerei in einer Kompilation auf zwei ganz konträre Weisen gespiegelt, nämlich in einer szenischen, satirischen Bearbeitung von Clemens Brentano und Achim von Arnim einerseits und einer tiefgründigen, von Betroffenheit zeugenden Bildbeschreibung Heinrich von Kleists andererseits. Die beiden Textkomponenten und das solcherart gespiegelte Gemälde mußten Max Ernst wie eine Collage dreier »Faszinationen« vorkommen. So scheint es folgerichtig, daß er sofort begann, die Texte ins Französische zu übersetzen. Schon 1972 wurden sie in einer bei Hans Bolliger herausgegebenen Ausgabe mit dem Original erstmals auch in französischer Sprache zugänglich, ergänzt durch sechs Collagen und eine Lithographie Max Ernsts – mit einer zusätzlichen Farbvariante in den Vorzugsausgaben (Sp / L 219). Das Ergebnis dieser Bearbeitung wurde ein Manifest: »Denn nichts als die Unauslotbarkeit eines Bildes wird hier vorgeführt.«[250]

Caspar David Friedrichs *Seelandschaft mit Kapuziner* [Abb. 99] ist ein Bild, das sich schwer erschließt, da es die Verweigerung zum Thema machte. Helmut Börsch-Supan zeigte an Hand von Infrarot-Aufnahmen und zeitversetzten Beschreibungen durch Atelierbesucher in den Jahren 1809 und 1810 die vom Künstler bewußt vorgenommene Eliminierung alles Gegenständlichen. Es bleibt, einzig und winzig in dem großen Format des Bildes, ein Mönch, der alles Menschenbewohnte hinter sich gelassen hat und im Gestus des Nachsinnens auf dem Scheitel eines schmalen, stumpfwinklig sich ins Meer schiebenden Uferstreifens hinausschaut in die Unendlichkeit. Läßt sich der Dünenstreifen des Vordergrundes durch die Figur und den perspektivischen Eindruck der Konturlinie des Sandes noch messend »begreifen«, so verweigert sich schon die dunkle, schmale Wasserzone in monotoner Flächigkeit. Der Himmel darüber, der vier Fünftel des Bildes ausmacht, erscheint vollends »wie eine undurchdringliche, nur in der oberen Hälfte für diffuses Licht durchlässige Wand«. Ein perspektivisch bestimmter Raum hätte dem Menschen bei aller Tiefe und Unendlichkeit einen Ort zugewiesen. Hier steht er einer Endlosigkeit gegenüber, in der er keinen Platz hat. Die Unendlichkeit von Meer und Himmel ist, wie Helmut Börsch-Supan seine Beschreibung zusammenfaßt, »nicht quantitativ bestimmt als die Unbegrenztheit des Raumes, (...) sondern als etwas, das nur negativ als etwas ganz anderes bezeichnet werden kann«.[251] Zu den Fragen und dem »ganz Anderen« des unendlichen Gegenüber verbietet sich jede zur Ausdeutung drängende Interpretation.
Der hohe künstlerische Rang dieser »Weltallegorie«[252] Caspar David Friedrichs liegt darin, für die verweigerte Antwort angesichts der Unbegreiflichkeit menschlicher Existenz bildnerische Mittel gefunden zu haben, die von der gegenständlichen Reduktion bis zur Inhomogenität in der

Sehanforderung reichen. Das Werk mußte, als es im Oktober 1810 in der Berliner Akademieausstellung gezeigt wurde, in seiner Verletzung der Sehgewohnheiten des Publikums die unterschiedlichsten Reaktionen hervorrufen. Es unterschied sich nicht nur von einem nach niederländischer Manier gemalten Seestück, das »objektiv und unabhängig vom Dasein des Menschen« goutiert werden konnte. Selbst wenn der moderne, aufgeschlossene Betrachter am Beginn des 19. Jahrhunderts bereit war, sich darauf einzustellen, daß die gemalte Landschaft »Spiegel subjektiven Erlebens, nicht mehr in erster Linie Gegenstand der Anschauung« sein sollte, so erwartete er doch »eine Kongruenz von Natur und menschlichem Gefühl«.[253] Clemens Brentano fand in dieser unerfüllten Publikumserwartung den Einstieg in seine schnell verfaßte Kritik, die er in die Form einer »ironischen Dialogszene«[254] von Betrachteräußerungen überführte, in die sich in der Gestalt eines Beobachters der Szenen zuletzt auch noch Achim von Arnim mit seiner Meinung einbringen konnte.

Brentano schildert zunächst die Aspekte einer Naturempfindung im Anblick des Meeres, die er »herrlich« nennt.[255] Sie umschließt Alleinsein, Sehnsucht, das Echo der eigenen Gefühle in der umgebenden Natur, »daß man (...) seine Stimme doch im Rauschen der Flut, im Wehen der Luft, im Ziehen der Wolken, in dem einsamen Geschrei der Vögel vernimmt«, auch einen Aspekt der Fremdheit der Natur, »dazu gehört ein Anspruch, den das Herz macht, und ein Abbruch, den einem die Natur thut«. Als Betrachter hegt er nun die Erwartung, diese Stimmung auch vor der gemalten Natur, vor dem Bild empfinden zu dürfen. Dem entspricht das Gemälde aber gerade nicht, was Brentano auch ganz klar sieht: »Dieses aber ist vor dem Bild unmöglich.« Statt des Versuchs einer begründenden Analyse wendet er sich, das ist das Überraschende an diesem Text, in ironischer Distanzhaltung vom Gemälde zum Ausstellungspublikum: »...das, was ich in dem Bilde selbst finden sollte, fand ich erst zwischen mir und dem Bilde.« Dabei aber »im Bild bleibend«, denkt er sich in einer weiteren Stufe der Ironie in die (neue) Rolle des Kapuziners, der nun nicht mehr auf das Meer lauscht, sondern auf die Besucher der Ausstellung. Hier deutet sich ironische Verstellung an, welche sich verdichtet, wenn er kundtut, die als »herrlich« charakterisierte Stimmung jetzt in den Reden und Gesprächen der Betrachter wiederfinden zu wollen: »Dieser wunderbaren Empfindung nun zu begegnen, lauschte ich auf die Aeußerungen der Verschiedenheit der Beschauer um mich her«, welche er nun in der angesprochenen ironischen Distanz »als zum Gemälde gehörig« mitteilt.

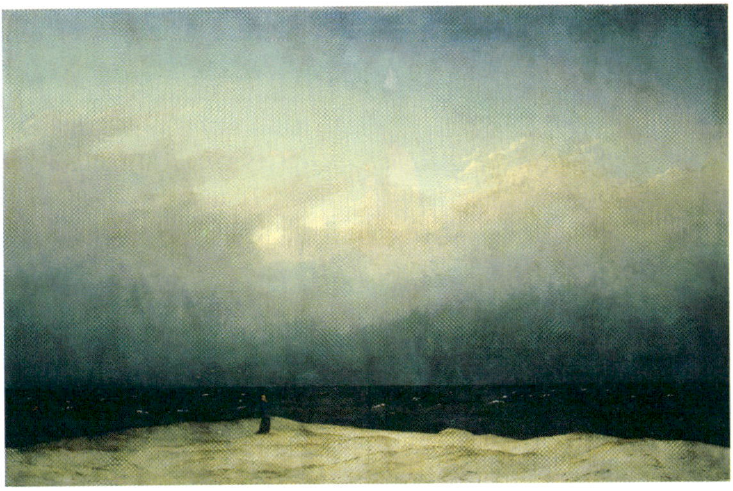

99 Caspar David Friedrich: *Der Mönch am Meer*, 1808–10

Gleich die erste Betrachteräußerung entspricht der subtil vorbereiteten Erwartung des Unverständnisses: »…die Dame sah in ihr Verzeichniß und sprach: ›Nummer zwei: Landschaft in Oel. Wie gefällt sie Ihnen?‹ Herr: ›Unendlich tief und erhaben.‹ Dame: ›Sie meinen die See, ja die muß erstaunlich tief sein.‹« Der Eindruck des Nicht-Hinsehens, des Nicht-Zuhörens wird in sechs Szenen ergänzt durch witzelnde Konversation, durch assoziative Gedankensprünge zu Dingen, die mit dem Bild nichts mehr zu tun haben. Es wird Anlaß zum Schäkern, zu Äußerungen von Frivolitäten. Selbst sehr zutreffende Bemerkungen, die die Eigenart des Bildes in den Blick bringen könnten, das zeigt später Kleists Umarbeitung, erhalten durch Stil und Kontext den Charakter der Schwärmerei oder der gespreizten Eitelkeit. Zuletzt kommt in einer weiteren Stufe seiner kritischen Distanzierung ein Besucher zu Wort, »ein glimpflich langer Mann«, hinter dem sich Achim von Arnim verbirgt, der den vorangegangenen Szenen »mit einigen Zeichen der Ungeduld zugehört« hatte. Seiner Meinung nach ist es »gut, daß die Bilder nicht hören können, sie hätten sich sonst längst verschleiert«. Nach dieser beziehungsreichen Anspielung erwartet der Leser eine Entschleierung des Bildgeheimnisses, zumal der Beobachter sich durch den Hinweis auf holländische Landschaftsmalerei als Kunstkenner vorstellt. Als solcher nennt er Caspar David Friedrichs *Seelandschaft* jener holländischen in Naturgefühl und Gesinnung überlegen, nicht aber in der »Gabe (…), es in der Darstellung wahr wieder zu geben«. Da dieses das Urteil ist, dem der Kritiker Brentano sich anschließt, dokumentiert er, daß in seiner Bildkritik die ironische Bearbeitung dazu diente, sein negatives Urteil distanzierend und witzig einzukleiden. Was unabhängig von dem zur Betrachtung anstehenden Bild so aber mit Bravour inszeniert wurde, ist die Charakterisierung des typischen Gehabes eines Ausstellungspublikums, dem Max Ernst ein Jahrhundert später bei seinen ersten Ausstellungen in der Dada-Zeit statt Kunstgenuß nur noch Schock und Irritation verabreichen konnte. Schon deswegen mußte Max Ernst von den Brentanoschen Dialogszenen fasziniert sein.

Was Max Ernst ergötzte, wurde den Zeitgenossen Brentanos und von Arnims allerdings vorenthalten. Die Freunde überließen zwar die szenische Bearbeitung Heinrich von Kleist für seine *Berliner Abendblätter* mit der zugestandenen üblichen redaktionellen Freiheit. Was aber am 13. Oktober 1810 unter dem Titel *Empfindungen vor Friedrichs Seelandschaft* mit dem Namenskürzel »cb« erschien, ließ von Tendenz und Stil des eingereichten Textes nichts mehr ahnen.[256] Heinrich von Kleist war von dem Gemälde Caspar David Friedrichs betroffen, wie der junge Kronprinz, der das Königshaus zum Kauf des Bildes veranlaßte.[257] Seine Betroffenheit vertrug Brentanos Ironie nicht. Um Friedrichs Werk zu würdigen, fühlte er sich zu gravierenden Veränderungen verpflichtet. Er ließ die Dialogszenen ganz weg, veränderte die Einleitung und versah sie mit einem Einschub aus seiner Feder, der länger war als der vorliegende einführende Text. Nach Akzentverschiebungen des Textanfangs erfolgt die gravierende Sinnänderung bei der Konsequenz aus der Verweigerung des Bildes. Das, was »erst zwischen mir und dem Bilde« gefunden wurde, war bei Brentano räumlich-szenisch gemeint und auf die ironische Ersetzung des Kritikers durch das Ausstellungspublikum bezogen. Kleist dagegen bezieht die Stelle auf den inneren Dialog zwischen sich und dem Bild. In einem hohen Maß an Identifikation versetzt er sich in die existentielle Extremsituation des Kapuziners. Was in den einleitenden Veränderungen nur anklang, wird in dem nun folgenden, langen Einschub direkt ausgesprochen: »Nichts kann trauriger und unbehaglicher sein, als diese Stellung in der Welt: der einzige Lebensfunke im weiten Reiche des Todes, der einsame Mittelpunkt im einsamen Kreis.« Diese letzte bildhafte Zuspitzung gehört zu drei übernommenen Stellen aus Brentanos Szenen, die aber dort durch ihren Kontext keine Betroffenheit beim Leser aufkommen lassen sollten. Das gilt auch für die beiden im Anfang des folgenden Satzes stehenden Zitate, die hier erst ihr eigentliches Gewicht erhalten: »Das Bild liegt, mit seinen zwei oder drei geheimnißvollen Gegenständen, wie eine Apoka-

lypse da, als ob es Youngs Nachtgedanken hätte, und da es, in seiner Einförmigkeit und Uferlosigkeit, nichts, als den Rahm[en], zum Vordergrund hat, so ist es, wenn man es betrachtet, als ob Einem die Augenlider weggeschnitten wären.« Diese harte Metapher der Verstümmelung besagt zweierlei: Es kann unter Umständen schmerzlich sein, sich auf ein Kunstwerk einzulassen. Gerade das Gleichnis der weggeschnittenen Augenlider verbildlicht sehr drastisch, daß ein Ausweichen dann nicht mehr möglich ist: Ohne Lider sind einem »die Augen geöffnet«. Solche Sprache entspricht in ihrer Zumutung genau der des Bildes. Während Brentano durch seinen ironischen Stil völlig überzeugend die durchschnittliche Ausstellungssituation vor Augen führt, vertritt Kleist das äußerst selten und nur im Idealfall erreichte Maß des Sich-Einlassens auf Kunst.
Die Kompilierung beider Texte entstand erst über hundert Jahre später, in verschiedenen Ausgaben ab 1922.[258] Sie ersetzt die Einleitung Brentanos zu seinen Dialogszenen durch Kleists vollständigen Aufsatz, der mit dem Geständnis »über dies wunderbare Gemälde« endet. Während in Brentanos Arbeit der Leser durch den Stil auf die Tendenz der Dialogszenen vorbereitet war, ist mit der Kompilierung ein ausgesprochenes Kontrastprogramm entstanden. Das Besondere ist dabei die collagierte Diskrepanz der Stile und Positionen. In einer Koppelung des sich Widersprechenden wird hier die dem Bild und seiner Wirkung adäquate und, wie oft beteuert wurde, kongeniale Würdigung Kleists mit der ebenfalls überzeugenden satirischen Vorführung des Unverstandes durch Brentano verknüpft, wobei die Gegensätzlichkeit nicht drastischer sein könnte.

Genau diese Wirkung unterstrich und steigerte Max Ernst in seinen den Texten beigegebenen bildlichen Bearbeitungen. Er erstellte zu jeder der sechs Dialogszenen eine Collage. Deren Reproduktionen nehmen jeweils die rechte Seite des Buches ein und enthalten die Szenenanweisung Brentanos als zweisprachige Bildunterschrift. Der Schriftsatz wurde so eingerichtet, daß der neben der ersten Collage stehende Text mit den »weggeschnittenen Augenlidern« beginnt und die Seite neben der Schlußcollage mit Arnims Urteil über die Äußerungen der Ausstellungsbesucher endet: »Es ist gut, daß die Bilder nicht hören können, sie hätten sich sonst schon längst verschleiert.« Eine wichtige Vorentscheidung für die Darstellung des Betrachterverhaltens vor einem konkreten Kunstwerk ist dessen Positionierung. Das Gemälde, auf das »die Äußerungen der Verschiedenheit der Beschauer« Bezug nehmen, wird von Max Ernst nicht mit abgebildet. Die Szenen sind in den Collagen vielmehr so organisiert, daß das zu betrachtende Bild mit der Position des Collagenbetrachters identisch ist. Dieser nimmt die von Brentano für sich selbt inszenierte Stellung im Bild ein und wird in einem Spiegelungseffekt zum Betrachter der Betrachter.

Die in den Szenen agierenden Ausstellungsbesucher fand Max Ernst in einem Modekatalog der zwanziger Jahre.[259] Jene Mode wirkt antiquiert, aber auch traditions- und stilbewußt, einem Ausstellungspublikum nicht unangemessen. Aber nicht nur das Herausgehobene der äußeren Erscheinung ließ sich dem Modekatalog entnehmen, er diente vor allem als ergiebige Fundgrube einer Gestik der Selbstgefälligkeit. Das zeigt sich zuerst am Posieren der Frauen. Keine ihrer Gesten wirkt spontan. Selbst in der Pose des »Träumens« wissen sie, daß sie dabei skizziert werden. Kinder sind kleine Erwachsene, ohne altersgemäße Reaktionen, Männer schließlich demonstrieren klischeegemäß Sicherheit und Selbstbewußtsein, einer Dame gegenüber Wohlverhalten. Daß alle Akteure für die Erstellung des Journals nicht nur ihre Rollen zu spielen, sondern dabei auch ihre Wirkung zu beobachten hatten, prädestiniert sie hervorragend für Ausstellungsbesucher, die vor allem sich selbst vorführen.

Die Erstellung der Collagen erscheint absolut mühelos, reduziert auf einige Schnitte aus einem Modejournal. Aber schon die Entscheidung gerade für das Collagematerial zeigt mehr Kalkül, als der erste Blick vermuten läßt. Das gilt auch für die Organisation der Szenen in ihrer Reihenfolge.

Eine Dame und eine Herr [Abb. 100]: Beide im Porträt gegeben, er blickt auf die Dame, sie verträumt an dem Bild vorbei ins Weite. Der Dialog findet zwischen den beiden statt, nicht zwischen ihnen und dem Bild.

Zwei junge Damen [Abb. 101]: Beide bis zur Hüfte gegeben, fast privat, im Kleid, ohne Hut. In Kopfhöhe zwischen ihnen harfespielend Ossian in einer Aureole. Ossian reimt sich laut Text auf Ozean und erweckt allerlei Assoziationen. Die eine »junge Dame« schaut versunken bei leichter Rückwärtsneigung nach unten, die andere, das Bild mit dem Seitenblick vielleicht noch streifend, in die Ferne.

Zwei Kunstverständige [Abb. 102]: Zwei Herren in ganzer Figur, in Nadelstreifenanzügen, vor einer Balustrade. Der rechte, kerzengerade, blickt gespannt auf seinen Begleiter mit Ballonhut. Dieser, leicht angelehnt und die Hände seitwärts auf die Balustrade gestützt, die Fußspitze

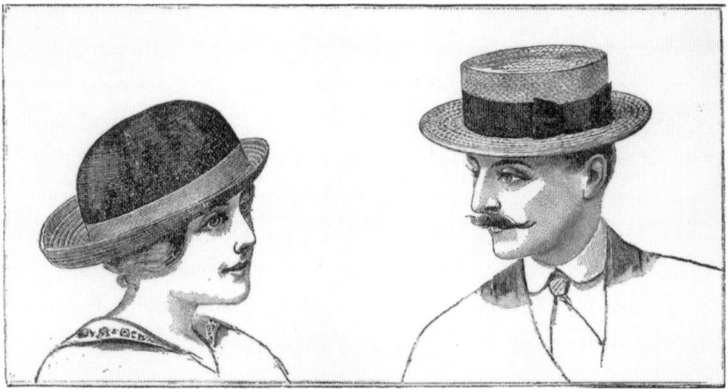

100 *Eine Dame und ein Herr*

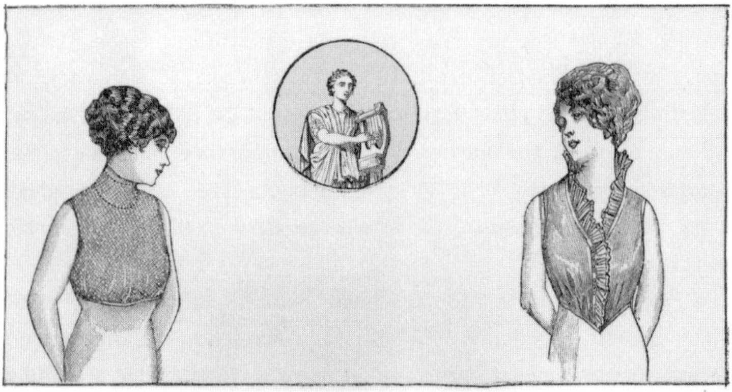

101 *Zwei junge Damen*

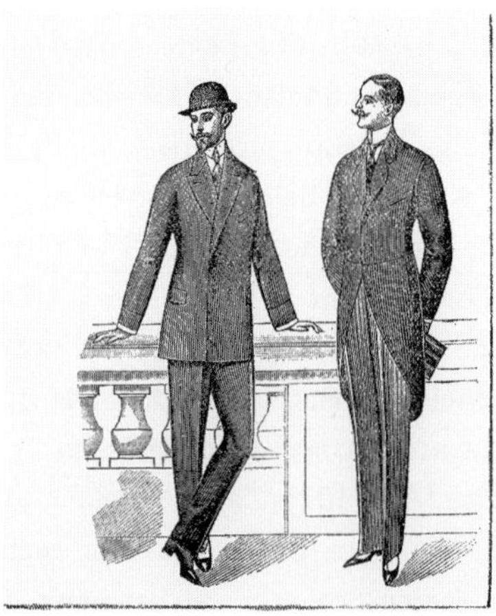

102 *Zwei Kunstsachverständige*

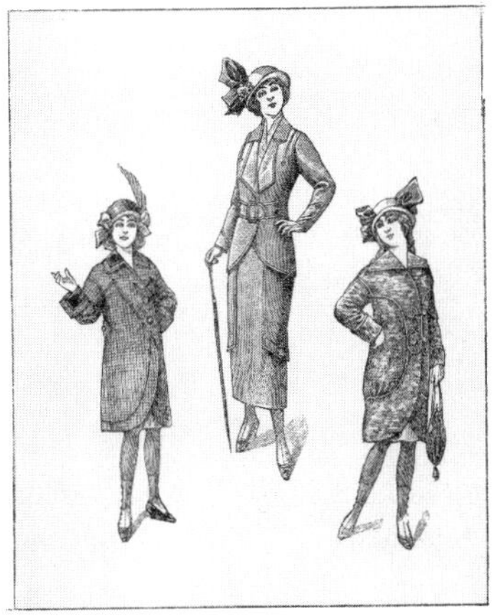

103 *Eine Erzieherin und zwei Demoiselles*

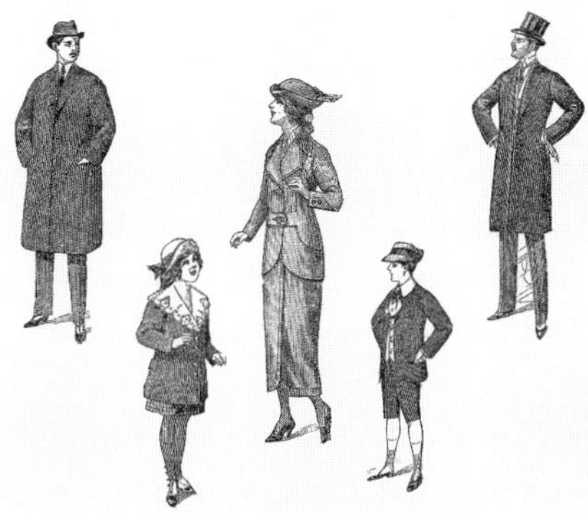

104 *Eine junge Frau mit zwei blonden Kindern und ein paar Herren*

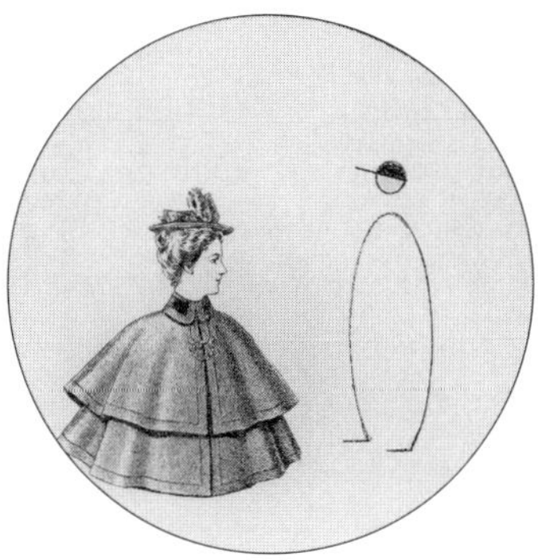

105 *Eine Dame und ein Führer*

des abgewinkelten Spielbeins kunstvoll vor die andere haltend, blickt schräg von oben herab, als läge das Bild zu seinen Füßen. Er wird seine Erwiderung gleich haben, etwa »wie er so nasse Dinge so trocken malen will«.

Eine Erzieherin und zwei Demoiselles [Abb. 103]: Die Erzieherin, in engsitzendem Kostüm, mit Stockschirm, blickt mit schräggestelltem Kopf erstaunt, als erste bisher und als einzige, auf das Bild. Sie hatte »die See bei Rügen« ausgemacht. Vor ihr die Demoiselles wie kleine Erwachsene in Photographierposen. Das Mädchen mit der hohen Hutfeder erhebt die Hand zum Redegestus. Diese weiß sicher, »wo Kosegarten wohnt«, die andere, »wo die Kolonialwaren herkommen«.

Eine junge Frau mit zwei blonden Kindern und ein paar Herren [Abb. 104]: Der quantitativen Steigerung vom Porträt zur ganzen Figur, von zwei zu drei zu fünf Personen entspricht in dieser Szene in reziproker Relation ein absolutes Desinteresse für das Bild. Das zeigt sich an der marionettenhaft isolierten Stellung der fünf ganz symmetrisch angeordneten Personen. Dazu kommen die das Bild nicht einmal streifenden Blicke, die der Frau und des Jungen richten sich nach links in den Ausstellungsraum, die des Mädchens etwas verloren zur anderen Seite in die Luft. Die beiden »Herren« heften ihre Blicke, sich gegenseitig messend, jeweils auf den anderen. Worte wie die des Textes sind ihnen kaum zuzutrauen, wohl aber jede Art des Schlagabtauschs.

Eine Dame und ein Führer [Abb. 105]: Im Unterschied zu den ersten fünf Collagen ist die letzte ein Tondo. Das Brustbild der »Dame« mit Pelerine wurde wie alle anderen Personen dem Modekatalog entnommen, der »Führer«, etwas zurückgesetzt in ganzer Figur, ist eine Strichzeichnung. Die »Dame« blickt zur Seite, der »Führer« (sein nach oben gerichteter Kopf überragt sie ganz) sieht über sie hinweg in die Ferne.

Das Rundbild ist der Schlußpunkt der Bildfolge. Wenn im Unterschied zu den Ausstellungsbesuchern der »Führer« zur Strichfigur reduziert ist, sich selbst also hinter dem Vorgeführten völlig zurücknehmend, so erinnert er an die Rolle des Loplop. Was dieser Führer hier vorführt, ist aber nicht Kunst, sondern deren Rezeption. In allen Szenen wurde der Eindruck verstärkt, den die Metapher der sich am liebsten verhüllenden Bilder zum Ausdruck bringt. Dem »Führer« bleibt bei diesem Publikum am Schluß nur noch, zurückzutreten und sich abzuwenden. Die auf den ersten Blick »mit leichter Hand« entstandenen Collagen verdichten sich so zur Bekundung der harten Wahrheit: Dieses Publikum ist durch Kunst nicht zu erreichen. In der Kreisform erinnert das Schlußbild an die runden Loplop-Köpfe des Spätwerks, die häufig selbst zum Bildträger wurden. Was der »Führer« durch seine Kopfbewegung ausdrückt, nimmt die Collage in Tondo-Form als Selbstreflexion in den Kopf des Loplop und macht sie zur Schlußaussage des Künstlers selbst. Der Collagenbetrachter steht damit am Ende vor einem Spiegel mehrfach gebrochener Reflexionen. Er sieht das Ausstellungspublikum jetzt auch mit den Augen des Künstlers, und zugleich fragt er sich, ob dieser nicht ihn selber meint, ob er ihn nicht zu einem betrachteten Betrachter der Betrachter gemacht hat. Max Ernsts Weg zu seiner Kunst hatte schon im Zusammenstoß mit dem Ausstellungsbesucher begonnen. Die Schockwirkungen der Dada-Aktivitäten waren Revolte gegen ein selbstgefälliges bourgeoises Publikum. Wenn nunmehr fünfzig Jahre später der Kunstbetrieb auch die Schockeffekte integriert, verwendet Max Ernst subtilere, leisere Töne, die aber nicht weniger eindringlich sind, immer vorausgesetzt, der Betrachter sieht den Spiegel.

Dem collagierten Kontrastprogramm der Textkompilierung entsprechend ergänzt Max Ernst die Collagenfolge durch eine Lithographie [Abb. 106], die im Widerstreit zur Realität sein Ideal des Sich-Einlassens auf Kunst anspricht, als Hommage des Betrachters Max Ernst an Caspar David Friedrich. Die Lithographie baut in äußerster Zurückgenommenheit – unbelebt – aus einer zweigeteilten Struktur ebenfalls eine »Weltallegorie«. Im Unterschied zu Caspar David Friedrichs Gemälde ist Max Ernsts Bild ein Hochformat. Die Formatumkehr scheint nötig geworden zu sein, um die untere, dem Menschen zugängliche Zone so weit hinaustreiben zu können, daß sie nun drei Viertel des Bildes einnimmt. Eine Streifenstruktur, die der unteren, so weit nach hinten ausgedehnten Bildfläche in verschiedene Richtungen ihre Spuren einschreibt, könnte von durchgeriebenen Holzlagen stammen. Im letzten Drittel erfolgt eine Drehung der Spuren in Richtung der breiten, scharf trennenden Horizontlinie. Diese endgültige Parallelität macht eine Annäherung an diese Linie unmöglich. Hinter der breiten Grenzlinie des Horizonts erstreckt sich ein schmaler Streifen lodernder, wehender Formen, die zwar Atmosphärisches simulieren, in ihrer Flächigkeit aber keinen Himmel darstellen, der umwölbt und vertraut wäre. Zudem ist ihre Struktur eher fremd im Bild. So ist mit anderen Mitteln als bei Caspar David Friedrich hier ebenfalls ein Bereich des Ganz-Anderen definiert. Das Beeindruckende ist auch in Max Ernsts Lithographie die

Leere, in der dem Auge nichts gewährt wird, was ablenken könnte von dem einzigen Anblick gangbarer Spuren vor einer Grenze des Fremden, qualitativ Anderen. Bevor sie aufgenommen werden können, ist allerdings (dafür sorgt der bildparallele Verlauf am Anfang) eine Schwelle gesetzt. Ihre Schmalheit macht sie aber überwindbar. Für den Betrachter entspricht ihr eine Schwelle der Bewußtmachung. Die Spuren können dann weit ausholen in verschiedene Richtungen, stetig weiterverfolgt werden oder ihren Verlauf ändern und sich mit anderen kreuzen. Im Unterschied zu Caspar David Friedrich ist auf diese Weise dem ebenfalls unverstellten Anblick der Grenz-Zone ein weit ausgedehnter Aktionsraum entgegengestellt. Dennoch bleibt die Gewißheit, daß sich die Linien nicht auf Dauer einschreiben. Sie sind weich und fließend wie Wellen, die hinwegspülen, oder Sandrillen, die verwehen. Auch hier bedrängen letzte Fragen wie bei Caspar David Friedrich.

Zu dem collagierten Text aus so heterogenen, auf ihre Weise jeweils ganz überzeugenden Teilen wie der Bildbeschreibung Kleists und der Betrachter-Satire Brentanos schuf Max Ernst eine Kompilation aus Collagen und einer Lithographie mit subtilen wechselseitigen Spiegelungen. Er hat damit nicht nur ein sehr komplexes Thema der Romantik bearbeitet, sondern sich dabei auch ihrer wichtigen Methoden des Witzes und der Ironie bedient. Hans Ost, der bei der Besprechung des Bildes *Mönch am Meer* ausführlich auf die literarischen Vorbilder eingeht, kommt auch auf »das universale Interpretationsmittel der romantischen Ironie« zu sprechen. Es ist richtig, wenn ihr Einsatz als ein »Versuch« angesehen wird, »das Inkommensurable des Bildes zu beschreiben«.[260] Allerdings wählen nach dem oben Gesagten weder Kleist noch Brentano das Mittel zu diesem Zweck, wenn »das Inkommensurable des Bildes« als Wert erkannt werden soll. Clemens Brentano geht es nicht um eine positive Kritik. Er wird ironisch – im klassischen Sinne der Verstellung – wegen der Diskrepanz zwischen seiner Erwartungshaltung an ein Landschaftsbild und der Zumutung dieses von Caspar David Friedrich zur Ausstellung gebrachten Werkes. Heinrich von Kleist hingegen lehnt aus Betroffenheit von vornherein das Mittel der Ironie zur Würdigung dieses Werkes ab.

Max Ernst setzt die Ironie aber wirklich zu dem von Hans Ost angegebenen Anliegen ein. Seine Kompilierung mit einer Lithographie als Hommage an den Maler der *Seelandschaft* und sechs Collagen als Betrachter-Satire ist im romantischen Sinne witzig als Symmetrie der

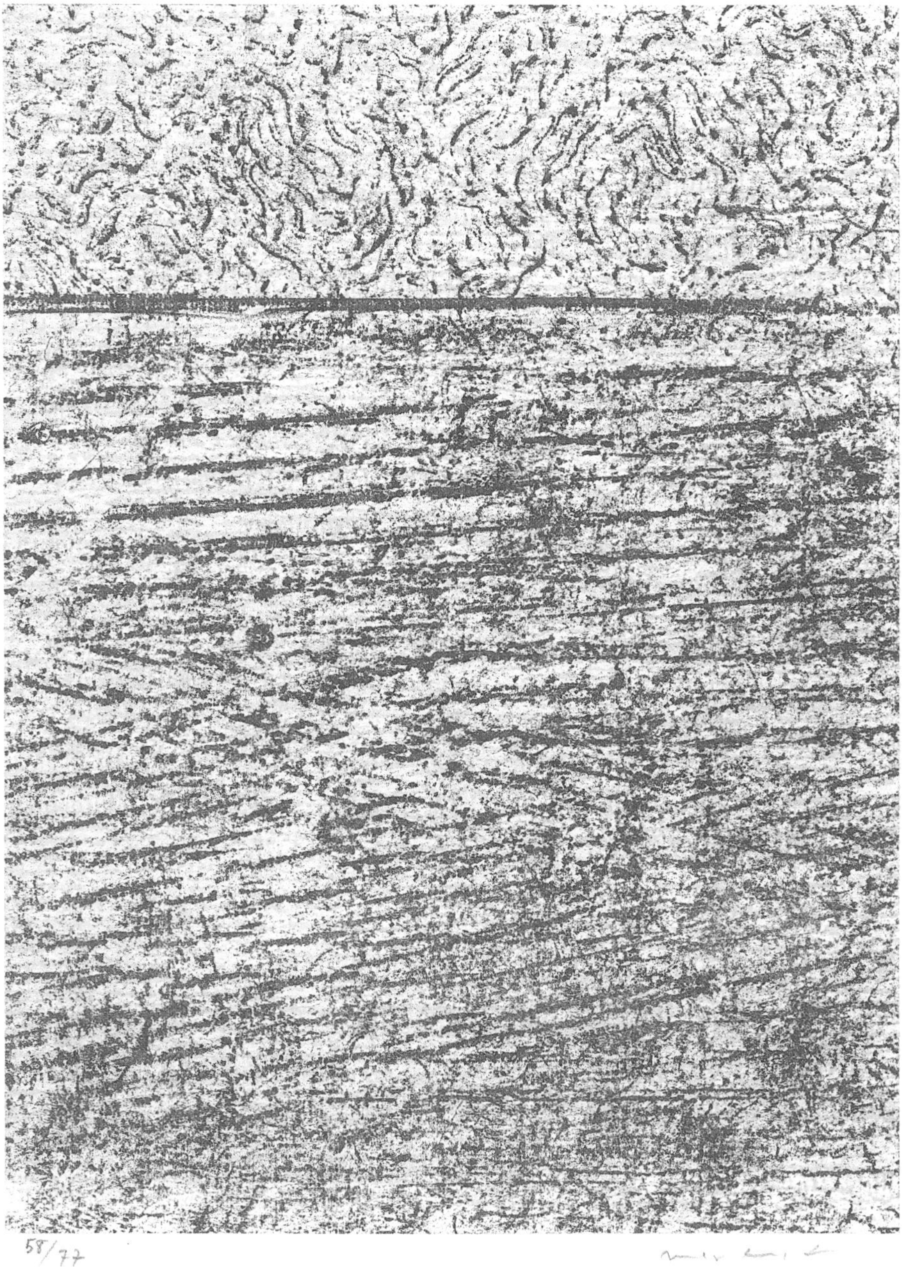

106 Lithographie zu Kleist, Brentano, Arnim

Gegensätze. Sie ist im romantischen Verständnis ironisch, indem sie den Betrachter in das Spannungsfeld zwischen Ideal und Realität stellt. Das geschieht nicht nur durch die so unterschiedlichen Aussagen der Collagen und der Lithographie, sondern potenziert durch die Spiegelungsfunktion der Schlußcollage. Der Leser und Collagenbetrachter hat die Position des zu betrachtenden Bildes eingenommen, als Betrachter der Betrachter. In dem Tondo sieht er diese und (denn auch er ist Betrachter) sich selbst also im Spiegel der Reflexionen des Künstlers. Zuletzt fällt die Spiegelung wieder auf das Bild, dessen Position mit der seinen identisch ist. In der Ambivalenz, die diesen Anspielungen eigen ist, sieht er sich auch mit dem Betrachter Max Ernst in der Situation des Betroffenen, und dessen »Weltallegorie« der Hommage an Caspar David Friedrich erfaßt er als eine den Ausstellungsbesuchern entgegengesetzte Betrachterhaltung. Wenn eingangs in der »künstlerischen Ironie« ein Stilmittel gesehen wurde, die poetische »Reflexion immer wieder« zu »potenzieren und wie in einer endlosen Reihe von Spiegeln« zu »vervielfachen«, so ist mit der Schlußcollage gerade ein »Kunstmittel« für eine solch potenzierte Reflexion gefunden.
Sowohl Caspar David Friedrich als auch Max Ernst hatten jeder auf andere Weise Darstellungsmittel für die Grenze des Aussagbaren gefunden, die der Existenz des Menschen in dieser Welt entspricht. Die Zumutungen, die diese Bilder dem Betrachter bereiten, liegen gerade in einem Aspekt der Ironie, »ein Gefühl von dem unauflöslichen Widerstreit des Unbedingten und des Bedingten« zu erregen. Max Ernst verteidigt damit in diesem späten Werk vier Jahre vor seinem Tod »das Inkommensurable des Bildes«. Auf den Betrachter bezogen, beinhaltet dies die Aufforderung zum Sehen mit dem grundsätzlichen Anliegen, den Bildern ihren Überschuß an Unauslotbarem zu lassen. Das (als Manifest genommen) sollte dann auch Richtschnur des Kunstkritikers sein, nämlich die intendierte Irritation nicht auflösen zu wollen, sondern ihre ästhetischen Prinzipien und Darstellungsmittel zu erarbeiten – und von Zeit zu Zeit in Max Ernsts Spiegel zu sehen.

Schlussbemerkung

Blick über die Grenzen der Zeit

Blick über die Grenzen der Zeit

Mehr als hundert Jahre trennten die Schaffenszeit Max Ernsts von der der Romantiker. Dennoch ließ sich in seinem Werk eine prägende Echowirkung über die Zeiten hinweg vernehmen. Die seiner persönlichen Aneignung folgende Aufarbeitung romantischer Methoden und Motive verhalf dazu, die Kenntnis seines Œuvres um wichtige Bedeutungsfacetten zu bereichern. Es bewahrheitete sich dabei an vielen Beispielen, daß seine Bildwelt als große »ars combinatoria« im romantischen Sinne witzig und auch auf witzige Weise romantisch ist. Es gelang ihr nicht nur, zutiefst romantische Inhalte auf witzige Weise zu assoziieren. Sie brachte auch die Errungenschaften romantischer Ästhetik in der Verbindung mit surrealistischen Ideen auf ganz neue Weise zur Entfaltung. Das wurde aber nur möglich dank seiner jahrzehntelangen Bemühung um immer neue Inspirationsforcierungen. Wenn viele Künstler heute den Zufall im Spiel der Bildfindung zulassen, so war Max Ernst der große Trainer, der hierfür das Spielfeld bereitet hat. Wie die Romantiker war er dabei stets darum bemüht, sein Arbeiten in ironischer Distanz zu reflektieren. Er fand Embleme seines Weltverhältnisses und seiner künstlerischen Inspiration, die es ohne seine tiefe Beziehung zur deutschen Romantik so nicht gegeben hätte.

Konnte diese bedeutende Zeit deutscher Geistesgeschichte schon dazu beitragen, das Werk eines hellwachen Malers des zwanzigsten Jahrhunderts besser zu verstehen, so verlockte umgekehrt dieser Künstler zu einem Blick zurück auf das Besondere und Spezifische jener Epoche. Die dem Spiel des Witzes folgenden »échappées de vue« [schmalen Durchblicke] führten dem heutigen Leser eine Zeit vor Augen, die in ihren Fragestellungen und Herausforderungen von erstaunlicher Modernität ist. Mobilität und Vernetzung, Freisetzen von Arbeit und Entwicklung künstlicher Intelligenzen sind nur einige Aspekte, die es uns ermöglichen, die Frage der Romantiker nach dem Ich in ihrer Dringlichkeit zu verstehen und nachzuempfinden, wobei die Redlichkeit ihrer Reflexionen in dem Wissen um den »unauflöslichen Widerstreit des Unbedingten und Bedingten« aufhorchen läßt.

Diesen Spiegelungen vor und zurück zwischen entfernten Zeitepochen folgt als gemeinsame Erfahrung eine Projektion über die Zeitgrenzen in die Zukunft. Die Resonanz Max Ernsts zur Gedankenwelt der Romantik entsprach dem Gleichklang einer Einstellung zur Kunst, die eine grundsätzliche Unabgeschlossenheit und Prozeßhaftigkeit betont. Ein formales Äquivalent ist die Offenheit des verbalen wie bildnerischen Ausdrucks. So sind die geschliffenen poetologischen Formulierungen vor allem der Frühromantiker für viele Inhalte offen. Das gilt hinsichtlich der Charakterisierung des Witzes als »künstlich geordnete Verwirrung«, hinsichtlich der Romantisierung mit der Forderung, »dem Gemeinen einen hohen Sinn, dem Gewöhnlichen ein geheimnißvolles Ansehn, dem Bekannten die Würde des Unbekannten« zu geben, schließlich bezüglich der Ironie für »die Stimmung, welche alles übersieht, sich über alles Bedingte unendlich erhebt, auch über eigene Kunst«. Was für die Romantik »Poesie der Poesie« war, übersetzt Patrick Waldberg für Max Ernst in *Malerei der Malerei* [peinture de la peinture].[261] Das Heterogene und Fragmentarische in seinen Collagen entspricht der gleichen auf Offenheit ausgerichteten Absicht wie das Unbestimmt-Fließende der dem Hineinsehen ausgesetzten freien Strukturen. Sie macht die Bilder unausdeutbar, aber zugleich für je neues Sehen offen. Und sie gibt ihnen Impulse mit, die auch durch Analysen nicht abstumpfen. Ein Bild wie *Vater Rhein* sieht ein Betrachter vom Ende des Jahrhunderts anders als ein Museumsbesucher der Nachkriegszeit, in der es gerade entstanden war, und von einer späteren Generation wird es wieder mit anderen Fragestellungen betrachtet werden. Daß und wie diese Offenheit des poetischen Prozesses den Künstlern bewußt ist, spiegelt ihre gemeinsame Geisteshaltung:

»Andre Dichtarten sind fertig (...)
Die romantische Dichtart ist noch im Werden;
ja das ist ihr eigentliches Wesen,
daß sie ewig nur werden,
nie vollendet sein kann.«

Friedrich Schlegel[262]

»Comme toute réalité vivante, la peinture surréaliste n'est pas. Elle devient.«

Max Ernst[263]

ANHANG

Anmerkungen

Einleitung

1 Werner Spies: Die Zweischneidigkeit des Verneinens, in: Programmheft: Münchner Kammerspiele. Werkraumtheater: Max Ernst, »...endlose Spiele bereiten sich vor...«. Bilder, Texte, Szenen, Filme, auf die Bühne gestellt von Werner Spies und Peter Schamoni. Premiere 15. August 1972. o. S.

2 Patrick Waldberg: La jeunesse de Max Ernst, in: Le Mercure de France, N° 1126, (Paris) Juin 1957, S. 287.

3 Edouard Roditi: Dialoge über Kunst, Frankfurt a. M. [2]1991, S. 75.

4 Jean Schuster. Interview de Max Ernst sur l'Allemagne, in: Medium. Communication Surréaliste. N° Paalen, Nouvelle Série N° 2, Février 1954, S. 27; wieder abgedruckt in: Max Ernst: Écritures, Paris 1979, S. 403.

5 E. Beaucamp: Ein ganz besonderer Ort. Max Ernst in Houston und die texanische de Menil-Stiftung, in: FAZ, 30. 7. 1993; fast wortgleich in: ders.: Natur außer sich. Der hundertjährige Max Ernst in der Tate Gallery in London, in: FAZ, 23. 2. 1991.

6 Jean Schuster: Interview de Max Ernst sur l'Allemagne, a. a. O., S. 27 f.

7 »Geh durch den Spiegel«. Folge 24. Ausstellung »Hans Arp / Max Ernst« in der Galerie »Der Spiegel«, Köln 1960. o. S. Laut Katalog Übersetzung aus dem Buch: Max Ernst. Propos et Présence, Editions d'Art Gonthier-Seghers, Paris 1959; wieder abgedruckt in: Max Ernst: Écritures, a. a. O., S. 340, unter dem Titel: La nudité de la femme est plus sage que l'enseignement du philosophe.

8 Georges Charbonnier: Entretien avec Max Ernst, in: ders.: Le monologue du peintre, Paris 1959, S. 40. Hierin Hinweis des Autors: »Les textes de ces entretiens ont été diffusés sur l'antenne de la Chaîne Nationale (actuellement France III) de la R. T. F. du 20 Octobre 1950 au 9 Mars 1951 et du 16 Octobre 1956 au 16 Avril 1957.«

9 Zur Forschungsgeschichte des Einflusses der deutschen Romantik im Werk Max Ernsts vgl. Ursula Lindau: »Progressive Universalpoesie«. Max Ernst und die deutsche Romantik. Studien zur Methodik, Bonn 1995 (Dissertation), S. 1–19. Zwei Aufsätze zu dem Thema: Karin v. Maur: Max Ernst und die Romantik. Im Spannungsfeld zwischen Idylle und Schreckensvision, in: Max Ernst. Retrospektive zum 100. Geburtstag, Ausst.-Kat. München 1991, S. 341–350; Helmut R. Leppien: Max Ernst und die Romantik, in: Ernste Spiele. Der Geist der Romantik in der deutschen Kunst 1790–1990. Ausst.-Kat. München 1995, S. 550–552.

I. Kapitel

10 Übertragung des Ausspruchs: »Laissez libre jeu aux jeux de votre imagination.« in: Max Ernst: A propos des surprises du hasard..., in: Max Ernst. 45 Lithographies Uniques dues aux Surprises du Hasard de Max Ernst et Écritures, Ausst.-Kat. Galerie Alphonse Chave, Vence 1971, o. S.

11 Aus der Satzung zitiert nach: Uwe Haupenthal: Robert Lebeck und seine Fotoreportage über Max Ernst, in: Max Ernst. Fotografische Porträts und Dokumente, Brühl 1991, S. 329; Philipp Otto Runge. Caspar David Friedrich. Im Lauf der Zeit, Ausst.-Kat. Amsterdam 1996, S. 53; Margarete Bruns: Das Rätsel Farbe. Materie und Mythos, Stuttgart 1997, S. 81, vgl. auch S. 85.

12 Vgl. LE MUSÉE DE L'HOMME suivi de LA PECHE AU SOLEIL LEVANT. Le 16 Novembre 1965, Ausst.-Kat. Alexandre Jolas, New York / Paris / Genève, o. S. Der Katalog war noch in Max Ernsts Bibliothek in Seillans vorhanden. John Russell gibt der Farbabbildung des Werkes nur die letzten vier Zeilen, also nur den zweiten Textteil,

bei. Die Übersetzung der zweiten und dritten Zeile wurde hier von ihm übernommen, allerdings dem Original entsprechend ohne Anführungszeichen und mit Komma; vgl. ders.: Max Ernst. Leben und Werk, Köln 1966, S. 167.

13 Novalis: Schriften, Bd. I. Das dichterische Werk. Hrsg. von P. Kluckhohn (†) und R. Samuel, Stuttgart 1977, S. 355 (Die Vermählung der Jahreszeiten) u. S. 319 (Die Welt wird Traum); vgl. G. Schulz in: Novalis: Werke. Hrsg. u. komm. v. G. Schulz, München 1969 (= Beck's kommentierte Klassiker), S. 671.

14 Zur Bedeutung des Witzes in Aufklärung und Romantik vgl. Otto F. Best: Der Witz als Erkenntniskraft und Formprinzip. Erträge der Forschung. Bd. 264, Wissenschaftliche Buchgesellschaft, Darmstadt 1989.

15 Friedrich Schlegel: Gespräch über die Poesie, KA II, S. 318. Athenäums-Fragment 389, KA II, S. 238; Athenäums-Fragment 220, KA II, S. 200 [KA = Kritische Friedrich-Schlegel-Ausgabe. Hrsg. v. E. Behler unter Mitwirkung von J.-J. Anstett u. H. Eichner. Bd. II, München / Paderborn / Wien 1967: Lyceums-Fragmente S. 147–163, Athenäums-Fragmente S. 165–255, Ideen S. 256–272, Gespräch über die Poesie S. 284–362. Bd. V. München / Paderborn / Wien 1962: Lucinde S. 1–88].

16 Jean Paul: Sämtliche Werke [= SW]. Hrsg. v. Norbert Miller. Bd. I / 5, München [5]1987. Vorschule, SW I / 5, S. 47.

17 Georg Wilhelm Friedrich Hegel: Ästhetik, Berlin 1955, S. 303. Nach einer freundlichen Bestätigung von Kurt Wölfel vom 9. 7. 1992 gibt Hegel hier kein direktes Jean-Paul-Zitat. Kurt Wölfel verwies noch auf eine ähnliche – allerdings nicht negativ gemeinte – Äußerung Goethes zu Jean Paul in: Vergleichung – West-östlicher Divan. Werner Spies verwendet dieses Hegel-Zitat im Zusammenhang mit Max Ernsts Collage-Verfahren; vgl. Werner Spies: Max Ernst – Collagen. Inventar und Widerspruch, Köln 1974, S. 86.

18 Lucinde. Alle Stellen: KA V, S. 19. Es folgt: Athenäums-Fragment 366: KA II, S. 323; Ideen: KA II, S. 263.

19 Friedrich Schlegel: Gespräch über die Poesie, KA II, S. 319; Athenäums-Fragment 125, KA II, S. 185; Athenäums-Fragment 220, KA II, S. 200.

20 Zitiert aus Friedrich Schlegels Kölner Vorlesungen von 1804 bis 1806, nach Otto F. Best: Der Witz als Erkenntniskraft und Formprinzip, a. a. O., S. 76.

21 Jean Paul: SW I / 5, S. 171.

22 Max Ernst: Was ist Surrealismus? Ausst.-Kat. Zürich 1934; wieder abgedruckt in: Max Ernst. Retrospektive 1979, Ausst.-Kat. München 1979, S. 157.

23 Paul Eluard: Donner à voir, Paris 1939, S. 97 f.; Übertragung von Loni Pretzell in: Max Ernst. Gemälde und Graphik 1920–1950, Ausst.-Kat. Brühl 1951, S. 69.

24 Alle Zitate dieses Abschnitts aus: Max Ernst: Biographische Notizen (Wahrheitgewebe und Lügengewebe), in: Max Ernst. Retrospektive 1979, Ausst.-Kat. München 1979, S. 134, 149; weiterhin Übersetzungen aus: Au-delà de la peinture (1936), in: Cahiers d'Art. Max Ernst-Oeuvres de 1919 à 1936, Paris 1937, S. 16, 33, 35; wieder abgedruckt in: Max Ernst. Écritures, Paris 1979, S. 242, 258 f.; Max Ernst parle avec Robert Lebel, bei: Eduard Trier: Zum »Spätwerk« von Max Ernst, in: Jahresring 71 / 72, Stuttgart 1971, S. 171.

25 Übersetzt aus Max Ernst: Au-delà de la peinture, a. a. O., [S. 38, 40], S. 262.

26 Jutta Hecker: Das Symbol der Blauen Blume im Zusammenhang mit der Blumensymbolik der Romantik, Jena 1931, S. 10, 25.

27 Die Spies-Metken-Nummern sind im Abbildungsverzeichnis vermerkt.

28 paramythen. mit 9 collagen. von max ernst ins deutsche übertragen, Verlag Galerie »Der Spiegel«, Köln 1955; siehe auch Spiegelschrift 2: paramythen paramyths paramythes. von Max Ernst, mit 11 Collagen, Verlag Galerie »Der Spiegel«, Köln 1970, und Editions Gallimard, Paris, o. S.

29 Spiegelschrift 2: paramythen…, a. a. O.

30 »Once upon a time there was a mouse in Milo« (Sp / M 2675) / »das märchen von der maus zu milo«, in: Spiegelschrift 2: paramythen ..., a. a. O.

31 Werner Spies: Max Ernst – Collagen. Inventar und Widerspruch, Köln 1979 (= Neudruck anläßlich der Ausstellung: Max Ernst – die Welt der Collage, Tübingen 1988), vgl. D 739.

32 Eugen Jahnke und / and Fritz Emde: Funktionentafeln mit Formeln und Kurven / Tables of Functions with Formulae and Curves, Leipzig / Berlin [3]1938, S. 133; Leipzig [4]1948, S. 132 (Seitengestaltung gleichgeblieben). Den Hinweis auf diese Quelle verdanke ich Herrn Prof. Dr. Gerhard Knop, Physikalisches Institut Bonn.

33 J. Bell Pettigrew: Design in nature, Bd. III, London 1908, S. 1090.

34 Max Ernst: das märchen von der maus zu milo. Text zur Collage, in: Spiegelschrift 2: paramythen..., a. a. O.

35 Vgl. Karl Kerényi: Die Mythologie der Griechen. Bd. I: Die Götter- und Menschheitsgeschichten, München 1966, S. 57; vgl. auch W. H. Roscher (Hrsg.): Ausführliches Lexikon der Griechischen und Römischen Mythologie. Bd. I,1. Leipzig 1884–86, Stichwort »Aphrodite«, Spalte 402.

36 Werner Spies: Max Ernst. Collagen, a. a. O., S. 207; deutschsprachiger Titel in: Spiegelschrift 2: paramythen ..., a. a. O.

37 Vgl. Charlotte Stokes: Collage as jokework: Freud's theories of wit as the foundation for the collages of Max Ernst, in: Leonardo, Vol. 15, N° 3, London / Oxford 1982, S. 201 – erläutert am Beispiel »Oedipus Rex«.

38 Den Hinweis erhielt ich von meiner Kollegin Therese Löhr, Biologin.

39 Werner Spies: Max Ernst. Collagen, a. a. O., D 742.

40 Max Ernst: Was ist Surrealismus? Ausst.-Kat. Zürich 1934; wieder abgedruckt in: Max Ernst. Retrospektive 1979, a. a. O., S. 157.

41 Edouard Roditi: Dialoge über Kunst, a. a. O., S. 93.

42 Lewis Carrolls Wunderhorn. Auswahl der Texte von Max Ernst und Werner Spies. Original-Lithographien von Max Ernst, manus presse, Stuttgart 1970, S. 15.

43 Jakob Sutor's Künstliches Fechtbuch zum Nutzen der Soldaten, Studenten und Turner. Neu hrg. wort- u. bildgetreu nach dem Originale durch J. Scheible, Stuttgart 1849; vgl. Abb. des Titelblatts in: Werner Spies: Max Ernst. Collagen, a. a. O., D 748.

44 Vgl. Jean Paul: Vorschule der Ästhetik, in: SW I / 5, S. 171 f.

45 SP / M 477, »rencontre de deux sourires«, Collage 1922. Illustrationsvorlage zu Paul Eluard und Max Ernst: Les malheurs des immortels, Paris 1922, S. 14; vgl. die deutsche Buchausgabe: Die Unglücksfälle der Unsterblichen. Von Max Ernst und Paul Eluard mit 21 Collagen von Max Ernst, Verlag Galerie »Der Spiegel«, Köln 1971 (= Spiegelschrift 7), o. S.

46 Die Einteilung der Collagen geht auf W. Spies zurück. Ders.: Max Ernst. Collagen, a. a. O., S. 105. Ebenda auch Abb. des »Ausgangsbildes« aus: La Nature: D 567.

47 Wolfdietrich Rasch: Die Erzählweise Jean Pauls. Metaphernspiele und dissonante Strukturen, München 1961, S. 51; vgl. Jean Paul: Siebenkäs, SW I / 2, S. 48 f.

48 Vorschule, SW I / 5, S. 201; vgl. Wolfdietrich Rasch: Die Erzählweise Jean Pauls, a. a. O., S. 31; Burkhardt Lindner: Satire und Allegorie in Jean Pauls Werk. Zur Konstitution des Allegorischen, JPJb [= Jean Paul Jahrbuch] 5 / 1970, S. 57.

49 Eduard Berend: Wie Jean Paul zu seinen Gleichnissen kam, in: Neue Schweizer Rundschau, Mai 1952, Heft Nr. 1, S. 28 f.

50 Ebenda, S. 29.

51 Walther Rehm: Jean Pauls vergnügtes Notenleben oder Notenmacher und Notenleser, in: Jahrbuch der Deutschen Schillergesellschaft, 3. Jg., Stuttgart 1959, S. 274.

52 Eduard Berend: Wie Jean Paul zu seinen Gleichnissen kam, a. a. O., S. 33.

53 Zu beiden Ausschnitten hat W. Spies die ganze Buchseite abgebildet; vgl. ders.: Max Ernst. Collagen, a. a. O., D 587 (mit Hinweis auf Sp / M 572) und D 669.

54 Friedrich Schlegel: Lucinde, KA V, S. 9.

55 Hans Eichner: Einleitung zur Lucinde, KA V, S. XXXVI–XXXVIII mit Anm. 79.

56 Hans Eichner: Einleitung zur Lucinde, KA V, S. XXVI, XXIX, XXXIX, XL.

57 Lucinde, KA V, S. 11, S. 67, S. 13.

58 Ebenda, S. 7 und S. 16.

59 Zitate aus: Lucinde, KA V, S. 18–20, S. 13; vgl. auch Einleitung, S. XXXVIII–XL.

60 Karl Konrad Polheim: Friedrich Schlegels »Lucinde«, in: Zeitschrift für Deutsche Philologie, 88. Bd., 1969 (= Sonderheft: Friedrich Schlegel und die Romantik), S. 85.

61 Diese Bezeichnung geht auf Max Ernst zurück. In: Some Data On The Youth Of M. E. As told by himself (View, Max Ernst Number, 2nd Series, N° 1, New York, April 1942, S. 28) spricht er von »Max Ernst's Forests and Jungles (1925–1942)«, die in der Übersetzung von Loni Pretzell im Brühler Katalog zu »Wald- und Dschungel-Bildern« werden, in: Einiges aus Max Ernsts Jugend von ihm selbst erzählt, in: Max Ernst. Gemälde und Graphik, Ausst.-Kat. Brühl 1951, S. 92. Die wuchernde, giftig-schillernde Vegetation setzt 1935 mit der Serie der »Flugzeugfallen«-Bilder, der »Jardins gobe-avions«, ein; vgl. Ursula Lindau: »Progressive Universalpoesie«, a. a. O., S. 146–148: »Jardins gobe-avions« – das Verstummen von Witz und Widerstand.

62 John Russell: Max Ernst. Leben und Werk, Köln 1966, S. 110.; vgl. auch ders.: Le rire de Max Ernst, in: XXe siècle, 19. Jg., Nr. 8, Jan. 1957, S. 19. Die Bestimmung der Pflanzen verdanke ich meiner Kollegin Barbara Stephan, Biologin.

63 Josef Theisen: Geschichte der französischen Literatur, Stuttgart / Berlin / Köln / Mainz 1982, S. 267.

64 Roger Caillois: La Mante Religieuse, in: Minotaure N° 5, Paris 1934, S. 23–26; siehe auch: William S. Pressly: The Praying Mantis in Surrealist Art, in: The Art Bulletin. Bd. LV, Nr. 4, Dez. 1973, S. 600–615.

65 Jean-Henri Fabre: Das offenbare Geheimnis, Zürich / München [2]1987, S. 237.

66 Vgl. William L. Pressly: The Praying Mantis in Surrealist Art, a. a. O., S. 613.

67 Günter Metken: Blumen des Bösen. Max Ernsts flugzeugfressende Gärten, in: Weltkunst, XLI. Jg., Heft 23, 1. 12. 1971, S. 1603.

68 Max Ernst: Identité instantané – Au-delà de la peinture, a. a. O., S. 46, in: ders.: Écritures, a. a. O., S. 268.

69 Christa Lichtenstern weist im Gegensatz zu Günter Metken auf die Mythentradition der Beziehung zwischen der Nymphe Echo und Pan (im Unterschied zu Narziß) hin. Günter Metken in: Max Ernst. Retrospektive 1979, a. a. O., Nr. 247; Christa Lichtenstern: Metamorphose. Vom Mythos zum Prozeßdenken. Ovid-Rezeption. Surrealistische Ästhetik. Verwandlungsthematik der Nachkriegskunst, Weinheim 1992, S. 272. Anm. 53 gibt als Quelle W. H. Roscher (Hrsg.): Ausführliches Lexikon der Griechischen und Römischen Mythologie, Bd. III, 1. Leipzig 1897–1902, Stichwort »Pan«, Spalte 1395.

70 Ausführliches Lexikon der Griechischen und Römischen Mythologie, Bd. I, 1, a. a. O., Stichwort »Echo«, Spalte 1214; vgl. William L. Pressly: The Praying Mantis in Surrealist Art, a. a. O., S. 614.

71 Günter Metken: Blumen des Bösen, a. a. O., S. 1603; John Russell: Max Ernst, a. a. O., S. 110.

72 Max Ernst: Biographische Notizen, in: Max Ernst. Retrospektive 1979, a. a. O., S. 124 f.

73 Max Ernst: Au-delà de la peinture, a. a. O., S. 25; ders.: Écritures, a. a. O., S. 248; übersetzt von Christa Lichtenstern, in: dies.: Metamorphose, a. a. O., S. 265; vgl. auch S. 268 f.

74 Max Ernst: Some Data On The Youth Of M. E. As told by himself, in: View, Max Ernst Number, New York 1942, a. a. O., S. 28, 30; in deutscher Übertragung

durch Loni Pretzell: Max Ernst. Gemälde und Graphik 1920–1950, Ausst.-Kat. Brühl 1951, S. 90, 93.

75 Carl Enders: Friedrich Schlegel. Die Quellen seines Wesens und Werdens, Leipzig 1913, vgl. S. 229 ff., 369; Rudolf Haym: Die romantische Schule. Ein Beitrag zur Geschichte des deutschen Geistes, Berlin 1870, Darmstadt 1977 (= Photomechanischer Nachdruck der Wissenschaftlichen Buchgesellschaft), S. 692 ff.

76 C. Enders: Friedrich Schlegel, a. a. O., vgl. S. 366 f., 371. Die »künstlich geordnete Verwirrung« wird als »künstliche Verwirrung« zitiert: Friedrich Schlegels Fragmente. Ausgew. und hrsg. v. C. Enders, Leipzig o. J. Vorw.: Bonn, Juni 1914, vgl. S. 7 ff.

77 Hans Eichner: Einleitung zu Friedrich Schlegels »Gespräch über die Poesie«, in: Friedrich Schlegel: Über Goethes Meister. Gespräch über die Poesie. Mit einer Einleitung hrsg. von Hans Eichner, Paderborn / München / Wien / Zürich 1985, S. 75.

78 Friedrich Schlegel: Gespräch über die Poesie, a. a. O., S. 146 f.; Zitat auch bei Carl Enders: Friedrich Schlegel, a. a. O., vgl. S. 229.

79 Manfred Frank: Der kommende Gott. Vorlesungen über die Neue Mythologie, Frankfurt a. M. 1982, S. 206; Friedrich Schlegel: Gespräch über die Poesie, a. a. O., S. 146.

80 Friedrich Schlegel: Gespräch über die Poesie, a. a. O., S. 152; Zitat bei Carl Enders: Friedrich Schlegel, a. a. O., vgl. S. 230.

81 Friedrich Schlegel: Gespräch über die Poesie, a. a. O., S. 152.

82 Ebenda, S. 152 f.; zum Zitat bei Carl Enders: Friedrich Schlegel, a. a. O., vgl. S. 371, hier mit bes. Hervorhebung der Bedeutung Shakespeares für Friedrich Schlegel.

83 Friedrich Schlegel: Gespräch über die Poesie, a. a. O., S. 153; vgl. hierzu auch Carl Enders: Friedrich Schlegel, a. a. O., S. 230; vgl. Manfred Frank: Vorlesungen über die Neue Mythologie, a. a. O., S. 208 f.

84 Vgl. Karl Konrad Polheim: Die Arabeske. Ansichten und Ideen aus Friedrich Schlegels Poetik, München / Paderborn / Wien 1966, S. 135. Zur Einschränkung bei Hans Eichner siehe: ders.: Einleitung zum »Gespräch über die Poesie«, a. a. O., S. 63.

85 Eduard Trier: Max Ernst, Recklinghausen 1959 (= Monographien zur rheinisch-westfälischen Kunst der Gegenwart, Bd. 11), S. 16; wieder abgedruckt in: ders.: Schriften zu Max Ernst, Köln 1993, S. 164; André Breton: Manifestes du Surréalisme, Paris 1972, S. 146; Übersetzung: ders.: Die Manifeste des Surrealismus, Reinbek bei Hamburg 1986 (= rowohlts enzyklopädie), S. 65.

86 Übertragung aus: Max Ernst: Où va la peinture? (Réponse à une enquête de Commune, 1935), in: ders.: Écritures, a. a. O., S. 401.

87 Brockhaus Enzyklopädie in zwanzig Bänden, Wiesbaden 1966–76: Stichwort »Mythos«.

88 So zitiert in: Heinz Demisch: Vision und Mythos in der modernen Kunst, Stuttgart 1959, S. 96. Hier noch Angabe zum Begriff »Individualmythologie«: »von Karl Kerényi geprägt und erstmalig in seiner Schrift ›Über Ursprung und Gründung in der Mythologie, eine Einführung in das Wesen der Mythologie‹, Amsterdam 1942, S. 26 verwendet«.

89 Übertragen aus: Max Ernst: Où va la peinture?, a. a. O., S. 401 f.

90 André Breton: The Legendary Life of Max Ernst. Preceded by a brief discussion on the need for a New Myth. (Translated from the French by Lionel Abel), in: View, Max Ernst Number, New York 1942, a. a. O.; Reprint in: View, Series II, Nos. 1–4, April 1942 – January 1943, New York 1969, S. 5. Zu den französischen Wurzeln für eine von André Breton geforderte »mythologie moderne« vgl. Christa Lichtenstern: Metamorphose, a. a. O., S. 132 ff.

91 André Breton: D'une Décalcomanie sans objet préconçu (Décalcomanie du Désir), in: Minotaure, Troisième année, N° 8. Paris 1936, S. 18.

92 Eduard Trier: Max Ernst, ein rheinischer Künstler, in: Die Kunst und das schöne

Heim, 53. Jg., Heft 9, (München) September 1955, S. 323; wieder abgedruckt in: ders.: Schriften zu Max Ernst, Köln 1993, S. 150.

93 Hans-Joachim Mähl: Die Idee des goldenen Zeitalters im Werk des Novalis. Studien zur Wesensbestimmung der frühromantischen Utopie und zu ihren ideengeschichtlichen Voraussetzungen, Heidelberg 1965, S. 419.

94 Vgl. Werner Spies zu Katalognr. 297, »Coloradeau de Méduse«, in: Max Ernst. Retrospektive 1979, a. a. O., S. 331. Im Unterschied zum Œuvre-Katalog von Spies und Metken gibt John Russell die Titel in drei Sprachen an; vgl. ders.: Max Ernst, a. a. O., S. 134.

95 Vgl. Edward Quinn: Max Ernst, Barcelona 1984, S. 87–96.

96 Rimbaud: Prose Poems from the Illuminations in a new translation by Louise Varèse. New York 1946, hierin: By way of a preface (Les lettres du Voyant), S. xxi-xxxi, besonders S. xxvi-xxviii; Original: Arthur Rimbaud: Œuvres complètes, Paris 1951, S. 254 f.

97 Franz Roh: Max Ernst und der Surrealismus – sind sie noch aktuell? in: Das Kunstwerk, Heft 4, Baden-Baden 1956, S. 5.

98 Vgl. Eduard Trier: Max Ernsts »Vater Rhein« und seine Quellen, in: Siegfried Gohr / Johannes Gachnang (Hrsg.): Bilderstreit. Widerspruch, Einheit und Fragment in der Kunst seit 1960, Köln 1989, S. 485, 488; Aufsatz wieder abgedruckt in: ders.: Schriften zu Max Ernst, a. a. O., S. 90–103.

99 Carola Giedion-Welcker: Schriften 1926–1971, Köln 1973, S. 291.

100 Vgl. Eduard Trier: Max Ernsts »Vater Rhein« und seine Quellen, a. a. O., S. 487, hier der Hinweis auf den Einband eines Lesebuchs: Bilder aus der Geschichte der Stadt Köln (Köln, ca. 1900), das Max Ernst als Schuljunge gekannt haben könnte.

101 Vgl. Detlev Lüders in seinem Kommentar in: Friedrich Hölderlin: Sämtliche Gedichte. Studienausgabe in zwei Bänden. Bd. II, Bad Homburg 1970, S. 291.

102 Eduard Trier: Max Ernst huldigt dem Vater Rhein. Der Maler und seine neuen Bilder in Köln, in: Die Zeit, Nr. 48, 26. 11. 1953, S. 5; Originaltext aus: Some Data On The Youth Of M. E. as told by himself, in: Max Ernst: Beyond Painting, New York 1948, S. 27; Erstveröffentlichung in: View, Max Ernst Number, New York, 1942, a. a. O., S. 28; Übertragung ins Deutsche von Loni Pretzell, in: Max Ernst. Gemälde und Graphik 1920–1950, a. a. O., S. 90.

103 Patrick Waldberg: La jeunesse de Max Ernst, a. a. O., S. 296.

104 Some Data on the Youth of M. E. as told by himself, in: ders.: Beyond Painting, a. a. O., S. 29; Erstveröffentlichung in: View, Max Ernst Number, New York 1942, a. a. O., S. 30. Hier in der Übertragung von Loni Pretzell, in: Max Ernst. Gemälde und Graphik 1920–1950, a. a. O., S. 93.

105 Novalis: Schriften, Bd. I, S. 99.

106 Jürgen Becker: Mythos einer Flußlandschaft, in: Zeit-Magazin, Nr. 10, 4. 3. 1988, S. 11.

107 Werner Spies: »Aggressivität und Erhebung«, in: Max Ernst. Retrospektive 1979, a. a. O., S. 9.

108 Max Ernst: Was ist Surrealismus? in: Max Ernst. Retrospektive 1979, a. a. O., S. 157.

109 Werner Spies: »Meine Unruhe, meine Glauben«, in: Max Ernst. Retrospektive zum 100. Geburtstag, Ausst.-Kat., München 1991, S. 31.

110 Werner Spies: »Aggressivität und Erhebung«, a. a. O., S. 10.

111 Paul Eluard: Donner à voir, Paris 1939, hierin der Aufsatz Eluards über Max Ernst unter dem Titel: Au-delà de la peinture, S. 97; Übersetzung von Loni Pretzell in: Max Ernst. Gemälde und Graphik 1920–1950, a. a. O., S. 69. Max Ernst bewahrte diese Ausgabe von »Donner à voir« mit einer persönlichen Widmung des Autors an ihn und Leonora [Carrington], nachdem das Buch ihn durch ein halbes Leben mit vielen Ortswechseln begleitet hatte, bis zuletzt in seiner Bibliothek.

112 Werner Spies: »Meine Unruhe, meine Glauben«, a. a. O., S. 50.

113 Novalis: Schriften, Bd. I, S. 344 f.; Hermann Kurzke: Novalis, München 1988 (= Beck'sche Reihe: Autorenbücher), S. 10.
114 Sämtliche Werke des Freiherrn Joseph von Eichendorff. Hist.-krit. Ausgabe v. W. Kosch u. A. Sauer, fortgef. u. hrsg. v. H. Kunisch u. H. Koopmann, Bd. I/1, Stuttgart 1953, S. 121.
115 Werner Spies: »Meine Unruhe, meine Glauben«, a. a. O., S. 17.
116 Vgl. Max Ernst: Souvenirs rhénans, in: L'Œil, N° 16, Avril 1956, S. 10; aufgenommen auch in: ders.: Écritures, a. a. O., S. 21.
117 Für die Mitteilung der Lebensdaten bedanke ich mich bei Herrn Dr. Paul Schmidt, Archiv der Rheinischen Friedrich-Wilhelms-Universität Bonn. Eduard Trier recherchierte als erster die Anregungen der Bonner Studienzeit. S. ders.: Was Max Ernst studiert hat, in: Max Ernst. Retrospektive 1979, a. a. O., S. 31–42; erweitert in: Max Ernst. Illustrierte Bücher und druckgraphische Werke. Die Slg. Hans Bolliger – eine Neuerwerbung, Ausst.-Kat. Bonn 1989, S. 26–33; Neuabdr. in: ders.: Schriften zu Max Ernst, a. a. O., S. 15–29.
118 Vgl. Emil Hammacher: Hauptfragen der modernen Kultur, Leipzig / Berlin 1914, S. 32 und Vorwort, S. III.
119 Karl Otten: 1914 – Sommer ohne Herbst, in: Expressionismus. Aufzeichnungen und Erinnerungen der Zeitgenossen, hrsg. u. mit Anmerkungen versehen von Paul Raabe, Olten und Freiburg i. Br. 1965, S. 155; zitiert auch bei Lothar Fischer: Max Ernst in Selbstzeugnissen und Bilddokumenten, Hamburg 1979, S. 28.
120 Emil Hammacher: Hauptfragen der modernen Kultur, a. a. O., S. 280 f.
121 John Russell: Max Ernst, a. a. O., S. 20.
122 Johannes Maria Verweyen: Philosophie des Möglichen. Grundzüge einer Erkenntniskritik, Leipzig 1933, S. VI, S. 201 f.
123 Vgl. Max Ernst: Écritures, a. a. O., S. 18.
124 Max Ernst: Souvenirs rhénans, a. a. O., S. 10 (Übertragung).
125 Die Worterklärung verdanke ich meinem Kollegen Winfried Schmadel, Altphilologe.
126 Vorschule, SW I / 5, S. 201 f.; vgl. Wolfdietrich Rasch: Die Erzählweise Jean Pauls, a. a. O., S. 31.
127 Wolfdietrich Rasch: Die Poetik Jean Pauls, in: Hans Steffen (Hrsg.): Die deutsche Romantik. Poetik, Formen und Motive, Göttingen [3]1978, S. 104; vgl. auch Kurt Wölfel: Jean-Paul-Studien, Frankfurt a. M. 1989, S. 267.
128 Vorschule, SW I / 5, S. 139.
129 Werner Spies: »Meine Unruhen, meine Glauben«, a. a. O., S. 9.
130 Christa Lichtenstern: Metamorphose, a. a. O., S. 136; vgl. auch Anm. 45, S. 147.
131 Georges Charbonnier: Entretien avec Max Ernst, in: ders.: Le monologue du peintre. Paris 1959, S. 36 f. (Übersetzung); André Breton: Zweites Manifest des Surrealismus (1930), in: ders.: Manifeste des Surrealismus, a. a. O., S. 55.

II. Kapitel

132 Gabriele Uelsberg: Die blaue Blume in Rot von Marioni. Zur Romantik der ungegenständlichen Malerei, in: Romantik in der Kunst der Gegenwart. Sammlung Murken, Ausst.-Kat. Köln 1993, S. 124, das Zitat auch S. 122; Eichendorff: Sämtliche Werke, a. a. O., S. 327.
133 Instead, New York, June 1948. Hierin zitiert aus: Sidney Hook: Literature of disenchantment, in: The New York Times Magazine – Book Review, p. 1, May 16, 1948.
134 Jean Wahl: Novalis and the principle of contradiction, in: Instead, New York, June 1948; Novalis: Schriften, Bd. III. Das philosophische Werk II: Fragmente und Studien 1799–1800, Nr. 101, S. 570.

135 Jurij Striedter: Die Fragmente des Novalis als »Präfigurationen« seiner Dichtung, München 1985, S. 84 und S. 119.

136 Novalis: Schriften, Bd. I, S. 195, 257 f., 347, 414.

137 Titel des Aufsatzes von Hugo Kuhn: Poetische Synthesis oder ein kritischer Versuch über romantische Philosophie und Poesie aus Novalis' Fragmenten (1950/51). Wieder abgedruckt in: Gerhard Schulz (Hrsg.): Novalis. Beiträge zu Werk und Persönlichkeit Friedrich von Hardenbergs, Darmstadt 1986, S. 203 ff.

138 Hémisphères, Vol. II, N° 5, Printemps 1945, Numéro Spécial: Magie et Poésie, Editions de la Maison Française, New York 1945, S. 60–68.

139 Vgl. hierzu deren Veröffentlichungen: Claude Lévi-Strauss: Der Weg der Masken, Frankfurt a. M. 1977; Kurt Seligmann: The history of magic in the western world, New York 1948; deutsch: ders.: Das Weltreich der Magie. 5000 Jahre geheime Kunst, Stuttgart 1958; vgl. auch Sigrid Metken: »Zehntausend Rothäute...« Max Ernst bei den Indianern Nordamerikas, in: Max Ernst. Retrospektive zum 100. Geburtstag, a. a. O., S. 357–362; vgl. noch: Christa Lichtenstern: Metamorphose, a. a. O., S. 244.

140 Diese Mitteilung verdanke ich Frau Henrike Pretzell. Vgl. zu den biographischen Bezügen auch: Christa Lichtenstern: Metamorphose, a. a. O., S. 278; vgl. vor allem: Astrit Schmidt-Burkhardt: Max Ernst: Die Phasen der Nacht oder: Das kleine Einmaleins der Liebe, Hofheim 1993, insbes. S. 55 ff.

141 Novalis: Schriften, Bd. II, S. 413 und S. 270.

142 Ebenda, S. 270; vgl. das Kapitel: Das »Postulieren«: ein »Setzen und Festhalten« des »Unbedingten« bei Jurij Striedter, a. a. O., S. 81 ff.

143 Novalis: Schriften, Bd. III, S. 404, Nr. 710 und S. 388, Nr. 650.

144 Manfred Frank: Die Philosophie des sogenannten »magischen Idealismus«, in: Euphorion 63, Heidelberg 1969, S. 88.

145 Novalis: Schriften, Bd. II, S. 546, Nr. 109; Heinrich Eduard Jacob: Novalis: Magician and Seeker, in: Hémisphères, a. a. O., S. 63; Novalis: Schriften, Bd. II, S. 547, Nr. 111.

146 Manfred Frank: Die Philosophie des sogenannten »magischen Idealismus«, a. a. O., S. 106 und S. 115. Letztes Zitat: S. 107.

147 Novalis: Schriften, Bd. III, S. 421, Das Allgemeine Brouillon Nr. 782; Novalis: Schriften. Bd. I, S. 421, Blüthenstaub-Fragment Nr. 21.

148 Novalis: Schriften, Bd. II, S. 545, Nr. 105 (alte Schreibweise und Zeichensetzung beibehalten).

149 Novalis: Schriften, Bd. III, S. 559.

150 Alle deutschen Titel nach Werner Spies: Max Ernst. Frottagen, Stuttgart 1986.

151 Ebenda, S. 21. Vgl. auch S. 9.

152 Albrecht Fabri: Text zu einem Fernsehfilm über eine Max-Ernst-Ausstellung, in: Max Ernst. Zweiundzwanzig Mikroben, Galerie »Der Spiegel«, Köln 1965 (= Offerte 2), o. S.

153 Christa Lichtenstern spricht in anderem Zusammenhang von »verrätselten Blatt- und Baum-›Monumenten‹«, in: dies.: Metamorphose, a. a. O., S. 163.

154 Winfried Konnertz: Max Ernst. Zeichnungen, Aquarelle, Übermalungen, Frottagen, Köln 1980, S. 99.

155 Werner Spies: Max Ernst. Frottagen, a. a. O., S. 23, Anm. 27.

156 Max Ernst: Biographische Notizen (Wahrheitgewebe und Lügengewebe), a. a. O., S. 149.

157 Dorothea Tanning: Birthday. Lebenserinnerungen, Köln 1990 (= deutsche Ausgabe), S. 175.

158 Wieland Schmied: »Lernen, sich seiner Blindheit zu entledigen«. Über Max Ernst und Giorgio de Chirico, in: Max Ernst. »Das innere Gesicht«. Die Sammlung de Menil. Ausst.-Kat. Frankfurter Kunstverein 17. 9. – 8. 11. 1970, S. 26.

159 Christa Lichtenstern: Metamorphose, a. a. O., S. 156.
160 Die Gruppe der Waldbilder hat Helmut R. Leppien besprochen in seiner grundlegenden Werkmonographie: Max Ernst. Der große Wald, Stuttgart 1967, vgl. auch S. 6.
161 Werner Spies: Gesetze des Zufalls, in: Max Ernst. Gemälde, Plastiken, Collagen, Frottagen, Bücher, Ausst.-Kat. Württembergischer Kunstverein Stuttgart. 24. 1. – 15. 3. 1970, S. 9.
162 Felix Andreas Baumann: Max Ernst. Die ganze Stadt, in: Zürcher Kunstgesellschaft, Jahresbericht 1968, S. 109.
163 Novalis: Schriften, Bd. III, S. 564, Nr. 65 und Bd. I, S. 89.
164 Christel Gallant: Der Raum in Novalis' dichterischem Werk, Bern / Frankfurt a. M. / Las Vegas 1978 (= Europäische Hochschulschriften. Reihe I: Deutsche Literatur und Germanistik. Bd. 233), S. 86, 89.
165 Novalis: Schriften, Bd. I, S. 135, 137.
166 La Nature. Revue des Sciences et de leurs applications aux arts et à l'industrie. Vingt-neuvième année 1901. Deuxième semestre, Paris 1901, Fig. 5, S. 233 und Fig. 3, S. 248; zur Beschreibung vgl. Charlotte Stokes: The Scientific Methods of Max Ernst: His Use of Scientific Subjects from La Nature, in: The Art Bulletin, Volume LXII, N° 1, March 1980, S. 462 ff.
167 Vgl. Abb. in: Ludger Derenthal / Jürgen Pech: Max Ernst. Paris 1992, S. 249.
168 Günter Metken zu Katalognr. 313, Le jardin de la France, in: Max Ernst. Retrospektive 1979, a. a. O., S. 339.
169 Vgl. Lucy R. Lippard: The World of Dadamax Ernst., in: Art News, LXXIV, April 1975, S. 29; vgl. weiter Charlotte Stokes: The Scientific Methods of Max Ernst: His Use of Scientific Subjects from La Nature, a. a. O., S. 463.
170 John Russell: Max Ernst, a. a. O., S. 106.
171 Werner Spies: »Meine Unruhe, meine Glauben«, a. a. O., S. 38.
172 Novalis: Schriften, Bd. I, S. 196 f.
173 Herbert Uerlings: Friedrich von Hardenberg, genannt Novalis. Werk und Forschung, Stuttgart 1991, S. 333.
174 Novalis: Schriften, Bd. I, S. 104.
175 Herbert Uerlings: Friedrich von Hardenberg, a. a. O., S. 413.
176 Max Ernst: Autobiographie, in: Max Ernst. Retrospektive 1979, a. a. O., S. 134.
177 Vgl. Patrick Waldberg: Max Ernst, Paris 1958, S. 289.
178 John Russell: Max Ernst, a. a. O., S. 106.
179 Novalis: Schriften, Bd. I, S. 197.
180 Herbert Uerlings: Friedrich von Hardenberg, a. a. O., S. 471; Hans-Joachim Mähl: Die Idee des goldenen Zeitalters, a. a. O., S. 409.
181 Novalis: Schriften, Bd. II, S. 417; Bd. III, S. 252, Nr. 69.
182 Sigrid Hinz (Hrsg.): Caspar David Friedrich in Briefen und Bekenntnissen, München 1968, S. 84.
183 Max Ernst: Was ist Surrealismus?, a. a. O., S. 157.
184 Novalis: Schriften, Bd. I, S. 197 f.; vgl. Hans-Joachim Mähl: Die Idee des goldenen Zeitalters, a. a. O., S. 410.
185 Friedrich Schlegel: Lucinde, KA V, S. 78.
186 Jean Paul: Flegeljahre, SW I / 2, S. 838 f.
187 Vgl. Ursula Lindau: »Progressive Universalpoesie«, a. a. O., S. 146–148.
188 Christa Lichtenstern: Metamorphose, a. a. O., S. 138, S. 137 und S. 136. Paul Eluard hat hiernach den ägyptischen Vogelnamen Benu für Kiebitz oder Phönix durch die vertrautere griechische Bezeichnung ersetzt.
189 Novalis: Werke. Hrsg. und kommentiert von Gerhard Schulz, München 1969, S. 697.
190 Ute Blaich: Philipp Otto Runge: Die Hülsenbeckschen Kinder, Reinbek bei Hamburg 1995 (= rororo rotfuchs 781), S. 90.

191 Vgl. Jürgen Pech in: Ludger Derenthal / Jürgen Pech: Max Ernst, a. a. O., S. 196 f.; deutscher Text S. 166; vgl. auch die Fotografie in: Max Ernst. Fotografische Porträts und Dokumente. Ausst.-Kat. Brühl 1991, S. 138, Fotografie oben.
192 Uwe M. Schneede: Max Ernst, Stuttgart 1972, S. 176.
193 Vgl. Jürgen Pech in: Ludger Derenthal / Jürgen Pech: Max Ernst, a. a. O., S. 206; deutscher Text S. 173.
194 Urs Patyk: Max Ernst und Paul Delvaux – Bildstruktur und Erzählmodi in den Bildern zwischen 1938 und 1960, Frankfurt a. M. / Bern / New York / Paris 1988, S. 31.
195 Günter Metken zu Katalognr. 261, in: Max Ernst. Retrospektive 1979, a. a. O., S. 314.
196 Mitteilung des Künstlers an Werner Spies. Vgl. Uwe M. Schneede zu Katalognr. 262, Day and Night, in: Max Ernst. Retrospektive 1979, a. a. O., S. 315.
197 Edouard Roditi: Dialoge über Kunst, Frankfurt a. M. ^{2}1991, S. 99 f.
198 Urs Patyks Übersetzung eines Zitats aus Sidney Janis: Abstract & Surrealist Art in America, New York 1944, in: Max Ernst. Retrospektive 1979, a. a. O., S. 315; Übersetzung in: Urs Patyk: Max Ernst und Paul Delvaux, a. a. O., S. 32.
199 Albrecht Fabri: Text zu einem Fernsehfilm über eine Max-Ernst-Ausstellung. 6. / 7. Januar 1963, in: Max Ernst. Zweiundzwanzig Mikroben, a. a. O.
200 Max Ernst parle avec Robert Lebel, Interview in: L'Œil. Revue d'Art, Nos. 176 / 177, Août – Septembre 1969, S. 44.

III. Kapitel

201 Rowohlt Philosophie-Lexikon, hrsg. von Anton Hügli und Poul Lübcke, Reinbek bei Hamburg 1991, S. 298 f.; Brockhaus Enzyklopädie in zwanzig Bänden, a. a. O.: Stichwort »Ironie«.
202 Peter Pütz beantwortete im Anschluß an seinen Vortrag »Zum Begriff der Romantik. Streben nach Unerreichbarkeit« (17. 11. 1993 in der Thomas-Morus-Akademie Bensberg) eine Zuhörerfrage nach der romantischen Ironie mit diesem Beispiel.
203 KA II, S. 160; vgl. Ingrid Strohschneider-Kohrs: Die romantische Ironie in Theorie und Gestaltung, Tübingen 1960, S. 36; KA II, S. 152, 42. Lyceums-Fragment.
204 Ingrid Strohschneider-Kohrs: Die romantische Ironie, a. a. O., S. 32 und S. 428 f.
205 Lyceums-Fragment 28, KA II, S. 149; KA II, S. 151; Cornelia Hotz-Steinmeyer: Friedrich Schlegels LUCINDE als »Neue Mythologie«. Geschichtsphilosophischer Versuch einer Rückgewinnung gesellschaftlicher Totalität durch das Individuum, Frankfurt a. M. / Bern / New York 1985, S. 59.
206 Ingrid Strohschneider-Kohrs: Die romantische Ironie, a. a. O., S. 19. Friedrich Schlegel: Schriften und Fragmente, hrsg. v. Ernst Behler, Stuttgart 1956, S. 159, zitiert nach: Ingrid Strohschneider-Kohrs: Zur Poesie der deutschen Romantik II: Die romantische Ironie, in: Hans Steffen (Hrsg.): Die deutsche Romantik, Göttingen ^{3}1978, S. 96, Anm. 37.
207 Zitiert bei: Karl Konrad Polheim: Die Arabeske, a. a. O., S. 219; Angabe der Schlegel-Stelle: KA XI, S. 88.
208 Ingrid Strohschneider-Kohrs: Die romantische Ironie, a. a. O., S. 49; dies.: Zur Poetik der deutschen Romantik, a. a. O., S. 84; Peter Szondi: Friedrich Schlegel und die romantische Ironie. Mit einer Beilage über Tiecks Komödien, in: ders.: Schriften II, Frankfurt a. M. 1978, S. 17, 29.
209 Ingrid Strohschneider-Kohrs: Die romantische Ironie, a. a. O., S. 45, 427–429.
210 KA II, S. 183; S. 323 f.
211 Eduard Trier: Zum »Spätwerk« von Max Ernst, in: Jahresring 71 / 72, Stuttgart 1972, S. 169–177; wieder abgedruckt in ders.: Schriften zu Max Ernst, a. a. O., S. 177–183, hier S. 178; Original: Max Ernst parle avec Robert Lebel, a. a. O., S. 31.

212 Ralf Schnell: Das Lustspiel als Trauerspiel. Zur ironischen Struktur von Grabbes Komödie »Scherz, Satire, Ironie und tiefere Bedeutung«, in: Werner Broer und Detlev Kopp (Hrsg. im Auftrag der Grabbe-Gesellschaft unter Mitw. v. Michael Vogt): Christian Dietrich Grabbe (1801–1836). Ein Symposion, Tübingen 1987, S. 84.
213 Max Ernst: Die Nacktheit der Frau ist weiser als die Lehre des Philosophen, Verlag Galerie »Der Spiegel«, Köln 1970, o. S.; französische Fassung: La nudité de la femme est plus sage que l'enseignement du philosophe, in: Max Ernst: Écritures, a. a. O., S. 333.
214 Max Ernst: Comment on force l'inspiration. (Extraits du »Traité de la peinture surréaliste«), in: Le Surréalisme au Service de la Révolution, N° 6, (Paris) Mai 1933, S. 43–45; Max Ernst: Inspiration to order, in: This Quarter, Vol. 5. 1932 (Reprint New York 1967), S. 79–85; vgl. Werner Spies: Max Ernst. Loplop. Die Selbstdarstellung des Künstlers, a. a. O., S. 68.
215 Max Morise: Les Beaux-Arts – Les Yeux enchantés, in: La Révolution Surréaliste. N° 1, (Paris) Dezember 1924, S. 26 f.; Pierre Naville: Les Beaux-Arts, in: La Révolution Surréaliste, N° 3., (Paris) April 1925, S. 27; Zitat u. Übers. bei W. Spies: Max Ernst. Loplop. Die Selbstdarstellung des Künstlers, München 1982, S. 26.
216 Vgl. Max Ernst: Comment on force l'inspiration, a. a. O., S. 44 (ders.: Inspiration to order, a. a. O., S. 82); siehe Abb. bei Werner Spies: Max Ernst. Loplop, a. a. O., S. 89.
217 Max Ernst: Comment on force l'inspiration, a. a. O., S. 45 (Inspiration to Order, S. 84).
218 Leonardo da Vinci: Traktat von der Malerei. Nach der Übersetzung von Heinrich Ludwig neu herausgegeben und eingeleitet von Marie Herzfeld, Jena 1925, München 1989 (= Genehmigter Nachdruck der Ausgabe von 1925), § 62 / S. 50, § 79 / S. 60, § 81 / S. 60; Max Ernst: Au-delà de la peinture (1936), in: ders.: Écritures, a. a. O., S. 241 f.; Übersetzung aus: Als die Surrealisten noch recht hatten. Texte und Dokumente. Hrsg. u. eingel. von Günter Metken, Hofheim ²1982, S. 327.
219 Max Ernst: Au-delà de la peinture, a. a. O., S. 241 bzw. S. 327.
220 Max Ernst: Comment on force l'inspiration, a. a. O., S. 45 (ders.: Inspiration to Order, a. a. O., S. 84); Eduard Trier: Über Max Ernst, Norddeutscher Rundfunk, 31. 12. 1962; abgedruckt in ders.: Schriften zu Max Ernst, a. a. O., S. 173.
221 Zitiert nach Werner Spies: »Meine Unruhe, meine Glauben«, a. a. O., S. 9.
222 Thomas W. Gaehtgens: Das »Märchen vom Schöpfertum des Künstlers«. Anmerkungen zu den Selbstbildnissen Max Ernsts und zu Loplop, in: Max-Ernst-Retrospektive 1979, a. a. O., S. 54. Jürgen Pech: Mimesis und Modifikation. Fotografische Porträts und ihre Verwendung im Werk von Max Ernst, in: Max Ernst. Das Rendezvous der Freunde, Ausst.-Kat., Köln 1991, S. 243 f.
223 Jürgen Pech: Mimesis und Modifikation, a. a. O., S. 267.
224 Werner Spies: Max Ernst. Loplop, a. a. O., S. 78; Ingrid Strohschneider-Kohrs: Die romantische Ironie, a. a. O., S. 387, vgl. auch S. 386.
225 Vgl. Werner Spies: Max Ernst. Loplop, a. a. O., S. 88, vgl. auch S. 7, 15.
226 Ebenda, S. 52, vgl. auch S. 46 ff.
227 Max Ernst: Biographische Notizen (Wahrheitgewebe und Lügengewebe), in: Retrospektive 1979, a. a. O., S. 152; vgl. Eduard Trier: Loplop, das persönliche Phantom von Max Ernst, in: ders.: Schriften zu Max Ernst, a. a. O., S. 47, 52; siehe auch: Eduard Trier: Hommage à Loplop. Variations sur un thème de Max Ernst, in: XXe Siècle, Numéro spécial: Hommage à Max Ernst, Paris (Avril) 1971, S. 34–39.
228 Vgl. Werner Spies: Max Ernst. Loplop, a. a. O., S. 9, und Günter Metken: Sich die Kunst vom Leib halten. Loplop, die Staffeleifigur Max Ernsts, in: Pantheon, Jg. XXXVI, Heft II, München April–Juni 1978, S. 144 und S. 149, Anm. 1.
229 Max Ernst: Biographische Notizen, a. a. O., S. 128; vgl. auch Eduard Trier: Loplop, a. a. O., S. 54 f.

230 Peter Dering in: Rheinische Expressionisten aus Bonner Privatbesitz, Ausst.-Kat. Bonn 1995 (= Schriftenreihe »Verein August Macke Haus Bonn«, Nr. 16), S. 48.

231 Jimmy Ernst: Nicht gerade ein Stilleben. Erinnerungen an meinen Vater Max Ernst. Titel der Originalausgabe von 1984: A Not-So-Still Life. Aus dem Amerikanischen von Barbara Bortfeldt, Köln 1985, S. 430 f.

232 Werner Spies: Max Ernst. Loplop, a. a. O., S. 28; zu den Anregungen durch agierende, isolierte Hände im Bildmaterial populärwissenschaftlicher Zeitschriften des 19. Jahrhunderts. vgl. S. 26 f.

233 Friedrich Schlegel: Schriften und Fragmente, hrsg. von Ernst Behler, Stuttgart 1956, S. 161, zitiert nach: Ingrid Strohschneider-Kohrs: Zur Poesie der deutschen Romantik, a. a. O., S. 96 Anm. 39.

234 Jean Paul: Werke, Bd. II, a. a. O., S. 273.

235 Werner Spies: Max Ernst. Loplop, a. a. O., S. 28; vgl. Anm. 38, bezogen auf: André Breton: Introduction au discours sur le peu de réalité (1924), in: Point du Jour, Paris 1970, S. 20.

236 John Russell: Max Ernst, a. a. O., S. 170 f.

237 Nach einem Gespräch mit Jürgen Pech im Sommer 1995 möchte ich seiner Meinung folgend der auf Jarry bezogenen Vater-Sohn-Beziehung den Vorzug vor der – auf die Surrealistengruppe deutenden – Firmenbezeichnung geben, die Günter Metken nahelegt, in: Max Ernst. Retrospektive 1979, a. a. O., Nr. 322, S. 344. Jürgen Pech erinnerte auch an die Mitgliedschaft Max Ernsts bei den »Pataphysikern«.

238 Brockhaus Enzyklopädie in zwanzig Bänden, a. a. O.: Stichwort »Pataphysik«.

239 Hölderlin. Poèmes. Traduction de André du Bouchet. Gravures à l'eau-forte par Max Ernst, Jean Hugues, Paris 1961; ausführliche Besprechung in: Ursula Lindau: »Progressive Universalpoesie«, a. a. O., S. 23–60.

240 Die Widmung des Exemplars 7/90 der Ausgabe »Hölderlin. Poèmes« lautet: »A Hans Bolliger. Zeichen in Geheimschrift. cordialement. Max Ernst«. Das Exemplar befindet sich heute im KunstMuseum Bonn.

241 So auch abgedruckt in: Peter Schamoni: Max Ernst. Maximiliana. Die widerrechtliche Ausübung der Astronomie. L'exercice illégal de l'astronomie. The illegal practice of astronomie, München o. J., S. 5.

242 Max Ernst so in der Widmung der »Maximiliana« (Exemplar Nr. 51/65) an die Stadt Brühl.

243 Heinz Spielmann: Max Ernst und der 65. Planet. Faltblatt zur Ausstellung: Die geheimnisvolle Astronomie des Max Ernst. Die »Maximiliana«, Hamburg 9. 5. – 21. 6. 1996 (= 159. Ausstellung im B. A. T. KunstFoyer – in Zusammenarbeit mit dem Museum für Kunst und Gewerbe), o. S.

244 Novalis: Schriften, Bd. I, S. 79, 84, 96.; vgl. auch S. 73 (Einleitung der Herausgeber).

245 Ausführung »in seiner Hamburger Lichtwarkpreis-Rede«. Heinz Spielmann: Max Ernst und der 65. Planet, a. a. O., o. S.

246 Freundliche Mitteilung von Peter Schamoni.

247 Günter Metken: Sich die Kunst vom Leib halten, a. a. O., S. 144.

248 Eduard Trier: Max Ernst, in: Jahresring 76/77, Stuttgart 1976, S. 227; wieder abgedruckt und ergänzt um einen Brief des Künstlers an Eduard Trier vom 27. September 1971, in: Eduard Trier: Schriften zu Max Ernst, a. a. O., S. 198–201. Freundliche Mitteilung von Eduard Trier im Oktober 1992: Deutsche Kunstwerke beschrieben von deutschen Dichtern. Ausgewählt und erläutert von Wilhelm Waetzoldt, Leipzig 1940, S. 100–108 der Beitrag: Caspar David Friedrich. Seelandschaft mit Kapuziner.

249 Patrick Waldberg: Max Ernst, a. a. O., S. 287.

250 Werner Spies: Die Zweischneidigkeit des Verneinens, a. a. O., o. S.; vgl. auch Werner Spies: Postface zu: Kleist Brentano Arnim: Caspar David Friedrich. Paysage marin

avec un Capucin. Seelandschaft mit Kapuziner. Illustré et traduit de l'allemand par Max Ernst, Edition Hans Bolliger, Zürich 1972, S. 32 f.

251 Vgl. Helmut Börsch-Supan: Bemerkungen zu Caspar David Friedrichs »Mönch am Meer«, in: Zeitschrift des Deutschen Vereins für Kunstwissenschaft, Jg. XIX, 1965, S. 63–65; vgl. Helmut Börsch-Supan / Karl Wilhelm Jähnig: Caspar David Friedrich. Gemälde, Druckgraphik und bildmäßige Zeichnungen, München 1973 (Jahresgabe des Deutschen Vereins für Kunstwissenschaft 1974–75), S. 303.

252 Adam Müller: Etwas über Landschaftsmalerei, in: Phöbus. April / Mai 1808, 4. und 5. Stück, Dresden 1808, S. 72. Adam Müller nennt hier Landschaftsmalerei eine »Weltallegorie«.

253 Herbert von Einem: Caspar David Friedrich, 3. Auflage, Berlin o. J. [1950], S. 15, 23; Helmut Börsch-Supan: Bemerkungen zu Caspar David Friedrichs »Mönch am Meer«, a. a. O., S. 73.

254 Helmut Börsch-Supan / Karl Wilhelm Jähnig: Caspar David Friedrich, a. a. O., S. 303.

255 Clemens Brentano: Verschiedene Empfindungen vor einer Seelandschaft von Friedrich, worauf ein Kapuziner, in: Clemens Brentano's Gesammelte Schriften in sieben Bänden. 4. Band, Frankfurt a. M. 1852, S. 424–429, hieraus alle folgenden Zitate.

256 »Empfindungen vor Friedrichs Seelandschaft«, Berliner Abendblätter, 12tes Blatt. Den 13ten October 1810, in: Heinrich von Kleist. Berliner Abendblätter. Faksimiledruck literarischer Seltenheiten. Hrsg. v. Julius Petersen. Zweiter Band. Kleist, Leipzig 1925, S. 47 f., hieraus die folgenden Zitate. Im »Postface« der französisch-deutschen Ausgabe »Paysage marin avec un Capucin« ist fälschlicherweise der 23. Nov. 1810 angegeben, vgl. S. 32.

257 Vgl. Helmut Börsch-Supan / Karl Wilhelm Jähnig: Caspar David Friedrich, a. a. O., S. 302.

258 Vgl. Otto Fischer (Hrsg.): Caspar David Friedrich. Die romantische Landschaft. Dokumente und Bilder, Stuttgart 1922, S. 1–4; vgl. Caspar David Friedrich: Bekenntnisse. Ausgew. u. hrsg. v. Kurt K. Eberlein, Leipzig 1924, S. 25 ff. und Anmerkungen S. 387 f.; vgl. Deutsche Kunstwerke beschrieben von deutschen Dichtern, a. a. O., S. 100–108: Caspar David Friedrich. Seelandschaft mit Kapuziner.

259 Für die Datierung bedanke ich mich bei Frau Prof. Dr. Gisela Reineking von Bock.

260 Hans Ost: Einsiedler und Mönche in der deutschen Malerei des 19. Jahrhunderts, Bonner Beiträge zur Kunstwissenschaft. Bd. 11, Düsseldorf 1971, S. 119.

Schlußbemerkung

261 Patrick Waldberg: Le rire de Max Ernst, in: XXe siècle, 19. Jg., Nr. 8, Januar 1957, S. 19.

262 Athenäums-Fragment 116, KA II, S. 183.

263 Wie jede lebendige Realität: die surrealistische Malerei ist nicht. Sie wird.
Zitiert nach: Georges Charbonnier: Entretien avec Max Ernst, in ders.: Le monologue du peintre, a. a. O., S. 33.

Abbildungsverzeichnis

1
Ein schöner Morgen, 1965
Öl auf Leinwand, 92 x 73 cm
Hamburger Kunsthalle

2
Philipp Otto Runge:
Der kleine Morgen, 1808 (Detail)
Öl auf Leinwand, 109 x 85,5 cm
Hamburger Kunsthalle

3
Max Ernst / Dorothea Tanning:
Buchumschlag zu Hermann Melville: Mardi, 1950 [Sp / M 2843]
Vorlage: Bleistift auf Papier, 20,5 x 14,5 cm
Privatbesitz, Bonn

4
Der Frühling als Erlöser und Erlöster, 1965
Öl und Collage auf Leinwand,
116 x 100 cm
Privatbesitz, New York

5
die obskuren, 1948
Collage zu *paramythen*, S. 31
18,9 x 12,4 cm
[Sp / M 2676]

6
Fledermaus und geflügelter Lemur
in Max Ernsts Collagequelle
Design in nature, Band I – III, London 1908,
von J. Bell Pettigrew.

7
Die dunklen Götter, 1957
Öl auf Leinwand, 116 x 89 cm
Museum Folkwang, Essen

8
das märchen von der maus zu milo, 1948
Collage zu *paramythen*, S. 29, 20 x 14 cm
[Sp / M 2675]
Privatbesitz, Helsinki

9
Holzstich *Aphrodite, or Venus*
aus *Stories of Gods and Heroes*

10
Hankelsche Funktion in
Jahnke-Emde: Funktionentafeln mit Formeln und Kurven / Tables of Functions with Formulae and Curves, Leipzig ^{4}1948

11
Sea-butterfly in *Design in nature*,
Band III, S. 1155

12
Kerzenleuchter in *Design in nature*,
Band III, S. 1202

13
Ausgeschnittener Bereich von S. 1202
des vom Künstler »sezierten« Buches

14
Medusa in *Design in nature*,
Band III, S. 1155

15
Götterbild *Hymen* aus
Stories of Gods and Heroes

16
Flügel des fliegenden Fisches in *Design in nature*, Band III, S. 1192

17
Oogonium der Chara in *Design in nature*,
Band I, S. 20

18
wieviel farben hat die hand, 1948
Collage zu *paramythen*, S. 33
19,5 x 15 cm [Sp / M 2677]
Original Privatbesitz

19
Collage von Max Ernst in:
Lewis Carroll: logique sans peine [fröhliche logik], S. 218 / 19

20
Kampf mit dem Pflegel in
Jakob Sutor's Künstliches Fechtbuch zum Nutzen der Soldaten, Studenten und Turner,
Stuttgart 1849, S. 104

21
Collage von Max Ernst in
Lewis Carroll: logique sans peine
[fröhliche logik], S. 124

22
Illustration des Zaubertricks *la femme escamotée* in *La Nature*

23
Begegnung zweier Lächeln, 1922
Collage zu *Paul Eluard und Max Ernst: Die Unglücksfälle der Unsterblichen*,
Paris 1922, S. 14, 13 x 11 cm
[Sp / M 477]

24
Eine Sammlung von ausgeschnittenem Collagenmaterial aus Max Ernsts Bibliothek in Seillans

25
Die Lebensfreude, 1936
Öl auf Leinwand, 72,7 x 91,5 cm
[Sp / M 2263]
Privatbesitz

26
Die Nymphe Echo, 1936
Öl auf Leinwand, 46,3 x 55,2 cm
[Sp / M 2266]
The Museum of Modern Art, New York

27
Der Seher, auch *Harlekin*, ca. 1935
Öl auf Leinwand, 24 x 19 cm
[Sp / M 2204]
Galerie André François Petit, Paris

28
Landschaft mit Sonne, um 1955
Öl auf Holz, 15 x 19 cm
Sprengel Museum Hannover

29
Max Ernst arbeitet an einer Grattage in seinem Studio in Seillans

30
Das Floß der Medusa, Colorado der Medusa, 1953
Öl auf Leinwand, 73 x 92 cm
[Sp / M 3009]
Privatbesitz

31
Vater Rhein, 1953
Öl auf Leinwand, 114 x 146 cm
[Sp / M 3007]
Kunstmuseum Basel

32
Die Hochzeit von Himmel und Erde, 1962
Öl auf Leinwand, 116,2 x 88,9 cm
The Menil Collection, Houston / Texas

33
Die Phasen der Nacht, 1946
Öl auf Leinwand, 91,5 x 162,5 cm
[Sp / M 2508]
Privatbesitz, New York

34
Die Phasen der Nacht, 1946
Öl auf Leinwand, 28 x 56,5 cm
[Sp / M 2507]
Privatbesitz, New York

35
Meer und Regen, 1925
Naturgeschichte, Blatt 1
Frottage, Bleistift auf Papier, 43 x 26,5 cm
[Sp / M 790]
Privatbesitz

36
Vogelscheuchen, 1925
Naturgeschichte, Blatt 13
Frottage, Bleistift und Aquarell auf Papier, 26 x 43 cm [Sp / M 802]
Privatbesitz

37
Aufbruch des Kastanienbaums, 1925
Naturgeschichte, Blatt 14
Frottage, Bleistift und Gouache auf Papier, 26 x 43 cm [Sp / M 803]
Privatbesitz

38
Der polnische Reiter, 1954
Öl auf Leinwand, 116 x 89 cm
Privatbesitz

39
Grabbeigabe, 1925
Naturgeschichte, Blatt 28
Frottage, Bleistift auf Papier, 25,8 x 43 cm
[Sp / M 817]
Besitzer nicht bekannt

40
Der Ausbrecher, 1925
Naturgeschichte, Blatt 30
Frottage, Bleistift auf Papier, 26 x 43 cm
[Sp / M 819]
Moderna Museet, Stockholm

41
Blitze unter vierzehn Jahren, 1925
Naturgeschichte, Blatt 24
Frottage, Bleistift auf Papier, 42 x 26 cm
[Sp / M 813]
Privatbesitz

42
Das geimpfte Brot, 1925
Naturgeschichte, Blatt 23
Frottage, Bleistift auf Papier,
42,8 x 25,8 cm [Sp / M 812]
Galerie Tarica, Paris, und Galerie Thomas,
München (im zerschnittenen Zustand)

43
Die faszinierende Zypresse, 1925
Naturgeschichte, Blatt 9
Frottage, Bleistift auf Papier, 42 x 25,5 cm
[Sp / M 798]
Privatbesitz

44
Er wird weit von hier niederfallen, 1925
Naturgeschichte, Blatt 7
Frottage, Bleistift auf Papier,
43,1 x 25,7 cm [Sp / M 796]
Besitzer nicht bekannt

45
Ein kurzer Blick, 1925
Naturgeschichte, Blatt 2
Frottage, Bleistift auf Papier,
43,1 x 26,3 cm [Sp / M 791]
Besitzer nicht bekannt

46
Lichtrad, 1925
Naturgeschichte, Blatt 29
Frottage, Bleistift auf Papier, 25 x 42 cm
[Sp / M 818]
Privatbesitz

47
Hengst und Windsbraut, 1925
Naturgeschichte, Blatt 33
Frottage, Bleistift auf Papier, 26 x 42,8 cm
[Sp / M 822]
Besitzer nicht bekannt

48
Eisblumenschal über dem Golfstrom, 1925
Naturgeschichte, Blatt 4
Frottage, Bleistift auf Papier,
43,1 x 26,3 cm [Sp / M 793]
Privatbesitz

49
Der Ursprung der Wanduhr, 1925
Naturgeschichte, Blatt 26
Frottage, Bleistift auf Papier, 42 x 26 cm
[Sp / M 815]
Privatbesitz

50
Blättersitten, 1925
Naturgeschichte, Blatt 18
Frottage, Bleistift, Aquarell und Gouache
auf Papier, 42,7 x 26 cm [Sp / M 807]
Privatbesitz

51
Wenn das Licht das Rad schlägt, 1925
Frottage, Bleistift auf Papier, 22 x 18 cm
[Sp / M 836]
Privatbesitz

52
Eva, die einzige, die uns bleibt, 1925
Naturgeschichte, Blatt 34
Frottage, Bleistift auf Papier,
43,1 x 26,1 cm [Sp / M 823]
Besitzer nicht bekannt

53
Eva, die einzige, die uns bleibt, 1925
Öl und Gips auf Karton, 50 x 35 cm
Privatbesitz

54
Der große Wald, 1927
Öl auf Leinwand, 114,5 x 171 cm
[Sp / M 1173]
Kunstmuseum Basel

55
Mutter und Kind im nächtlichen Wald, 1953
Öl auf Leinwand, 115 x 91 cm
[Sp / M 3022]
Kunstmuseum Düsseldorf im Ehrenhof

56
Die ganze Stadt, 1935 / 36
Öl auf Leinwand, 60 x 81 cm
[Sp / M 2220]
Kunsthaus Zürich

57
Die ganze Stadt, 1935 / 36
Detail

58
Rauchströmung aus *La Nature*, 29ème année. 1901, 2ème semestre, S. 233

59
Flüssigkeitsströmung, ebenda S. 248

60
Der Garten Frankreichs, 1962
Öl auf Leinwand, 114 x 168 cm
Musée National d'Art Moderne. Centre Georges Pompidou, Paris

61
Blinder Schwimmer: Ergebnis einer Berührung, 1934
Öl auf Leinwand, 93 x 74 cm
[Sp / M 2147]
Privatbesitz

62
Landschaft – Ergebnis einer Berührung, 1934
Öl auf Leinwand, 100 x 81 cm,
[Sp / M 2148]
Besitzer nicht bekannt

63
Das Paradies, 1934–43
Öl auf Leinwand, 110 x 142 cm
[Sp / M 2151]
Privatbesitz, courtesy Massimo Martino S.A., Mendrisio

64
Das neue Mexiko, 1956
Öl auf Leinwand, 64 x 79,5 cm
Privatbesitz

65
Der Frühling, 1961
Öl auf Leinwand, 27 x 35 cm
Privatbesitz, Mailand

66
Wenn die Vernunft schläft, singen die Sirenen, 1960
Öl auf Leinwand, 65 x 45 cm
Staatsgalerie moderner Kunst, München, Wormland-Stiftung

67
Nach mir der Schlaf (Das Grab des Dichters), 1958
Öl auf Leinwand, 130 x 89 cm
Musée National d'Art Moderne. Centre Georges Pompidou, Paris

68
Tag und Nacht, 1941 / 42
Öl auf Leinwand, 112 x 146 cm
[Sp / M 2383]
The Menil Collection, Houston / Texas

69
Totem und Tabu, 1941
Öl auf Leinwand, 72,5 x 92,5 cm
[Sp / M 2443]
Staatsgalerie moderner Kunst, München, Wormland-Stiftung

70
Napoleon in der Wildnis, 1941
Öl auf Leinwand, 46,3 x 38 cm
[Sp / M 2381]
The Museum of Modern Art, New York

71
the punching ball ou l'immortalité de buonarotti, auch *max ernst et caesar buonarroti*, 1920
Collage auf Fotografie und Gouache (FATAGAGA), 17,6 x 11,5 cm
[Sp / M 372]
Privatbesitz

72
Einladungskarte für die Ausstellung *Max Ernst – letzte Werke*
Cahiers d'Art, Paris 1935
Fotografie hinter zersplitterter, mit beschrifteten Papierbändern zusammengeklebter Glasplatte, 15 x 10 cm
[Sp / M 2168]
Besitzer nicht bekannt

73
Das für die Ausschnittsvergrößerung von Abb. 74 benutzte Porträtfoto Max Ernsts, ca. 1929
Privatbesitz

74
Selbstporträt, ca. 1938
Frottage, Kreide auf Fotografie, 98,5 x 74 cm [Sp / M 2303]
Galerie Brusberg, Berlin

75
Ausstellungssignet, 1948
Feder und Tusche auf Papier, 5,6 x 10,5 cm
Illustrationsvorlage für das Faltblatt der Ausstellung bei M. Knoedler & Co, New York 1948, wiederverwendet für die Einladungskarte zur Ausstellung 1961 im Museum of Modern Art, New York
[Sp / M 2614]
Besitzer nicht bekannt

76
Bessel-Funktion $I_p^{(x)}$ der reellen Variablen x, p
S. 126 der Max Ernstschen Vorlage *Jahnke-Emde: Funktionentafeln mit Formeln und Kurven*, Leipzig ^{4}1948

77
Nordlicht am Nordrhein, 1968
Öl auf Holz, 51 x 43 cm
Max-Ernst-Kabinett, Brühl

78
Loplop stellt vor, 1932
Collage und weiße Tusche auf schwarzem Karton, 50 x 65 cm [Sp / M 1863]
Privatbesitz

79
Loplop präsentiert eine Blume, 1930
Öl und Collage auf Sperrholz, die Oblaten nachträglich hinzugefügt, 100 x 81 cm [Sp / M 1794]
Privatbesitz

80
Loplop präsentiert … (Schlangen), 1931
Collage, Bleistift und Öl auf Papier, 65 x 50 cm [Sp / M 1771]
Privatbesitz

81
Death is something like Cousin Cynthia
Photogramm in: René Crevel / Max Ernst: Mr. Knife Miss Fork, Paris 1931, S. 7

82
…Cynthia, her pearls, her feather, her miracles…
Photogramm in: René Crevel / Max Ernst: Mr. Knife Miss Fork, Paris 1931, S. 37

83
But at the moment the apocalyptic beast was death...
Photogramm in: René Crevel / Max Ernst: Mr. Knife Miss Fork, Paris 1931, S. 13

84
...it is two little birds she has closed up in her dress
Photogramm in: René Crevel / Max Ernst: Mr. Knife Miss Fork, Paris 1931, S. 15

85
Mädchen mit Paradiesvogel, 1911
Aquarell über Bleistift, 11,8 x 8,8 cm
Privatbesitz

86
Loplop stellt vor, 1932
Collage, Aquarell und Frottage, Bleistift auf Papier, 49,8 x 64,5 cm [Sp / M 1852]
Privatbesitz

87
Aus Glas, 1932
Collage und Frottage, Bleistift auf Papier, 49 x 64 cm [Sp / M 1853]
Privatbesitz

88
Loplop stellt die Marseillaise vor, 1931
Frottage, Bleistift auf Papier, 33 x 24,5 cm [Sp / M 1723]
Privatbesitz

89
Ubu mit Spirale (Illustration zu Jarry)

90
Ubu, Vater und Sohn, 1966
Öl und Fundstücke auf Leinwand, 148 x 128 cm
Privatbesitz

91
Liebe am Abend, 1963
Frottage, 25 x 20 cm
Privatbesitz

92
Radierung zu *Hölderlin: In lieblicher Bläue...*, 1961
In: Hölderlin: Poèmes.
Druck in Schwarz und Blau, 13,8 x 11,5 cm [Sp/ L 77 / IV]

93
Radierung zu *Hölderlin: Friedensfeier*, 1961
Frontispiz des Buches: Hölderlin: Poèmes. Traduction de André du Bouchet. Gravures à l'eau-forte par Max Ernst. Jean Hugues 1961
Druck in Schwarz, 13,8 x 11,5 cm [Sp / L 77/ I]

94
Porträt von Tempel, 1965
Assemblage auf kolorierter Holzplatte, 100 x 50 cm
P.-S.-Film

95
Maximiliana oder Die widerrechtliche Ausübung der Astronomie, Paris 1964, Blatt 20, mit zwei Radierungen in Oliv auf Japon, je 31,8 x 6,4 cm [Sp / L 95 XXII / B und XXIII / B]
Max-Ernst-Kabinett, Brühl

96
Maximiliana, Paris 1964
Blatt 28, mit Aquatintaradierung in Ocker auf Japon, 31,8 x 17 cm [Sp / L 95 XXXII / B]
Max-Ernst-Kabinett, Brühl

97
Maximiliana, Paris 1964
Blatt 14, Radierung mit Aquatinta, links in Rotbraun (8,9 x 12,7 cm), rechts in ocker (7,4 x 13,6 cm) auf Japon [Sp / L 95 XV / B und XVI / B]
Max-Ernst-Kabinett, Brühl

98
Die Welt der Naiven, 1965
Öl auf Leinwand, 116,5 x 89,5 cm
Musée National d'Art Moderne. Centre Georges Pompidou, Paris

99
Caspar David Friedrich:
Der Mönch am Meer, 1808–10
Öl auf Leinwand, 110 x 171,5 cm
Staatliche Museen Preußischer
Kulturbesitz, Nationalgalerie, Berlin

100–105
Collagen zu *Kleist Brentano Arnim: Caspar David Friedrich. Paysage marin avec un Capucin. Seelandschaft mit Kapuziner.*
Illustré et traduit de l'allemand par
Max Ernst, Edition Hans Bolliger,
Zürich 1972

100
Une Dame et un Monsieur.
Eine Dame und ein Herr, S. 9

101
Deux jeunes Dames.
Zwei junge Damen, S. 11

102
Deux Connaisseurs d'Art.
Zwei Kunstverständige, S. 13

103
Une Gouvernante et deux Demoiselles.
Eine Erzieherin und zwei Demoiselles, S. 15

104
Une jeune Dame avec deux enfants blonds et quelques Messieurs.
Eine junge Frau mit zwei blonden Kindern und ein paar Herren, S. 17

105
Une Dame et un Guide.
Eine Dame und ein Führer
Collage und Zeichnung, S. 19

106
Lithographie zu: *Kleist Brentano Arnim: Caspar David Friedrich. Paysage marin avec un Capucin. Seelandschaft mit Kapuziner*
Druck in Grau, 24,7 x 18,5 cm
[Sp/L 219 I/B]

Biographische Daten

1891	Max Ernst wird am 2. April in Brühl als Sohn eines Taubstummenlehrers und Laienmalers geboren.
1906	Erste naturalistische Ölgemälde.
1910	Abitur.
1910–14	Philologie-, Psychologie- und Kunstgeschichts-Studium an der Universität Bonn. Freundschaft zu August Macke und Hans Arp. Mitglied der Rheinischen Expressionisten.
1914–18	Militärdienst in Frankreich und Polen.
1918	Hochzeit mit der Kunsthistorikerin Luise Straus.
1919/20	Zentralfigur der Kölner Dada-Bewegung. Indirektes Kunstschaffen: Klischeedruck-Zeichnungen, Übermalungen, Entwicklung der Collage-Technik.
1920	Geburt des Sohnes Jimmy.
1921/22	Gemeinsame Publikationen mit dem Dichter Paul Eluard, Beginn einer lebenslangen Freundschaft.
1922	Übersiedlung nach Paris. Das Rendez-vous der Freunde als Spiegel der sich formierenden Surrealistengruppe.
1925	Entwicklung der Frottage und Grattage.
1927	Heirat mit Marie-Berthe Aurenche.
1929–34	Erstellung der Collagenromane.
1930	Beginn der Loplop-Serie zur Reflexion seines künstlerischen Arbeitens.
1934	Erste plastische Werke.
1937	Begegnung mit Leonora Carrington.
1938	Gemeinsames, durch Max Ernst mit Skulpturenschmuck versehenes Haus in Saint Martin d'Ardèche.
1939/40	Internierung als feindlicher Ausländer. Entwicklung der Décalcomanie im Lager Les Milles in der Nähe von Aix-en-Provence.
1941	Flucht in die USA. Eheschließung mit Peggy Guggenheim.
1942	Erfindung der Oszillations-Technik.

1946 Umzug nach Sedona / Arizona und Heirat mit Dorothea Tanning

1948 Amerikanischer Staatsbürger.

1951 Erste deutsche Retrospektive im Brühler Schloß.

1953 Rückkehr nach Europa, wohnt mit Dorothea Tanning in Paris.
Reise ins Rheinland und nach Heidelberg.

1954 Erhält auf der Biennale in Venedig den Großen Preis für Malerei.

1955 Übersiedlung nach Huismes bei Chinon in der Touraine.

1958 Französischer Staatsbürger.

1961 Retrospektive im Museum of Modern Art in New York.
Erstellt die Radierungen zu Hölderlin: *Poèmes.*

1964 Erhält den Lichtwark-Preis der Stadt Hamburg.
Vollendung des Buches *Maximiliana.*
Umzug nach Seillans in der Provence

1969 Widmet seiner Vaterstadt Brühl das Buch *Maximiliana* und das Gemälde *Nordlicht am Nordrhein.*

1970 Besuch des Hölderlinturms in Tübingen.

1971 Übersetzung und Illustration des Essays über Caspar David Friedrichs Gemälde *Mönch am Meer.*

1975 Schlaganfall Anfang Mai, Krankenlager in seiner Pariser Wohnung in der Rue de Lille 19.

1976 Tod in der Nacht zu seinem 85. Geburtstag am 1. April gegen 22 Uhr.

Photonachweis

ARTOTHEK, Peissenberg
bildarchiv preussischer kulturbesitz, Foto: Jörg P. Anders, Berlin
Pierpaolo Cimatti, Mailand
Galerie Brusberg, Foto: Angelika Weidling, Berlin
Kunsthaus Zürich
Kunstmuseum Düsseldorf im Ehrenhof
The Menil Collection, Foto: Hickey-Robertson, Houston/Texas, USA
P.-S.-Film, München
Sprengel Museum Hannover
Staatsgalerie moderner Kunst – Sammlung Theo Wormland, München
Elke Walford, Fotowerkstatt, Hamburger Kunsthalle

Die Deutsche Bibliothek – CIP-Einheitsaufnahme

Max Ernst und die Romantik : unendliches Spiel
mit Witz und Ironie ; / Ursula Lindau. – Köln : Wienand, 1997
ISBN 3-87909-551-5

Lektorat und Gestaltung
Axel Wendelberger

Lithographie
Zentralsatz Dieter Noe, Köln

Gesamtherstellung
Druck- & Verlagshaus Wienand, Köln

ISBN 3-87909-551-5

Umschlagabbildung
Max Ernst: *Nordlicht am Nordrhein*, 1968
Öl auf Holz, 51 x 43 cm
Max-Ernst-Kabinett, Brühl

Gut zum Druck am Geburtstag der Autorin.